U0382072

教育部人文社会科学青年项目"基于离散选择实验的医患共同决策现状及优化策略研究——以新技术临床决策为例"（18YJCZH187）

医患共同决策现状及优化策略研究

魏艳◎著

Research on the Current Situation and
Optimization Strategies of
Doctor-Patient Shared Decision-Making

中国社会科学出版社

图书在版编目（CIP）数据

医患共同决策现状及优化策略研究/魏艳著 .—北京：中国
社会科学出版社，2023.8
ISBN 978-7-5227-2284-9

Ⅰ.①医… Ⅱ.①魏… Ⅲ.①医药卫生人员—人际关系学
②抗癌药（中药） Ⅳ.①R192 ②R286

中国国家版本馆 CIP 数据核字（2023）第 133789 号

出　版　人	赵剑英
责任编辑	谢欣露
责任校对	周晓东
责任印制	王　超

出　　　版	中国社会科学出版社
社　　　址	北京鼓楼西大街甲 158 号
邮　　　编	100720
网　　　址	http://www.csspw.cn
发　行　部	010-84083685
门　市　部	010-84029450
经　　　销	新华书店及其他书店

印　　　刷	北京明恒达印务有限公司
装　　　订	廊坊市广阳区广增装订厂
版　　　次	2023 年 8 月第 1 版
印　　　次	2023 年 8 月第 1 次印刷

开　　　本	710×1000　1/16
印　　　张	16
字　　　数	262 千字
定　　　价	86.00 元

目　　录

第一章　绪论

第一节　研究背景

一　医患关系紧张及其成因

长期以来，医患关系一直是医生、患者以及社会共同关注的焦点话题。从医者陪伴患者注视夕阳到湖北人民夹道目送援鄂医疗队，中国医患之间出现了很多温情和感动的时刻。然而，医患之间也时常会出现些许不和谐的声音。医患关系日趋紧张，医患暴力冲突不断。[1][2]

造成医患关系紧张的原因很多[3][4]，例如：医疗资源配置不当，基层医疗力量薄弱，病人涌向"大医院"，即所谓的"重三甲、轻社区"，使"大医院"医务人员超负荷工作；患者的期望值过高，往往期待医生能够"药到病除，效如桴鼓"；公共医疗保险水平跟不上医药费用的急剧升高；处理医疗纠纷法制与处置办法不完善等。此外，医患纠纷及医患关系恶化还有一个非常重要的因素——医患之间的信任危机，而诱发医患双方缺乏信任感的首要原因则是医患之间信息不对称。

医生与患者本身的角色差异导致医生处于信息优势的地位，而患者则通过完全委托给医生来弥补自身的信息劣势，随之产生了医生完全代

---

① 杜学礼、陈璐、陈芸：《上海市三级医院医务人员心理健康状况及其影响因素分析》，《上海预防医学》2021年第12期。

② 陈钟鸣、尹文强：《新医改背景下山东省乡村医生脆弱性研究》，中国社会科学出版社2018年版。

③ 石景芬：《医患关系影响因素及评价模型研究》，博士学位论文，西南交通大学，2017年。

④ 杨艳杰、褚海云、杨秀贤等：《共情能力在医生压力与医患关系间的中介效应》，《中国公共卫生》2021年第1期。

理患者进行医疗决策的传统家长式决策模式。① 而随着时代的进步，患者的知识层次日益提升，有了更多参与医疗活动的意愿，医患临床决策模式也需要顺势转变。在互联网持续高速发展的趋势之下，患者获取医疗信息更为便捷，促使其更多地参与临床决策，即"患者参与式医疗"。② 面对这种情况，医生亦要应势而动，从"医生为主导"模式向"医患共同决策"模式转变，助力患者积极参与到医疗决策中。③④ 随着医学技术日新月异的发展，对医生"知识、情感、道德"合一提出了更高的要求。医学不是技术的产物，而是情感的产物；行医不是一种交易，而是一种使命。医生不仅要努力提高专业技术水平，更要不断提高人文素养，谨记医学的初心：医学是人类情感和人性的表达，目的在于维系人类自身价值和保护其生产能力。⑤⑥

当然，在医院业务量居高不下、患者人数持续饱和的情况下，实现"医患共享决策"模式面临较大挑战。医方通常没有足够的时间倾听患者诉说、与之进行详细讨论；而患方往往缺乏理性的就医认知，叠加医患之间的信息不对称，则使患者难以理解医疗技术的复杂性和不确定性。⑦ 医患矛盾大多源于患者预期与实际疗效的不一致。⑧ 事实上，尽管医学发展日新月异，但很多疾病，尤其是癌症，仍然难以被彻底治愈，在很多情况下，医学治疗的任务是控制病情进展、缓解患者症状、提高生活质量等。如果患者始终用治愈的期望标准来衡量疗效，自然会有落差，应当合理预期，否则，当治疗效果不理想时，难免心态失衡。虽然目前实现这一模式面临重重障碍，但医患共同决策的医疗模式仍是助力构建和谐医患关系的大趋势。

总之，医疗技术的复杂性、治疗结果的不确定性和医患双方的信息

---

① 张渊：《患者偏好与医患共同决策》，《协和医学杂志》2019 年第 6 期。

② 明坚、魏艳、何露洋等：《我国医学新技术临床应用中医患沟通与决策模式探讨》，《中国卫生质量管理》2017 年第 6 期。

③ 洪霞：《医患共同决策》，《协和医学杂志》2018 年第 3 期。

④ 高峰、赵明杰：《医患共同决策最新研究进展》，《医学与哲学》2016 年第 1B 期。

⑤ 杨艳杰、褚海云、杨秀贤等：《共情能力在医生压力与医患关系间的中介效应》，《中国公共卫生》2021 年第 1 期。

⑥ 杜治政：《共同决策：弥合分歧，营建医患同心的医疗》，《医学与哲学》2018 年第 4A 期。

⑦ 胡子奇、刘俊荣：《医患共享决策的价值意蕴、影响因素及辅助工具》，《医学与哲学》2020 年第 4 期。

⑧ 王涵、李正赤：《医学人文导论》，人民卫生出版社 2019 年版。

不对称是造成医患关系紧张的主要因素。患者难以"消化"医生过于专业的解释；患者对医生不够理解和信任……这些都可能成为引发医患纠纷的导火索。因此，医患关系应顺时而变，医生应当给患者提供更多的决策参与机会，而患者也要理解医学的局限性，保持合理预期。

二 国家政策层面的举措

如前所述，医患之间的信任危机是医患纠纷及医患关系恶化的主要原因，而致使医患双方缺乏信任感的首要原因则是医生完全代理患者进行医疗决策的传统运行机制，因此，在当前形势下，选取优先重点领域进行体制机制的改革是在一定程度上可以为构建和谐医患关系提供决策依据的主要途径。在国家政策层面，从 2009 年的《中共中央 国务院关于深化医药卫生体制改革的意见》，到 2016 年的《"健康中国 2030"规划纲要》《中华人民共和国国民经济和社会发展第十三个五年规划纲要》及后续的《国务院"十三五"深化医药卫生体制改革规划》，均着重强调了新时期构建和谐医患关系的优先重点，如"加强医疗服务人文关怀，完善医疗纠纷调解机制，增进医患沟通，构建和谐医患关系"等。政策层面的相关对策建议在一定程度上为构建和谐医患关系指明了方向，而和谐医患关系的形成还需依赖于改善医患之间的信任危机，改变传统的医生单方面决策模式，进而形成良性的系统自我运行机制。在传统的医生单方面代替患者决策模式暴露出越来越多弊端的前提下，在医疗服务的过程中患者的地位逐步提升，传统的医生完全代理患者进行医疗决策的模式逐渐不能满足社会的发展，患者参与医疗决策的制定成为必然趋势，医患共同决策（Shared Decision Making，SDM）[1][2][3][4] 已逐渐成为一种被人们所提倡的疾病治疗决策模式。

三 医患共同决策的界定、发展与实施步骤

随着医学模式的转变和"以患者为中心"理念的发展，越来越要求

[1] Carman K L, Dardess P, Maurer M, "Patient and Family Engagement: A Framework for Understanding the Elements and Developing Interventions and Policies", *Health Affairs* (Millwood), Vol. 32, No. 2, 2013, pp. 223–231.

[2] Coulter A, Ellins J, "Effectiveness of Strategies for Informing, Educating, and Involving Patients", *BMJ*, Vol. 335, No. 7609, 2007, pp. 24–27.

[3] Charmel P A, Frampton S B, "Building the Business Case for Patient-Centered Care", *Healthcare Financial Management*, Vol. 62, No. 3, 2008, pp. 80–85.

[4] 郭伟、张东凤、黄榕翀等：《运用医患共同决策模式改善冠心病治疗现状》，《中国循证心血管医学杂志》2015 年第 4 期。

患者参与到治疗决策中来。患者参与决策是理解和认识医患双方关系的新途径，也是医患共同决策模式的重要步骤，更是"以患者为中心"思想的必然要求。其中，患者参与决策意愿是指患者积极了解病情信息及疾病相关知识，患者与医务人员共同讨论病情，并参与到治疗决策的制定中来。① 患者参与决策的意愿可以简单地分为主动型意愿、合作型意愿和被动型意愿三种。②

其中，医患共同决策已逐渐成为一种被人们所提倡的疾病治疗决策模式。医患共同决策模式的概念最早在 20 世纪 80 年代被提出③④，作为一种可供选择的疾病预防、诊断与治疗的决策模式，医患共同决策模式是一个医患双方相互尊重与合作，共同管理和控制疾病的过程。医患共同决策有别于单一传统的医疗决策模式，即家长模式和告知模式。家长模式完全以医生的决定为中心，忽视患者的偏好和选择权；告知模式则不考虑医患之间的信息和权力的不对等，完全由患者自主选择治疗方法，医生只是信息提供者，把不具有医学知识的患者作为决策者。⑤⑥ 这两种传统的医疗决策模式均有失偏颇，而医患共同决策模式的应运而生则较好地平衡了上述两种传统的医疗决策模式，既非一味地听取医生的决定，也非完全交由患者决策，而是让患者参与到疾病治疗中来，尊重患者的价值观、偏好、需求、期望和生活经验，在患者充分了解疾病信息、权衡各种治疗方案的利弊和风险收益后，与医生共同商讨，最后双方就治疗方案达成一致。可见，医患共同决策模式真正体现了"以人为本"的理念，医患之间共享信息、共同承担医疗风险，有利于提高患者的依从

① 马丽莉：《癌症患者参与治疗护理决策现状及影响因素的研究》，硕士学位论文，中国协和医科大学，2004 年。
② Bruera E，Sweeney C，Calder K，et al.，"Patient Preferences Versus Physician Perceptions of Treatment Decisions in Cancer Care"，*J Clin Oncol*，Vol. 19，No. 11，2001，pp. 2883-2885.
③ Weston W W，"Informed and Shared Decision-Making：The Crux of Patient-Centered Care"，*CMAJ*，Vol. 165，No. 4，2001，pp. 438-439.
④ Godolphin W，"The Role of Risk Communication in Shared Decision Making"，*BMJ*，Vol. 327，No. 7417，2003，pp. 692-693.
⑤ 梁丽军、刘子先、王化强：《基于 DCE 与满意度函数的医患共同决策方法》，《工业工程与管理》2013 年第 6 期。
⑥ 郑庆梅：《ADHD 治疗依从性与决策模式的相关影响因素研究》，硕士学位论文，暨南大学，2015 年。

性和满意度，从而构建和谐的医患关系。①②③④

在此背景下，研究医学技术临床应用中的共同决策认知现状，对满足日益增长的卫生服务需求，促进医学技术的合理使用等具有重要的理论与现实意义。为此，本研究系统回顾了当前国内外关于医患共同决策的相关研究，总结了医患共同决策的概念及背景、医患共同决策现状、医患共同决策对于患者治疗结果的影响，以及影响医患共同决策的相关因素等。

四　医患选择偏好

偏好（Preference）是指决策人对收益和风险的态度，反映了在不同的领域、场景下决策者的兴趣和价值观。⑤ 偏好对商品属性有两个功能，其一是偏好把属性转换为某种可衡量的价值；其二是在决策或评价过程中涉及多个属性时，偏好决定每个属性的权重。⑥ 按表现途径分为显示性偏好和陈述性偏好，显示性偏好指的是直接通过决策者的实际行为或选择表现出来的意愿，而陈述性偏好则是决策者对其自身的意愿进行陈述，事实上并没有发生实际的行为或选择。⑦⑧

具体而言，显示性偏好（Revealed Preference，RP）是一种根据观察到的选择推断个体偏好的方法，与直接测量偏好或效用的陈述性偏好形成对比。⑨ 通常，我们获得的公众对物品和服务的偏好与需求的信息是显示性偏好数据，即偏好是通过被观察到的决策行为推断出来的。显示性

---

① 陈晶晶、田曼：《浅析医患共同决策面临的问题及出路》，《医学与哲学》2018 年第 4A 期。

② 郑海霞：《共同决策视角下影响产妇分娩决策的多维研究》，硕士学位论文，天津医科大学，2019 年。

③ 张捷、高祥福：《医患沟通技巧》，人民卫生出版社 2020 年版。

④ 闻玉梅、彭裕文：《医学与人文交响曲》，复旦大学出版社 2017 年版。

⑤ 冷安丽：《晚期癌症患者对临终关怀的选择偏好研究》，博士学位论文，山东大学，2019 年。

⑥ de Bekker-Grob E W, Ryan M, Gerard K, "Discrete Choice Experiments in Health Economics: A Review of the Literature", *Health Economics*, Vol. 21, 2012, pp. 145—172.

⑦ 苏天园：《乌鲁木齐市居民健康管理服务选择偏好研究》，硕士学位论文，新疆医科大学，2020 年。

⑧ 刘萍、巩田田、陈钢等：《离散选择实验用于"两癌"筛查偏好的研究进展》，《中国药物经济学》2022 年第 8 期。

⑨ 杨惠芝、王立敏、李顺平：《离散选择实验和优劣尺度法在医药卫生领域联合使用及比较研究评述》，《医学与社会》2022 年第 5 期。

偏好最早是由 Samulson[①] 于 1948 年在《经济学人》期刊发表的文章《消费理论中的显性偏好》中提出的，该研究通过人们在市场中与利益价值相关的行为（选择）而间接揭示人们的偏好。随后，显示性偏好的方法逐渐被应用于交通领域[②]、消费领域[③]等。然而，在卫生领域，显示偏好数据往往不能反映患者的真实需求。[④]

陈述性偏好（Stated Preference，SP）是指个人自我陈述的偏好意愿，可以通过直接测量或效用来体现。[⑤] 陈述性偏好的定义是 1988 年由 Kroes 和 Sheldon 在《交通经济与政策》期刊发表的文章《陈述性偏好方法介绍》（*Stated Preferences Methods—An Introduction*）提出的。[⑥] 后来迅速发展到卫生领域[⑦]，在卫生领域，与显示性偏好相比，陈述性偏好的优点主要有以下五个方面[⑧]：其一，在卫生领域可能无法从显示偏好数据中推断出消费者（患者）自身真实的偏好或价值。其二，提供者（医生或其他卫生服务提供者）和消费者（患者）之间存在（不完美的）代理关系，因为前者通常比后者更了解情况。信息不对称的问题与健康和卫生保健结果的不确定性联系在一起，这意味着实际决策可能不仅仅是基于消费者自身的偏好。其三，陈述性偏好是建立在假设的选择之上的，而这些假设的选择可以通过一种设计提前精确地制定出来，这种设计可以直接识

---

① Samuelson Paul A，"Consumption Theory in Terms of Revealed Preference"，*Economica*，Vol. 15，No. 60，1948，pp. 243-253.

② Broach J，Dill J，Gliebe J，"Where do Cyclists Ride? A Route Choice Model Developed with Revealed Preference GPS Data"，*Transportation Research Part A*，Vol. 46，No. 10，2012.

③ Arnot C，Boxall P，Cash S，"Do Ethical Consumers Care about Price? A Revealed Preference Analysis of Fair Trade Coffee Purchases"，*Canadian Journal of Agricultural Economics*，Vol. 54，No. 4，2006，pp. 555-565.

④ Viney R，Lancsar E，Louviere J，"Discrete Choice Experiments to Measure Consumer Preferences for Health and Healthcare"，*Expert Review of Pharmacoeconomics & Outcomes Research*，Vol. 2，No. 4，2002，pp. 319-326.

⑤ Kroes E P，Sheldon R J，"Stated Preference Method：An Introduction"，*Journal of Transport Economics & Policy*，Vol. 22，No. 1，1988，pp. 11-25.

⑥ See Bridges J F P，"Stated Preference Methods in Health Care Evaluation：An Emerging Methodological Paradigm in Health Economics"，*Applied Health Economics &Health Policy*，Vol. 2，No. 4，2003，pp. 212-224.

⑦ Mandy R，Kare G，Mabel A A，*Using Discrete Choice Experiments to Value Health and Health Care*，Springer Netherlands，2008.

⑧ Wilson S H，*Methods for the Economic Evaluation of Health Care Programme*，Oxford University Press，1997.

别出所有感兴趣的效果。其四，陈述性偏好方法允许以适中的成本收集大量相关数据。其五，陈述性偏好还提供了关于当前首选项的信息，以及这些首选项如何响应拟议的资源分配变化。在卫生领域，测量陈述性偏好方法包括离散选择实验法、标准博弈法、时间权衡法、人数交换法和条件价值评估法等[1]，通常被用于调查偏好和评估健康结果。其中，离散选择实验法是最常用的方法。

对于医疗服务机构而言，患者偏好是指患者对医疗服务机构所提供的服务的喜好程度，即患者对不同医疗服务的倾向性认识。[2] 目前，国内外学者对于患者偏好的研究主要集中于三个方面[3][4][5][6]：患者对于医疗服务机构各项因素的偏好、患者偏好的具体测度方法以及基于患者偏好的具体治疗方案的制订。梁丽军[7]在研究中强调，患者不仅存在生物性个体差异，同样存在人文性个体差异，即不同患者在个性、心理以及社会生活等方面都存在差异。临床决策不仅应当考虑患者的生物性差异，更要关注患者的人文性个体差异所导致的患者对不同治疗方案的偏好。

在医患共同决策过程中，患者与医疗工作者等对疾病治疗过程中的

① 孙翠敏：《基于离散选择实验的患者就医选择行为分析》，硕士学位论文，北京理工大学，2016年。

② 刘世蒙、杨毅、孙辉等：《患者偏好证据应用于卫生技术评估的价值、方法及挑战》，《中国卫生政策研究》2022年第5期。

③ 刘儒月、李一帆、魏文剑：《山东省农村居民潜在癌症就医偏好分析——一项离散选择实验》，《中国肿瘤》2022年第10期。

④ 王月、王朝、汪张毅等：《离散选择实验在医疗卫生领域中评估偏好的应用现状》，《职业与健康》2022年第11期。

⑤ Schmidt K, Damm K, Prenzler A, et al., "Preferences of Lung Cancer Patients for Treatment and Decision-Making: A Systematic Literature Review", *European Journal of Cancer Care*, Vol. 25, No. 4, 2016, pp. 580-591, doi: 10.1111/ecc.12425.

⑥ Tang Ji, Shakespeare T P, Lu J J, et al., "Patients' Preference for Radiotherapy Fractionation Schedule in the Palliation of Symptomatic Unresectable Lung Cancer", *Journal of Medical Imaging and Radiation Oncology*, Vol. 52, No. 5, 2008, pp. 497-502, doi: 10.1111/j.1440-1673.2008.02002.x.

⑦ 梁丽军：《基于患者个体差异的疾病诊断关键影响因素识别与治疗方案评估》，博士学位论文，天津大学，2014年。

成本、疗效、不良反应等的偏好会有明显的不同。①②③④ 当二者存在偏好差异时，一方面，由于患者及其家属缺乏专业的医疗知识，一味地遵照患者的偏好，可能延误疾病的治疗，也可能造成第三方支付者的利益损失；另一方面，医疗工作者可能为了提高治疗效果及"防御性治疗"而开"大处方"，较少考虑治疗成本、不良反应等问题，不仅降低了患者的满意度，而且浪费了有限的医疗资源。在医患共同参与临床决策制定过程中，在患者与医疗工作者等存在偏好差异时，如何取得医患双方决策偏好的总体一致性，弱化双方的差异，如何保证临床技术应用中的有效性、安全性，如何处理不同技术使用者的个人动机，进而选择最佳的治疗方案成为目前临床及卫生管理研究者和实践者必须面对的关键问题。

五 离散选择实验及其在卫生领域的应用

（一）离散选择实验概述

离散选择实验（Discrete Choice Experiment，DCE）作为测量消费者选择偏好的有效工具，已广泛应用于市场、环境、运输经济等领域的选择偏好研究，近年来逐渐被专家学者引入卫生领域中。其优点在于可以模拟现实中不存在的场景供消费者选择，因其利用正交设计或均匀设计，所需样本量较少，一定程度上降低了研究成本。⑤⑥

离散选择实验描述决策者在不同的可供选择的有限选项之间做出决策，通过构造一定数量的选择集，每个选择集包括多个模块，每一个模块由能够描述服务重要特征的属性以及赋予每个属性的不同水平组合所

---

① 姚抒予、张雯、罗媛慧等：《医患共同决策的研究进展》，《中国护理管理》2017 年第3 期。

② Stiggelbout A M, Pieterse A H, de Haes J C, "Shared Decision Making: Concepts, Evidence, and Practice", *Patient Education and Counseling*, Vol. 98, No. 10, 2015, pp. 1172-1179.

③ 明坚、魏艳、柯雄等：《药物涂层支架技术临床应用中的患者参与决策研究》，《中国卫生政策研究》2018 年第7 期。

④ 黄榕翀、杨雪瑶、宋现涛等：《中国医患共同决策心血管病领域研究现状与展望》，《医学与哲学》2017 年第10B 期。

⑤ 王京：《基于离散选择实验的公立医院医生工作偏好及影响因素研究》，硕士学位论文，北京协和医学院，2020 年。

⑥ 王娜、苏源：《基于离散选择实验的宁夏城乡居民就医机构选择偏好研究》，《医学与社会》2022 年第8 期。

构成。[1][2][3] 离散选择实验的主要理论基础为随机效用理论（Random Utility Models，RUM）[4]，由 Marschak 于 1960 年提出。其把总效用分解成固定效用和随机效用两部分，即 $U_{ni} = V_{ni} + \varepsilon_{ni}$。$V_{ni}$ 是 m 项可以观测到的属性（x_1，$\cdots$，x_m）的函数，每个属性都有其相应的权重（β_1，$\cdots$，β_m）。随机部分 ε_{ni} 是无法观测到的属性以及个人偏好差异的函数。因此，n 从机会 i 中获得的效用可以表示为：

$$U_{ni} = V_{ni} + \varepsilon_{ni} = \beta_0 + \beta_1 x_{1ni} + \beta_2 x_{2ni} + \cdots + \beta_m x_{mni} + \varepsilon_{ni}$$

（二）国内外关于离散选择实验在卫生领域的应用研究进展

国际上利用离散选择实验在医疗卫生领域所做的研究较多[5]，如在卫生政策的制定，卫生资源的规划和分配，医生的诊断方式、治疗和用药，医务人员的就业偏好等方面均有应用，并且呈逐年上升的趋势。已有研究文献表明[6][7][8]，医疗卫生领域近一半的离散选择实验研究由发达国家（主要集中在英、美、德）完成；在研究内容上，针对患者感受的研究居多，其次是患者健康干预结果与就医感受间权衡的调查，测量医务人员的工作偏好也逐渐增多，研究角度和层面较为丰富；在实验设计方法上，偏向使用部分析因方法设计问卷选择集；在数据分析方法上，大多运用多项 Logit 模型和混合 Logit 模型进行分析。

国内对离散选择实验的研究起步相对较晚，大多集中在模型应用方

① 刘童童、李顺平、陈钢：《离散选择实验用于癌症筛查偏好的国际研究进展》，《中国卫生经济》2017 年第 5 期。

② 吴爽、邓茜月、曹志辉等：《居民对家庭医生签约服务的需求偏好研究——基于离散选择实验》，《卫生经济研究》2021 年第 5 期。

③ 刘世蒙、李顺平、杨毅等：《离散选择实验应用于 2 型糖尿病患者治疗偏好的文献分析》，《中国药房》2020 年第 20 期。

④ Lancsar E, Louviere J, "Conducting Discrete Choice Experiments to Inform Healthcare Decision Making: A User's Guide", *Pharmacoeconomics*, Vol. 26, No. 8, 2008, pp. 661-677.

⑤ 苏宇：《基于离散选择实验的社区慢性病患者健康服务利用偏好测量及服务供给策略研究》，硕士学位论文，华中科技大学，2017 年。

⑥ Watson V, Becker F, de Bekker-Grob E, "Discrete Choice Experiment Response Rates: A Meta-analysis", *Health Economics*. Vol. 26, No. 6, 2017, pp. 810-817.

⑦ Lancsar E, Louviere J, "Conducting Discrete Choice Experiments to Inform Healthcare Decision Making: A User's Guide", *Pharmacoeconomics*, Vol. 26, No. 8, 2008, pp. 661-677.

⑧ Hauber A B, González J M, Groothuis-Oudshoorn C G M, et al., "Statistical Methods for the Analysis of Discrete Choice Experiments: A Report of the ISPOR Conjoint Analysis Good Research Practices Task Force", *Value in Health*, Vol. 19, No. 4, 2016, pp. 300-315.

面，利用 DCE 相关理论的分析主要分布在经济学领域、交通领域、教育领域，近年来国内学者在医疗卫生领域也开始探索运用离散选择实验方法展开研究。①② 从已发表的研究成果上分析，国内利用离散选择实验在医疗卫生领域的研究从 2013 年开始兴起，主要集中在卫生人力、患者参与临床决策、公共卫生等方面的应用研究。③④⑤⑥

（三）离散选择实验方法的实施步骤

1. 确定离散选择实验各研究属性及其水平

设定研究对象的属性及水平是开展离散选择实验研究的第一步⑦⑧，也是关键一步，将影响到后续整个研究进展，确定属性及其水平的方法主要包括文献复习法、专家咨询法、小组讨论法和预实验法等。

2. 离散选择实验问卷设计

上述设定的属性和水平决定离散选择实验问卷的设计。因素和水平越多，可选方案就越多。当要求的实验次数太多时，则需选择一部分有代表性水平组合进行实验。离散选择实验问卷设计通常采用的方法是部分析因设计，从全面实验中挑选出部分有代表性的点进行实验，这些有代表性的点具备了"均匀分散，整齐可比"的特点。⑨⑩ 此外，为确保问卷的质量，研究者也可在 DCE 问卷中加入一个"质控问题"，比如一个

---

① 胡婉侠、徐文华、徐建光等：《我国卫生领域离散选择实验应用研究的文献计量分析》，《南京医科大学学报》（社会科学版）2020 年第 2 期。

② 张娇：《供需视角下家庭医生签约服务偏好研究》，博士学位论文，山东大学，2021 年。

③ 张骐瑛、郑莹、张军跃：《离散选择实验和层次分析法在结直肠癌筛查方案决策中的应用》，《中国肿瘤》2020 年第 3 期。

④ 彭莹莹、熊巨洋、黎相麟等：《基于离散选择实验的城市老年慢性病患者医疗服务利用偏好研究》，《中国卫生政策研究》2019 年第 9 期。

⑤ 宋奎勐、韩志琰、宋燕等：《农村基层卫生服务人员稳定和吸引策略：基于离散选择实验的视角》，《中国卫生事业管理》2019 年第 8 期。

⑥ 蒋明珠、熊巨洋、张晗等：《离散选择实验在居民基层医疗服务利用中的应用及偏好异质性分析》，《中国卫生经济》2019 年第 4 期。

⑦ 王群、杨瑾：《离散选择实验特征及其水平设置研究：以长期护理保险需求为例》，《中国全科医学》2021 年第 31 期。

⑧ 王秋臣、张秀英、薛辉等：《开发离散选择实验属性和水平的研究进展》，《现代预防医学》2020 年第 12 期。

⑨ 沈晓、熊巨洋、蒋明珠等：《基于离散选择实验的重度慢性病患者就医偏好研究》，《中国卫生经济》2019 年第 8 期。

⑩ 许航：《居民对社区卫生服务机构健康管理服务偏好及影响因素研究》，硕士学位论文，北京协和医学院，2022 年。

具有最佳治疗结局组合的方案。① 除了 DCE 问题外，问卷也会涵盖人口学信息，如性别、年龄、居住地、教育水平、家庭收入、参加医保及疾病诊疗情况等。②③④⑤ 在正式开展 DCE 调查之前，通常会对 DCE 问卷进行预实验，用于检验 DCE 问卷中问题的设计是否合理，以便做出适当的修正。⑥

　　3. 资料收集

　　离散选择实验问卷填写通常有以下几种形式⑦⑧：面对面访谈、邮寄问卷以及电子邮件等网络平台方式。面对面访谈时需充分培训调查员，使其能向被访谈者准确传达问卷内涵。邮寄问卷和其他基于网络形式的问卷则需要研究者在问卷设计时对问卷进行充分的解释说明。

　　4. 资料分析

　　离散选择模型（Discrete Choice Model，DCM）是一种描述性统计分析方法，已逐渐发展成为研究个体选择行为最为有效的工具之一。⑨⑩ 通

　　① Trapero-Bertran M, Rodríguez-Martín B, López-Bastida J, "What Attributes Should Be Included in a Discrete Choice Experiment Related to Health Technologies? A Systematic Literature Review", *PLoS One*, Vol. 14, No. 7, 2019.

　　② Herrmann A, Sanson-Fisher R, Hall A, et al., "A Discrete Choice Experiment to Assess Cancer Patients' Preferences for When and How to Make Treatment Decisions", *Support Care Cancer*, Vol. 26, No. 4, 2018, pp. 1215-1220.

　　③ Webb E J D, Meads D, Lynch Y, et al., "Attribute Selection for a Discrete Choice Experiment Incorporating: A Best-Worst Scaling Survey", *Value in Health*, Vol. 24, No. 4, 2021, pp. 575-584.

　　④ Meirelles I, Magliano C, "Stated Preferences in Non-Small-Cell Lung Cancer: A Discrete Choice Experiment", *Patient Prefer Adherence*, Vol. 15, 2021, pp. 911-917.

　　⑤ 池卓源、殷悦、赵明烨等：《医患双方对药品临床综合评价中不同维度的偏好差异与支付意愿研究》，《医学与社会》2022 年第 5 期。

　　⑥ 张雁群、徐文华、王丽丹等：《青少年口腔正畸方案选择偏好研究——基于离散选择实验》，《南京医科大学学报》（社会科学版）2022 年第 3 期。

　　⑦ Bahrampour M, Byrnes J, Norman R, et al., "Discrete Choice Experiments to Generate Utility Values for Multi-Attribute Utility Instruments: A Systematic Review of Methods", *The European Journal of Health Economics*, Vol. 21, No. 7, 2020, pp. 983-992.

　　⑧ 闫镝、张欢、常捷等：《乡镇卫生院医生工作偏好——基于三省离散选择实验的分析》，《中国卫生政策研究》2014 年第 4 期。

　　⑨ 刘萍、陈钢、李顺平：《离散选择实验用于结直肠癌筛查偏好的国际研究进展》，《中国药物经济学》2022 年第 7 期。

　　⑩ 张猛、张开泰、曾翠榕：《医学生基层就业偏好及其异质性研究——基于离散选择实验分析》，《福建医科大学学报》（社会科学版）2022 年第 2 期。

常而言，离散选择实验的主要分析处理模型有以下几种。[1][2][3][4][5] 一是多项 Logit 模型（Multinomial Logit Model，MNL）：解释变量只随个体改变，如个体的性别、年龄、收入等特征，不随方案而变。二是条件 Logit 模型（Conditional Logit Model，CLM），适用于随方案与个体而变的变量以及随方案而变但不随个体而变的变量。三是广义极值模型（Generalized Extreme Value Models，GEV），多项 Logit、条件 Logit 都需满足"不相关选项间的独立性"（ⅡA）假定，但在实践中如果方案之间比较类似，则ⅡA 假设可能不满足，限制了这些模型的应用，GEV 模型适用于此类情形。四是多项 Probit 模型（Multinomial Probit Model，MNP），当设定离散选择模型备选项的随机效用服从多元正态分布时，即得到多项 Probit 模型。多项 Probit 模型可以放松对无关选项的独立性假设，优点是误差相关的模式更灵活。五是随机参数 Logit 模型（Random Parameter Logit Model，RPL），也称混合 Logit 模型（Mixed Logit Model，MXL），完全摆脱了ⅡA 假设的束缚，同时可以体现不同决策者喜好随机性的变化，因而可以近似于任何随机效用模型，不仅可以解决标准 Logit 模型的限制性，而且不像 Probit 模型那样受限于正态分布。

六 特异性技术的选择

（一）特异性技术的选择

由于人口老龄化等生物因素难以改变，由此导致癌症发生绝对数的增长不可避免。[6] 根据国家癌症中心发布的 2020 年全国最新癌症报告中的全国癌症统计数据，全国恶性肿瘤新发病例 457 万例，死亡病例 300 万

① 苏天园、李豫凯、张其其等：《基于离散选择实验的乌鲁木齐市居民健康管理服务选择偏好研究》，《中国全科医学》2021 年第 16 期。
② 刘世蒙、夏志远、傅佩芬等：《乳腺癌患者中心静脉输液装置选择偏好和支付意愿初步分析》，《中国循证医学杂志》2022 年第 4 期。
③ 刘常彪：《离散选择模型的统计推断及应用》，博士学位论文，东北师范大学，2020 年。
④ 李绍荣：《赫克曼与麦克法登离散选择模型评介》，《经济学动态》2000 年第 11 期。
⑤ 张雁群：《基于离散选择实验的口腔正畸服务患者选择偏好研究》，硕士学位论文，安徽医科大学，2022 年。
⑥ 鲍萍萍、吴春晓：《上海市癌症流行现况和防治实践》，《上海预防医学》2020 年第 11 期。

例，占全球癌症死亡总人数的30%。①②

近年来，中西医结合治疗肿瘤已成为趋势，中医药的作用在抗肿瘤方面日渐凸显，具有疗效整体综合性、药物相对安全性、使用简洁方便性等特点。③④ 与西药相比，中药对肿瘤细胞的直接杀伤作用稍弱，但中医通过辨证施治，气血阴阳整体调节，可多靶点、多途径起效，符合肿瘤多因素、多环节致病的机制；同时，中药配合放化疗具有减毒增效的作用，可促进术后康复，减少复发转移，在提高患者生活质量及延长生存期等方面具有独特优势。⑤ 尽管中医药抗肿瘤具有上述诸多优势，但也必然存在各种问题。⑥ 总体而言，越来越多的肿瘤患者偏好选择中医或中西医结合治疗方案。

中药注射剂作为中医药抗肿瘤治疗的重要组成部分，在临床上广泛使用，常用于放化疗等的协同治疗，亦可作为单药使用。⑦⑧⑨ 中药注射剂是传统中医药理论与现代生产工艺相结合的产物，抗肿瘤中药注射剂的疗效包括⑩：抗肿瘤治疗作用（抑制肿瘤生长，病灶缩小；提高机体免疫力，改善症状），抗肿瘤辅助作用（针对放化疗等的增效减毒；减轻患者恶心呕吐；晚期肿瘤的姑息疗法）。与此同时，正如大部分疗法一样，

---

① 许玲、徐巍：《中西医结合肿瘤临床研究》，人民卫生出版社2021年版。

② Sung H, Ferlay J, Siegel R L, et al., "Global Cancer Statistics 2020：GLOBOCAN Estimates of Incidence and Mortality Worldwide for 36 Cancers in 185 Countries", *A Cancer Journal for Clinicians*, Vol. 71, No. 3, 2021, pp. 209-249.

③ 严军、刘红宁：《中医药资源优势转化为发展优势路径探析》，《江西中医药大学学报》2020年第5期。

④ 余艳红、于文明：《充分发挥中医药独特优势和作用 为人民群众健康作出新贡献》，《中国中西医结合杂志》2020年第9期。

⑤ 赖桂花、王菲、周芳等：《差异视角下中西医治疗肿瘤的协同优势》，《中医药临床杂志》2022年第4期。

⑥ 陈诗琪、郑蕊、李幼平等：《中药注射剂临床应用存在问题及说明书的相关思考与建议》，《世界科学技术—中医药现代化》2018年第10期。

⑦ 荣红国、董玥、于蔚洁等：《政策工具视角下我国中药注射剂发展政策研究》，《中国药房》2022年第8期。

⑧ 洪晓华、王光耀、刘体勤：《八种中药注射剂联合紫杉醇和顺铂化疗方案治疗非小细胞肺癌的网状Meta分析》，《中国全科医学》2020年第26期。

⑨ 陈雯、王丽霞、李连颖等：《抗肿瘤中药注射剂的临床合理应用关键要点及思考》，《中国医院用药评价与分析》2022年第4期。

⑩ 董子洵、冯佳佳、常佳慧等：《中药注射剂在肿瘤领域的应用研究》，《中国研究型医院》2019年第5期。

用药安全就像一枚硬币，除疗效之外，中药注射剂的药物不良反应就是这枚“硬币”的另一面。在中医药抗肿瘤临床决策过程中，医患对不同治疗方案的疗效与风险的偏好往往有所不同，而共同决策是在医疗实践中考虑偏好的一种决策模式，为弥合医患差异与分歧提供了较为切实可行的途径。①② 针对不同中药注射剂的功效特点、潜在风险以及可能发生的不良反应等，医患双方可以通过共同决策 Three-Talk 模型③④中的选择对话（Choice Talk）、选项对话（Option Talk）和决策对话（Decision Talk）三个关键步骤，充分沟通各自偏好，共同决策诊疗方案。

如前所述，中医药技术临床应用广泛且存在选择偏好，但目前国内鲜有相关研究，故本研究以中药注射剂抗肿瘤治疗为例，探索分析医患属性偏好，符合离散选择实验的技术选取条件。同时，在中医药技术领域开展偏好的相关研究，正是中医学“以人为本”“因人制宜”思想的具体体现。中医辨病治病以患者主要诉求为出发点，此特征决定了中医临床辨证论治除了考虑患者偏好的需求之外，共同决策也同样不可或缺。国内外研究表明⑤⑥，医患共同决策在肿瘤等慢病管理的临床实践空间较大，共同决策适用于多项兼有获益和受损的诊疗方案，如果一项干预被证明是明显利大于弊或者弊大于利，则共同决策即为不必要。中药注射剂抗肿瘤治疗技术为利弊共存的诊疗方案选择集，需要医患双方共同权衡，并且中医在“望、闻、问、切”的辨证论治过程中更需要医患共同决策，因此，符合共同决策研究的技术选取条件。综上，中药注射剂抗肿瘤治疗适用于本研究主题——“医患偏好”与“共同决策”。

（二）中医药发展及中西医并重上升为国家战略

新冠疫情发生以来，习近平总书记在会议部署和调研中多次提及中

---

① 刘新春、Gerald Humphris、杨明施等：《“医护—家属共同决策”模式的构建和实施策略》，《中国医院管理》2021 年第 7 期。

② 胡婵、左丙丽、王沙沙等：《癌症患者参与医患共同决策影响因素的 Meta 分析》，《中华肿瘤防治杂志》2022 年第 3 期。

③ Elwyn G, Durand M A, Song J, et al., "A Three-Talk Model for Shared Decision Making: Multistage Consultation Process", *BMJ*, Vol. 359, 2017.

④ 赵悦、张培海、沈际勇：《医患共享决策模式构建》，《中国卫生质量管理》2022 年第 6 期。

⑤ 赵羚谷、王涛、王颖等：《国内外医患共同决策研究及应用进展之比较》，《医学与哲学》2018 年第 10A 期。

⑥ 张金娜：《肺癌患者参与共享决策现状及影响因素分析》，硕士学位论文，青岛大学，2020 年。

医药，要求"坚持中西医并重""坚持中西医结合""坚持中西药并用"。中医药学作为传统医学的突出代表，是目前保存最完整、影响力最大、使用人口最多的传统医药体系。新中国成立以来，中共中央、国务院高度重视中医药事业发展，确立了"中西医并重"的卫生工作方针，特别是 2009 年深化医药卫生体制改革启动以来，出台了一系列扶持和推动中医药发展的政策措施。尤其近年来，中医药的医疗价值、保健价值、文化价值、经济价值越来越受到全社会的关注，世界卫生组织也积极倡导发挥以中医药学为代表的传统医学的作用，并努力使其进入各国的医疗保障体系之中。①②③

中医药学是中国古代科学的瑰宝，也是打开中华文明宝库的钥匙。当前，中医药振兴发展迎来天时、地利、人和的大好时机。④ 2015 年 12 月，中国中医科学院成立 60 周年，习近平总书记发来贺信，明确了中医药的战略定位，指明了中医药事业的发展方向，希望"切实把中医药这一祖先留给我们的宝贵财富继承好、发展好、利用好"。⑤ 2016 年 8 月 19 日召开的全国卫生与健康大会上，习近平总书记对发展中医药提出更高要求，指出要着力推动中医药振兴发展，坚持中西医并重，推动中医药和西医药相互补充、协调发展。同年 12 月 25 日，习近平主席签署主席令颁布《中华人民共和国中医药法》。至此，"国粹"发展有了"国法"保障，保护、扶持和促进中医药发展的方针政策和执政主张上升为国家意志，中医药工作实践中的好经验、好做法上升为法律制度。2017 年，党的十九大报告中，习近平总书记再次强调要坚持中西医并重，传承发展中医药事业。"善谋善为，善作善成"，习近平总书记关于发展中医药的一系列重要讲话和论述，凝聚着对中医药事业真抓实干中的深邃思考与殷切期盼，熔铸统揽着振兴发展中医药事业的坚强中枢与服务百姓健康

---

① 马光顺：《习近平关于中医药发展重要论述及其时代价值研究》，硕士学位论文，广州中医药大学，2021 年。

② 傅琛、张在兴：《新中国成立以来党的中医药文化思想与实践》，《党史文苑》2020 年第 5 期。

③ 汪晓东、张炜、赵梦阳：《为中华民族伟大复兴　打下坚实健康基础——习近平总书记关于健康中国重要论述综述》，《台声》2021 年第 16 期。

④ 《十八大以来治国理政新成就》编写组编：《十八大以来治国理政新成就》（上册），人民出版社 2017 年版，第 536 页。

⑤ 本书编写组编：《习近平的小康情怀》，人民出版社 2022 年版，第 320 页。

的初心力量。①②③

2019 年 10 月 25 日，全国中医药大会召开。这是新中国成立以来第一次以国务院名义召开的全国中医药大会。习近平总书记对中医药工作作出重要指示强调："要遵循中医药发展规律，传承精华，守正创新，加快推进中医药现代化、产业化，坚持中西医并重，推动中医药和西医药相互补充、协调发展，推动中医药事业和产业高质量发展，推动中医药走向世界，充分发挥中医药防病治病的独特优势和作用，为建设健康中国、实现中华民族伟大复兴的中国梦贡献力量。"④《中共中央国务院关于促进中医药传承创新发展的意见》（以下简称《意见》）随后发布。相关政策文件的颁布体现了以习近平同志为核心的党中央对中医药发展的高度重视和亲切关怀，指明了中医药发展的总体思路和目标任务，吹响了新时期中医药发展的冲锋号，具有划时代的里程碑式的意义，必将产生深远的历史影响。此外，《"健康中国 2030"规划纲要》部署了中医药发展任务，充分发挥中医药在健康中国建设中的作用；国务院印发《中医药发展战略规划纲要（2016—2030 年）》，中医药发展上升为国家战略。⑤⑥

近年来，中医药作为我国医疗卫生重要组成部分，已经在疾病的预防、治疗、康复，以及养生保健等各个领域发挥了很大作用。同时，随着医疗卫生事业的发展和医疗卫生改革的深化，中医药主动参与并在改善人们"看病难、看病贵"方面起到了重要作用。具体到肿瘤治疗领域，要抓住中医药发展"天时、地利、人和"的大好时机，坚持中医思维主导、发挥中西医各自优势，将中医对癌症的整体观认识和"以人为本""扶正治癌"思想为主导的治疗特色优势、现代医学微观认识和现代先进科学技术充分融合，进行创造性转化、创新性发展，建立规范化的肿瘤

---

① 李俊：《新时代坚定中医药自信的多维度审视与解读》，《山西高等学校社会科学学报》2020 年第 12 期。

② 王振亚：《加快推进中医药事业发展 努力造福人民群众》，《健康中国观察》2019 年第 12 期。

③ 张怀琼：《坚守"传承精华、守正创新" 中医药界还需砥砺奋进》，《上海中医药报》2019 年 11 月 1 日第 1 版。

④ 本书编写组编：《习近平的小康情怀》，人民出版社 2022 年版，第 322 页。

⑤ 李习平、唐昌敏：《中国中医药政策与发展研究》，华中科技大学出版社 2021 年版。

⑥ 申俊龙、汤少梁：《中医药政策学》，科学出版社 2017 年版。

防治体系，进一步提高癌症总体疗效。在现代科学和现代医学快速发展的大背景下，通过与现代科学的结合，为实施"坚持中西医并重，推动中医药和西医药相互补充、协调发展"提供重要保证。①②

（三）中药注射剂抗肿瘤治疗

科学有效地防治肿瘤已成为我国卫生健康领域的重点任务之一，从国家政策层面来看，2016 年，党中央、国务院发布《"健康中国 2030"规划纲要》，明确提出"共建共享、全民健康"的健康中国战略主体以及到 2030 年要实现人民健康水平持续提升、健康服务能力大幅提升等一系列重点战略目标，其中一个重点任务是提出创新中医药与现代技术相结合的中医癌症诊疗模式。③④⑤

我国中药注射剂起始于 1941 年，通过将柴胡蒸馏提取制作成针剂，得到首支中药注射剂——柴胡注射液。经历 20 世纪 70 年代的快速发展，截至 80 年代已有 1400 余种，90 年代后，我国陆续出台法律及药品标准，促进中药注射剂的合理规范化发展，2000 年通过固定中药材品种、产地和采收期以及采用指纹图谱等方式提升中药注射剂的标准化，将少部分品种升至国家标准。2006 年鱼腥草注射液等不良反应事件后，2007 年我国药监局发布了《中药、天然药物注射剂基本技术要求》，对中药注射剂进行了进一步规范。医保目录陆续对中药注射剂使用进行限制，目前中药注射剂品种仅有 140 种。中药注射剂作为我国独有剂型，在不良反应、临床滥用、使用不规范、配药不科学等方面长期遭受诟病。随着我国对中药注射剂监管加强，中药注射剂在中药不良反应中占比近年来呈逐渐下降趋势。⑥⑦⑧

---

① 胡安霞、李晨薇、裴中阳：《基于政策文本分析的我国中医药事业发展政策研究》，《中医药管理杂志》2022 年第 7 期。

② 章雨桐、徐桂华：《新冠肺炎疫情视域下中西医并重　中西药并用的意义和价值》，《中国中医药现代远程教育》2022 年第 14 期。

③ 何清湖：《中西医结合思与行》，人民卫生出版社 2021 年版。

④ 花宝金、庞博、朴炳奎：《中医药防治肺癌的优势与策略》，《北京中医药》2022 年第 5 期。

⑤ 庄克川：《中医药治疗恶性肿瘤的研究现状》，《光明中医》2022 年第 13 期。

⑥ 张路、于正洪、史兆荣：《中药注射液治疗肺癌研究进展》，《现代肿瘤医学》2011 年第 11 期。

⑦ 彭国平、李存玉：《中药注射剂安全性的分析与思考》，《南京中医药大学学报》2019 年第 6 期。

⑧ 孙长河：《中药注射剂联合含铂双药治疗晚期非小细胞肺癌的队列研究》，硕士学位论文，北京中医药大学，2021 年。

中药注射剂作为中医药抗肿瘤治疗的重要组成部分，在临床上广泛使用，大量的临床研究表明，中药注射剂能够增效减毒、增强免疫力、改善患者生活质量等，具有较高的临床应用价值。[1][2] 中医药治疗肿瘤，以患者"活得好，活得长"为目标，推行"身心全程管理"理念，根据临床分期及患者体质状况予以"量体裁衣式"的治疗方案。中医以其"望、闻、问、切"的辨证论治特点，彰显了临床医疗"以患者为中心"的人文关怀，四诊合参中的"闻"和"问"即在一定程度上考量患者偏好的过程，因此，选取该特异性技术，在中药注射剂抗肿瘤治疗应用领域，尝试探索医患治疗方案偏好与共同决策认知现状及作用机制。

第二节 国内外研究概述

一 医患共同决策的国内外研究应用现状

近年来，随着医患共同决策概念的传播与应用，国内外发表的关于医患共同决策的相关研究越来越多。从 1996 年到 2011 年的 16 年间，每年发表的相关研究数量从两篇上升为每年 273 篇，从相对数来看也可窥一斑，SDM 相关文章在 1996 年占到 15 种期刊中所有文章的 0.32%，2011年上升到 1.17%。[3][4] 医患共同决策在医学伦理及临床实践中的重要性在不断增强，但同时也有学者认为并不是所有的情形下都应当进行医患共同决策，当同时存在多种治疗选择，尤其是并不明确哪一项是最佳治疗选择时，医患共同决策非常有必要，但是在紧急抢救或患者自身不愿意

---

[1] 缪碧芳、阮洪光、曾林森等：《中药注射剂联合放疗治疗非小细胞肺癌的网状 Meta 分析》，《中国老年学杂志》2019 年第 19 期。

[2] 田金徽、赵晔、李金龙等：《10 种中药注射剂联合长春瑞滨+顺铂化疗方案治疗非小细胞肺癌的网状 Meta 分析》，《中国药物评价》2015 年第 1 期。

[3] Blanc X, Collet T H, Auer R, et al., "Publication Trends of Shared Decision Making in 15 High Impact Medical Journals: A Full-Text Review With Bibliometric Analysis", *BMC Medical Informatics Decision Making*, Vol. 14, No. Suppl 3, 2014, p. 71.

[4] 赵国光：《医患共同决策的研究现状及展望》，《中国医院管理》2020 年第 1 期。

参与治疗决策时，就不一定需要医患共同决策。①②③

（一）SDM 的国外研究应用现状

通过运用爬虫技术对 Pubmed 数据库中 4900 余篇含 "shared decision making" 的标题进行共现分析，筛选出 2 个词同时出现在 1 个标题中超过 30 次及以上的主题词。如图 1-1 所示，在医患共同决策的国外研究中，医患共同决策与决策助手、生命质量、临床实践、肺癌、筛查及随机对照试验等领域的研究相对较多。

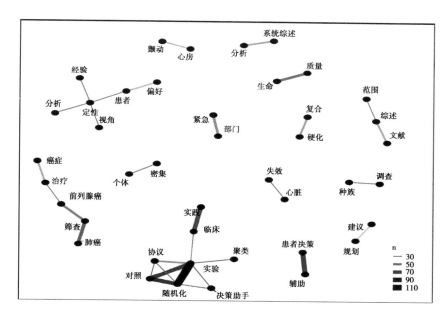

图 1-1 Pubmed 医患共同决策高频主题词

国外研究者在医患共同决策方面早有涉及，主要贡献在于：①研究者不仅对不同医患决策的模式、原则及方法进行了介绍，Degner 等还研

① Charles C A, Gafni A, Whelan T, "Shared Decision-Making in the Medical Encounter: What does It Mean? (or It Takes at Least Two to Tango)", *Social Science & Medicine*, Vol. 44, No. 5, 1997, pp. 681-692.

② Charles C A, Whelan T, Gafni A, et al., "Shared Treatment Decision Making: What does It Mean to Physicians?", *Journal of Clinical Oncology*, Vol. 21, No. 5, 2003, pp. 932-936.

③ 曾洁、金蕾、孙垚等：《医患共同决策过程评估工具的研究进展》，《医学与哲学》2018 年第 10A 期。

制了医患共同决策的控制偏好量表（Control Reference Scale）、医疗护理多条目量表（Multi-item Patient Involvement in Care Scale）及 SDM-9 条目量表（9-item Self-Assessment Questionnaire）等。②除现状描述及测量工具的方法学探讨之外，大量的研究主要集中在医患共同决策对患者治疗结果的影响，包含患者满意度、医患信任度认知结果，患者依从性、治疗技术使用等行为结果及健康结果。③除了医患共同决策对其他健康结局及行为的影响外，国外学者也开始关注医患共同决策的差异性，探究其外部影响因素。其中相关影响因素涉及患者自身因素，如年龄、性别、婚姻状况、教育程度、经济状况、职业等影响患者参与治疗决策的实际程度，患者的各种自身因素也影响患者参与治疗决策的态度；患者家属的相关因素，家属与患者关系对患者的临床决策倾向性有影响，患者与家属关系的亲密度不同，其临床决策倾向性不同；医护人员的相关因素，医务人员作为决策的主体之一，其专业知识、文化背景、工作经验等都影响着患者的实际参与情况，患者感受到的医护人员的态度影响着患者参与治疗决策的态度等。[1][2][3][4][5][6][7]

（二）SDM 的国内研究应用现状

国内的相关研究总体数量仍然较少，其中更多相关的研究是关于医患之间的沟通与交流，而与患者参与决策直接相关的研究中，也主要集中在一些小范围的、针对特定患者群体的、患者参与决策的现状研究，也可见一些研究涉及患者参与决策的相关影响因素，进一步而言，关于

---

[1] 高峰、赵明杰：《国外临床决策研究进展（上）》，《医学与哲学》（临床决策论坛版）2011 年第 9 期。

[2] 高峰、赵明杰：《国外临床决策研究进展（下）》，《医学与哲学》（临床决策论坛版）2011 年第 10 期。

[3] 刘文彬：《中国卫生技术评估决策转化研究》，博士学位论文，复旦大学，2014 年。

[4] Seror V, Cortaredona S, Bouhnik A D, et al., "Young Breast Cancer Patients' Involvement in Treatment Decisions: The Major Role Played by Decision-Making about Surgery", *Psychooncology*, Vol. 22, No. 11, 2013, pp. 2546-2556.

[5] Fortnum D, Smolonogov T, Walker R, et al., "'My Kidneys, My Choice, Decision Aid': Supporting Shared Decision Making", *Journal of Renal Care*, Vol. 41, No. 2, 2015, pp. 81-87.

[6] Joseph-Williams N, Lloyd A, Edwards A, et al., "Implementing Shared Decision Making in the NHS: Lessons from the MAGIC Programme", *BMJ*, Vol. 357, 2017, p. 1744.

[7] Drake R E, "Mental Health Shared Decision Making in the US", *World Psychiatry*, Vol. 16, No. 2, 2017, pp. 161-162.

临床决策中患者参与的相关研究则存在较大空白。[1][2][3] 主要贡献在于：①医患共同决策在临床决策中的现状，其中魏亚楠[4]探究了在糖尿病治疗方案决策中的应用，邹劲林等[5]探究了在胃癌治疗方面的应用。②仅有赵小明等[6]、缪爱云[7]探究了医患共同决策对患者满意度及依从性的影响。而仅有我国学者梁丽军等[8]对临床决策过程中医患共同决策中的方法学及基于离散选择实验的属性设计开展了一定的研究。

综上所述，尽管针对医患共同决策问题，国内外学者均开展了大量的研究，但仍存在一定的研究空间尚待开拓。第一，研究内容上，研究仍局限于简单的现况描述及对其他行为结局影响及外部因素对医患共同决策的影响，但对于如何改善医患共同决策的现状仍很少涉及。第二，研究方法上，尽管国外研究者已经使用了文献研究、系统综述、单因素分析、多元线性回归分析等多种研究方法，但方法的使用仍显单薄，且缺少跨学科思维，而更多的是在卫生管理学的相关领域对该问题实施深耕。第三，研究视角上，大部分是从患者角度开展的研究，而对临床医务人员的研究较少涉及。

二 离散选择实验的国内外研究应用现状

（一）国外 DCE 研究应用现状

近年来，国外离散选择实验方法广泛应用于一系列卫生政策的规划

---

① 明坚、魏艳、孙辉等：《医患共同决策影响因素及对患者结果的影响》，《中国卫生质量管理》2017 年第 6 期。

② 明坚、魏艳、许艳等：《医学新技术临床应用患者参与决策及其影响因素分析》，《中国医院管理》2018 年第 3 期。

③ 明坚、魏艳、何露洋等：《患者参与决策与医学新技术使用行为的关联分析》，《中国医院管理》2018 年第 3 期。

④ 魏亚楠：《医患共同决策诊疗模式在糖尿病患者中的应用》，《河南职工医学院学报》2013 年第 5 期。

⑤ 邹劲林、莫湘琼、李振东等：《医患共同参与医疗决策对胃癌术后机体恢复的影响》，《中国慢性病预防与控制》2012 年第 4 期。

⑥ 赵小明、吴光怀：《医患共同决策诊疗模式对社区精神障碍患者服药依从性及临床疗效的影响》，《中国医学工程》2017 年第 12 期。

⑦ 缪爱云：《原发性肝癌患者参与治疗方式决策现状及影响因素的研究》，硕士学位论文，第二军医大学，2015 年。

⑧ 梁丽军、刘子先、王化强：《基于医患偏好差异的治疗方案决策模型》，《中国农村卫生事业管理》2014 年第 4 期。

以及相关资源分配决策的制定。[1][2] 一是人们对诊断、治疗和照护的看法，如 King 等[3]利用离散选择实验来调查药物依从性差的患者对药物的偏好，以达到定期用药、有效控制哮喘的目的。二是获得服务的研究，如 Gerard 等[4]调查了患者在手术时间内，对提供紧急基层照护服务的属性或特征的偏好程度以及两者之间的权衡关系。三是 DCE 方法用于调查卫生人员的就业偏好，如 Scott 等[5]研究考察了全科医生在选择工作时，对金钱和非金钱因素的偏好，采用离散选择实验来检验关于效用函数性质的假设，计算金钱和非金钱特征之间的边际替代率。

（二）国内 DCE 研究应用现状

国内对离散选择实验的研究起步较晚，Janssen 等[6]对离散选择模型进行了简要的评介，这是已检索到的国内文献中首次对离散选择模型做的介绍。Lancsar 等[7]对离散选择实验在市场研究中的应用进行了详细的介绍，这是国内研究中较早的对离散选择实验应用于某一领域而进行的系统阐述。刘世蒙等[8]对离散选择实验在癌症筛查及前列腺癌治疗领域的应用进行了系统回顾。孙辉等[9]对离散选择实验应用于肿瘤人群治疗偏好的研究进行了系统介绍。同年，该团队利用离散选择实验对非小细胞肺癌

① 关曼璐：《宁夏基层卫生人员激励机制研究》，硕士学位论文，宁夏医科大学，2014 年。

② 李慧琴：《胃癌患者对术后随访的需求与偏好》，硕士学位论文，吉林大学，2021 年。

③ King M T, Hall J, Lancsar E, et al. , "Patient Preferences for Managing Asthma: Results from a Discrete Choice Experiment", *Health Economics*, Vol. 16, No. 7, 2007, pp. 703-717.

④ Gerard K, Tinelli M, Latter S, et al. , "Patients' Valuation of the Prescribing Nurse in Primary Care: a Discrete Choice Experiment", *Health Expect*, Vol. 18, No. 6, 2015, pp. 2223-2235.

⑤ Scott A, Holte J H, Witt J, "Preferences of Physicians for Public and Private Sector Work", *Human Resources Health*, Vol. 18, No. 1, 2020, p. 59.

⑥ Janssen E M, Marshall D A, Hauber A B, et al. , "Improving the Quality of Discrete-Choice Experiments in Health: How can We Assess Validity and Reliability?", *Expert Review Pharmacoecon Outcomes Research*, Vol. 17, No. 6, 2017, pp. 531-542.

⑦ Lancsar E, Fiebig D G, Hole A R, "Discrete Choice Experiments: A Guide to Model Specification, Estimation and Software", *Pharmacoeconomics*, Vol. 35, No. 7, 2017, pp. 697-716.

⑧ 刘世蒙、李顺平、陈钢：《利用离散选择实验研究前列腺癌患者治疗偏好的系统回顾》，《医学与哲学（B）》2017 年第 8 期。

⑨ 孙辉、陈英耀、魏艳等：《离散选择实验在肿瘤人群治疗偏好中的应用》，《卫生经济研究》2018 年第 9 期。

患者①及临床医生②的治疗（选择）偏好行为分别进行了研究。总体上，目前国内运用离散选择实验方法计量患者健康服务利用偏好的研究较为缺乏。③④⑤⑥ 离散选择实验方法与其他方法相比，可同时考虑多种因素对意愿的综合影响，且因正交设计可将问卷中的问题数量大大压缩，在实际操作中对样本量的要求相对并不高，不失为一种简单易行的研究方法。因此，利用离散选择实验评价慢病患者健康服务利用偏好，在国内具有较大的研究空间，其重要性也亟待研究者探索和推广。⑦⑧

---

① 孙辉、陈英耀、任绍聪等：《非小细胞肺癌患者疾病治疗偏好与意愿支付研究》，《卫生经济研究》2018 年第 9 期。

② 孙辉、陈英耀、何露洋等：《医生治疗非小细胞肺癌的选择偏好研究》，《卫生经济研究》2018 年第 9 期。

③ 刘世蒙：《我国北方地区卫生管理本科毕业生就业偏好研究》，硕士学位论文，山东大学，2019 年。

④ 刘童童：《山东省护理专业本科毕业生工作偏好研究》，硕士学位论文，山东大学，2018 年。

⑤ 刘世蒙、魏艳、陈英耀等：《离散选择实验在中心静脉输液装置选择偏好中的需求及应用分析》，《中国药物经济学》2021 年第 1 期。

⑥ 孙辉、王美凤、罗雅双等：《上海市社区慢性病患者家庭医生签约服务偏好研究》，《中国全科医学》2020 年第 31 期。

⑦ Janse S, Janssen E, Huwig T, et al., "Line of Therapy and Patient Preferences Regarding Lung Cancer Treatment: A Discrete-Choice Experiment", *Curr Med Res Opin*, Vol. 37, No. 4, 2021, pp. 643-653.

⑧ MacEwan J P, Gupte-Singh K, Zhao L M, et al., "Non-Small Cell Lung Cancer Patient Preferences for First-Line Treatment: A Discrete Choice Experiment", *MDM Policy Pract*, Vol. 5, No. 1, 2020.

第二章 理论及概念模型构建

第一节 相关概念界定

一 医患共同决策相关概念

（一）决策

决策是管理学中的一个术语，是为了实现某一特定目标而借助于一定的科学手段、技巧和方法，对影响目标实现的诸因素进行计算、分析和判断后，从两个或两个以上可行方案中选择一个最优方案，并组织实施的全过程。[①]

（二）临床决策

临床决策是为了实施对某一患者所患疾病的有效诊疗，通过运用先进的医疗技术和权威的医学知识体系，从两个或两个以上可行诊疗方案中选择一个最适合患者的方案，并组织实施的全过程。临床决策是医生开展诊疗工作的核心环节，也是衡量医生价值、维护患者利益的一个重要维度，直接影响患者的康复和日后的生活质量。[②] 临床决策模式可分为三种类型，即家长式决策、知情决策和共同决策。

（三）共同决策

医患共同决策是指医生在做出临床决策之前告知患者治疗方案的疗效、受益、预后以及风险；而患者则告诉医生自己对疾病的认知、治疗

---

① 张超杰、张志功、贺达仁等：《浅析当前临床科学决策的几个影响因素》，《医学与哲学》（临床决策论坛版）2007 年第 7 期。

② 吕健：《临床决策的边界》，《医学与哲学》2020 年第 10 期。

需求、关注点以及对风险的看法和疑虑。① 在双向沟通的基础上，医生启发患者对临床决策做出正确、合理的选择。医患共同决策的关键是医患的合作，让患者参与到自己的医疗决策中，为决策提供更多角度的依据，最终达到使临床决策更科学合理、更符合患者个性化需求的目的。

二 离散选择实验相关概念

（一）效用

效用②是指对于消费者通过消费或者享受闲暇等使自己的需求、欲望等得到满足的一个度量。Kahneman③ 在借鉴积极心理学知识的基础上，将经济学上的效用分为决策效用和体验效用。当在选择一种医疗方案时，患者评估这项方案给其带来的感受以及生或死的结局，即决策效用。体验效用则指主观实际体验到的快乐或痛苦。理想情况是患者作出的判断与其体验效用相一致，即当患者在选择健康服务利用方式时，是根据这个方式的真实感受，如服务价格的昂贵或经济，服务质量的满意与否，服务效率的高或低等。但研究表明，被调查者作出的选择往往依据的是决策效用，而不是体验效用。

（二）离散选择实验

离散选择实验④的前提是任何商品都可以用其特征（或）属性来描述，个人对商品的重视（偏好）程度取决于这些特征（或）属性的性质和水平。在医疗卫生领域，离散选择实验可用于研究人们对卫生服务的偏好，评估医疗技术与健康状态的价值。在离散选择实验中，通常向受访者提供一系列备选假设情景，根据在不同备选方案中所做出的选择，以此获取其对某属性/水平的选择偏好。

① 龙杰、刘俊荣：《基于患者视角的医疗决策模式及其影响因素研究》，《医学与哲学》2019 年第 9 期。
② 刘萍、姜山、李顺平：《离散选择实验用于测量癌症患者靶向治疗偏好的系统回顾》，《中华肿瘤防治杂志》2021 年第 4 期。
③ Kahneman D, "A Perspective on Judgment and Choice: Mapping Bounded Rationality", *Am Psychol*, Vol. 58, No. 9, 2003, pp. 697-720.
④ 贺焜、方海：《中国居民对家庭医生签约服务内容的偏好研究——基于离散选择实验》，《中国卫生政策研究》2020 年第 2 期。

第二节　理论基础

一　医患共同决策相关理论

（一）SDM 理论

Charles 等①在 SDM 概念的基础上提出了 SDM 理论，为该领域最早形成的理论框架。该理论明确了 SDM 的含义、原则、概念框架、决策步骤、决策主体及共同决策适用范围，对后续相关理论的发展提供了借鉴。该理论将 SDM 分为信息交流、协商和做出医疗决策三个阶段，认为 SDM 具有以下特质：至少双方参与（一般情况下为患者和医生）、双方共享信息、考虑患者的决策偏好、双方达成一致的决策。Charles 等②修订了该理论，使之更加灵活地呈现决策过程的变化。修订的内容包括：①明确了治疗决策过程中的不同步骤。②认识到决策过程中运用的方法会随着医患双方交互的发展而改变。③阐述家长式、知情式和共同式三种模式的决策方法。④指出 SDM 在临床实践、研究和医学教育中的实际应用价值。该理论强调临床决策的动态性及灵活性，指出家长式、知情式和共同式这三种模式之间可灵活切换。目前，SDM 理论已被多个国家引入并广泛应用于慢病治疗、初级卫生保健等领域，是推动 SDM 实施的重要理论之一。③

（二）Makoul 模型

Makoul 等④基于 161 篇包含 SDM 概念性定义的文章进行了系统评价，对 SDM 实施步骤进行了归纳并构建了 Makoul 模型。该模型提供了详细的操作流程，可为医务人员实施 SDM 提供具体性操作指导，是目前临床应用广泛的一个模型，有效地推动了 SDM 的实施。Makoul 模型指出，理性

---

① Charles C, Whelan T, Gafni A, "What do We Mean by Partnership in Making Decisions about Treatment?", *BMJ*, Vol. 319, No. 7212, 1999, pp. 780-782.

② Charles C, Gafni A, Whelan T, "Decision Making in the Physician-Patient Encounter: Revising the Shared Decision Making Model", *Soc Sci Med*, Vol. 49, No. 5, 1999, pp. 651-661.

③ 肖霖、彭美芳、刘亚玮等：《患者参与医疗决策相关概念框架辨析》，《医学与哲学》2021 年第 14 期。

④ Makoul G, Clayman M L, "An Integrative Model of Shared Decision Making in Medical Encounters", *Patient Education and Counseling*, Vol. 60, No. 3, 2006, pp. 301-312.

的医疗决策过程应具备以下 9 个基本要素：定义和解释问题；提供选择；与患者讨论各种选择的利弊；尊重患者的价值观和偏好；讨论患者的能力；提供医生所知的信息或推荐意见；确认患者是否理解信息；作出决定；组织随访工作。Makoul 模型体现了一种理想的医患共同决策过程；需建立在患者具有较强的参与决策意愿并具备一定的医疗知识及健康素养水平基础上；而且医生能提供患者充分的时间予以考虑，不适用于时间紧迫的决策问题。[①]

二　离散选择实验相关理论

离散选择实验的主要理论基础为随机效用理论（Random Utility Models，RUM），该理论由 Marschak 于 1960 年提出。[②] 其把总效用分解成固定效用和随机效用两部分，即 $U_{ni} = V_{ni} + \varepsilon_{ni}$。$V_{ni}$ 是 m 项可以观测到的属性（x_1，…，x_m）的函数，每个属性都有其相应的权重（β_1，…，β_m）。随机部分 ε_{ni} 是无法观测到的属性以及个人偏好差异的函数。因此，n 从机会 i 中获得的效用可以表示为：

$$U_{ni} = V_{ni} + \varepsilon_{ni} = \beta_0 + \beta_1 x_{1ni} + \beta_2 x_{2ni} + \cdots + \beta_m x_{mni} + \varepsilon_{ni}$$

随机效用模型广泛应用于多个领域以测量人们的偏好、决策和选择行为，随机效用理论为建立解释人们的决策行为的模型提供理论基础。其基本假定是消费者的消费行为都是在追求效用最大化的过程中所做出的偏好选择，这个过程不仅实现经济利益最大化，还包括各个属性对消费者其他需求方面的满足。离散选择实验描述决策者在不同的可供选择的有限的选项之间所做出的选择决策。通过构造一定数量的选择集，每个选择集合包括多个选择模块，每一个模块由能够描述服务特征的关键属性以及赋予每一个属性的不同水平所组合而构成。[③]

---

① 王伟、施国伟：《医患共同决策》，《老年医学与保健》2022 年第 2 期。

② Quaife M, Terris-Prestholt F, Di Tanna G L, et al., "How Well Do Discrete Choice Experiments Predict Health Choices? A Systematic Review and Meta-Analysis of External Validity", *Eur J Health Econ*, Vol. 19, No. 8, 2018, pp. 1053-1066.

③ 梁丽军：《基于患者个体差异的疾病诊断关键影响因素识别与治疗方案评估》，博士学位论文，天津大学，2014 年。

第三节 医患共同决策影响因素及作用
机制的概念模型构建

一 医患共同决策对患者治疗结果的影响

医患共同决策早期主要是被认为可以有效地保护病人的自主权与知情权，并且可以有助于根据患者个体化的需求来更好地提供个体化的医疗服务。[1] 之后，慢慢有研究医患共同决策模式，以及其他一些医患之间的沟通交流对于患者的治疗结果有一定的影响。[2][3] 关于患者参与治疗决策对患者治疗结果的影响，国内相关的研究极少，而国外已有较为多数的相关研究。[4][5]

（一）医患共同决策与患者满意度、医患信任度等认知结果

Glass 等[6]使用 SDM-9 条目量表对 499 位患者进行医患共同决策相关调研，研究发现 SDM 与患者决策满意度相关，SDM 有助于提升患者满意度。Thapar 等[7]对于近千名癫痫患者的研究，也认为医患共同决策与患者满意度相关联。Swanson 等[8]使用 3 条目的量表对 1317 名抑郁症患者参与

---

① Wennberg J E, "Dealing with Medical Practice Variations: A Proposal for Action", *Health Affairs*, Vol. 3, No. 2, 1984, pp. 6-32.

② Street R J, Makoul G, Arora N K, et al., "How does Communication Heal? Pathways Linking Clinician-Patient Communication to Health Outcomes", *Patient Educ Couns*, Vol. 74, No. 3, 2009, pp. 295-301.

③ Kreps G, O'Hair D, Clowers M, "The Influences of Human Communication on Health Outcomes", *American Behavioral Scientist*, Vol. 38, 1994, pp. 248-256.

④ 明坚:《我国医学新技术临床应用中的患者参与决策研究》，硕士学位论文，复旦大学，2017。

⑤ 雷征霖:《临床实践中如何实现医患共同决策》，《医学与哲学》2017 年第 10A 期。

⑥ Glass K E, Wills C E, Holloman C, et al., "Shared Decision Making and Other Variables as Correlates of Satisfaction with Health Care Decisions in a United States National Survey", *Patient Educ Couns*, Vol. 88, No. 1, 2012, pp. 100-105.

⑦ Thapar A K, Roland M O, "General Practitioner Attitudes to the Care of People with Epilepsy: An Examination of Clustering within Practices and Prediction of Patient-Rated Quality of Care", *BMC Fam Pract*, Vol. 6, No. 1, 2005, p. 9.

⑧ Swanson K A, Bastani R, Rubenstein L V, et al., "Effect of Mental Health Care and Shared Decision Making on Patient Satisfaction in a Community Sample of Patients with Depression", *Med Care Res Rev*, Vol. 64, No. 4, 2007, pp. 416-430.

共同决策的情况进行相关研究，认为 SDM 与患者医疗服务满意度相关联。Mandelblatt 等①、Smith 等②以及 Lantz 等③研究了乳腺癌患者的医患共同决策及其影响，研究合计样本量涉及 2406 位乳腺癌患者，研究结果均认为医患共同决策的实施与患者的满意度相关联，且具有统计学意义。Little 等④的研究同样认为，医患共同决策可以提高患者的满意度。

然而，关于医患共同决策与患者满意度的关联性，也有一些研究认为二者之间并无统计学关联。Keating 等⑤和 Politi 等⑥研究了乳腺疾病患者的医患共同决策，认为 SDM 与乳腺癌患者的治疗决策满意度没有统计学关联。Nekhlyudov 等⑦和 Hawley 等⑧也得出了类似的结论。Goossensen 等⑨对精神疾病患者的医患共同决策进行了研究，结果提示 SDM 与该类患者的治疗决策满意度没有显著关联。Singh 等⑩对肿瘤患者的研究认为，

---

① Mandelblatt J, Kreling B, Figeuriedo M, et al., "What is the Impact of Shared Decision Making on Treatment and Outcomes for Older Women with Breast Cancer?", *Journal of Clinical Oncology: Official Journal of the American Society of Clinical Oncology*, Vol. 24, No. 30, 2006, p. 4908.

② Smith A, Juraskova I, Butow P, et al., "Sharing vs. Caring—The Relative Impact of Sharing Decisions versus Managing Emotions on Patient Outcomes", *Patient Educ Couns.* Vol. 82, No. 2, 2011, pp. 233-239.

③ Lantz P M, Janz N K, Fagerlin A, et al., "Satisfaction with Surgery Outcomes and the Decision Process in a Population-based Sample of Women with Breast Cancer", *Health Serv Res*, Vol. 40, 2005, pp. 745-767.

④ Little P, Everitt H, Williamson I, et al., "Observational Study of Patient-Centeredness and 'Positive' Approach on Outcomes of General Practice Consultations", *American Journal of Surgery*, Vol. 151, No. 2, 2001, pp. 278-284.

⑤ Keating N L, Guadagnoli E, Landrum M B, et al., "Treatment Decision Making in Early-Stage Breast Cancer: Should Surgeons Match Patients' Desired Level of Involvement?", *J Clin Oncol*, Vol. 20, No. 6, 2002, pp. 1473-1479.

⑥ Politi M C, Clark M A, Ombao H, et al., "Communicating Uncertainty Can Lead to Less Decision Satisfaction: A Necessary Cost of Involving Patients in Shared Decision Making?", *Health Expect*, Vol. 14, No. 1, 2011, pp. 84-91.

⑦ Nekhlyudov L, Bower M, Herrinton L J, et al., "Women's Decision-Making Roles Regarding Contralateral Prophylactic Mastectomy", *J Natl Cancer Inst Monogr*, 2005, pp. 55-60.

⑧ Hawley S T, Griggs J J, Hamilton A S, et al., "Decision Involvement and Receipt of Mastectomy among Racially and Ethnically Diverse Breast Cancer Patients", *J Natl Cancer Inst*, Vol. 101, No. 19, 2009, pp. 1337-1347.

⑨ Goossensen A, Zijlstra P, Koopmanschap M, "Measuring Shared Decision Making Processes in Psychiatry: Skills versus Patient Satisfaction", *Patient Educ Couns*, Vol. 67, No. 1-2, 2007, pp. 50-56.

⑩ Singh, S, Butow P, Charles M, et al., "Shared Decision Making in Oncology: Assessing Oncologist Behaviour in Consultations in Which Adjuvant Therapy is Considered after Primary Surgical Treatment", No. 13, 2010, pp. 244-257.

SDM 与患者的就诊满意度及就诊焦虑等之间没有统计学关联。

另外，医患共同决策也可能增多医患决策不一致的现象。van den Bergh 等①的研究提示，前列腺癌患者对于医患共同决策的参与度与增多的决策冲突相关联，Legare 等②研究也认为，医患共同决策可能使医生比患者经历更多的决策冲突。

关于医患共同决策与医患之间的信任，Ommen 等③使用 SDM-4 条目量表对 2000 多位各类住院患者的医患共同决策参与情况进行研究和分析，认为 SDM 与患者对医生的信任度直接相关，SDM 有助于提升患者对于医生的信任。Thüm 等④对严重外伤等患者的研究也得出了相似结论。此外，Burton 等⑤认为医患共同决策有助于提升患者对于治疗决策的信心。

（二）医患共同决策与患者依从性、治疗技术使用等行为结果

Loh 等⑥通过对 200 余位抑郁症患者参与医患共同决策情况的研究，认为 SDM 与患者治疗依从性相关联。Schoenthaler 等⑦对 600 多位糖尿病患者医患共同决策的研究结果提示，SDM 与患者感受到的社会支持相关联，当患者在得到较强的社会支持的情况下，SDM 有助于提高患者的治疗依从性。Heisler 等⑧的研究认为，糖尿病患者的医患共同决策参与与患

---

① van den Bergh R C, Essink-Bot M L, Roobol M J, et al., "Anxiety and Distress during Active Surveillance for Early Prostate Cancer", *Cancer*, Vol. 115, No. 17, 2009, pp. 3868-3878.

② Legare F, Tremblay S, O'Connor A M, et al., "Factors Associated with the Difference in Score Between Women's and Doctors' Decisional Conflict about Hormone Therapy: A Multilevel Regression Analysis", *Health Expect*, Vol. 6, No. 3, 2003, pp. 208-221.

③ Ommen O, Thuem S, Pfaff H, et al., "The Relationship between Social Support, Shared Decision-Making and Patient's Trust in Doctors: A Cross-Sectional Survey of 2, 197 Inpatients Using the Cologne Patient Questionnaire", *Int J Public Health*, Vol. 56, No. 3, 2011, pp. 319-327.

④ Thüm S, Janssen C, Pfaff H, et al., "The Association between Psychosocial Care by Physicians and Patients' Trust: A Retrospective Analysis of Severely Injured Patients in Surgical Intensive Care Units", *Psycho-social Medicine*, Vol. 9, 2012, p. c4.

⑤ Burton D, Blundell N, Jones M, et al., "Shared Decision-Making in Cardiology: Do Patients Want It and do Doctors Provide It?", *Patient Educ Couns*, Vol. 80, No. 2, 2010, pp. 173-179.

⑥ Loh A, Leonhart R, Wills C E, et al., "The Impact of Patient Participation on Adherence and Clinical Outcome in Primary Care of Depression", *Patient Educ Couns*, Vol. 65, No. 1, 2007, pp. 69-78.

⑦ Schoenthaler A M, Schwartz B S, Wood C, et al., "Patient and Physician Factors Associated with Adherence to Diabetes Medications", *Diabetes Educ*, Vol. 38, No. 3, 2012, pp. 397-408.

⑧ Heisler M, Bouknight R R, Hayward R A, et al., "The Relative Importance of Physician Communication, Participatory Decision Making, and Patient Understanding in Diabetes Self-Management", *J Gen Intern Med*, Vol. 17, No. 4, 2002, pp. 243-252.

者自报的疾病自我管理正向相关。Chambers 等①对于哮喘患者的研究认为，SDM 与哮喘患者规律性地使用吸入性皮质类固醇相关联。

除了患者治疗依从性外，许多研究还探讨了医患共同决策与某种治疗技术选择之间的关联性。Lantz 等②对乳腺癌患者的研究结果显示，SDM 参与程度高的患者更少会对于最终的治疗方式感到后悔，并相对更愿意接受乳房癌切除术治疗。Langseth 等③对心脏病患者的研究结果显示，医患共同决策与患者选择非侵入性治疗方法相关联。Wallen 等④对 109 位风湿患者的研究结果显示，SDM 与患者使用互补和替代医疗服务相关联。

也有研究认为，医患共同决策与患者的行为结果之间没有统计学联系。Mahone⑤ 的研究提示，SDM 与严重心理疾病患者的治疗依从性没有显著关联。在医学关于乳腺癌患者医患共同决策的相关研究中，Lim 等⑥的研究认为，SDM 有助于提高乳腺癌患者参与健康锻炼的程度，但是与饮食管理、压力管理没有统计学关联。Ananian 等⑦的多重因素变量分析结果认为，乳腺癌患者的医患共同决策参与，对于其关于手术的决定（单独的乳房切除术或重建的乳房切除术）没有统计学关联。

---

①　Chambers C V, Markson L, Diamond J J, et al. ，"Health Beliefs and Compliance with Inhaled Corticosteroids by Asthmatic Patients in Primary Care Practices"，*Respir Med*，Vol. 93，No. 2，1999，pp. 88-94.

②　Lantz P M, Janz N K, Fagerlin A, et al. ，"Satisfaction with Surgery Outcomes and the Decision Process in a Population-based Sample of Women with Breast Cancer"，*Health Serv Res*，Vol. 40，2005，pp. 745-767.

③　Langseth M S, Shepherd E, Thomson R, et al. ，"Quality of Decision Making is Related to Decision Outcome for Patients with Cardiac Arrhythmia"，*Patient Educ Couns*，Vol. 87，No. 1，2012，pp. 49-53.

④　Wallen G R, Brooks A T, "To Tell or Not to Tell: Shared Decision Making, CAM Use and Disclosure among Underserved Patients with Rheumatic Diseases"，*Integrative Medicine Insights*，Vol. 7，2012，pp. 15-22.

⑤　Mahone I H, "Shared Decision Making and Serious Mental Illness"，*Arch Psychiatr Nurs*，Vol. 22，2008，pp. 334-343.

⑥　Lim J W, Baik O M, Ashing-Giwa K T, "Cultural Health Beliefs and Health Behaviors in Asian American Breast Cancer Survivors: A Mixed-Methods Approach"，*Oncol Nurs Forum*，Vol. 39，No. 4，2012，pp. 388-397.

⑦　Ananian P, Houvenaeghel G, Protiere C, et al. ，"Determinants of Patients' Choice of Reconstruction with Mastectomy for Primary Breast Cancer"，*Ann Surg Oncol*，Vol. 11，No. 8，2004，pp. 762-771.

（三）医患共同决策与患者治疗的健康结果

相关研究报道，癌症患者参与治疗决策能提高患者治疗的依从性，提高患者对决策的满意度及生活质量①。在充分考虑患者意愿的前提下选择最佳的治疗方案，有利于提高患者的长期生存率及其对医疗护理服务的满意度。② 也有研究认为，患者参与医疗决策是众多提高医疗质量的方法之一。③ Janssen 等④对遭受严重伤害及各类患者的医患共同决策参与研究，认为 SDM 有助于促成患者对于自身疾病更为乐观心态，SDM 与患者自我健康评价的评分显著相关。

然而，更多的一些研究结果显示，医患共同决策与患者治疗的健康结果之间并没有显著性关联，或者没有直接性的显著关联。Loh 等⑤对 200 多位抑郁症患者的相关研究认为，SDM 与患者的抑郁症状等没有显著性关联，但同时提出 SDM 可通过影响患者接受治疗的依从性，间接地影响到患者治疗的健康结果。Heisler 等⑥通过现状调查及病例回顾的方式，运用改进的控制偏好量表（Control Preference Scale，CPS）对 4198 名糖尿病患者参与医患共同决策的情况进行研究，结果显示 SDM 与糖尿病患者的糖化血红蛋白（HbA1c）的控制没有显著性关联。Schleife 等⑦的研

① Hack T F, Degner L F, Watson P, et al., "Do Patients Benefit from Participating in Medical Decision Making? Longitudinal Follow-Up of Women with Breast Cancer", *Psychooncology*, Vol. 15, No. 1, 2006, pp. 9–19.

② 王锦帆：《〈侵权责任法〉背景下临床决策新路径与方法探讨》，《医学与哲学（临床决策论坛版）》2011 年第 1 期。

③ Elwyn G, Edwards A, *Evidence-based Patient Choice*, Oxford: Oxford University Press, 2001, pp. 3–18.

④ Janssen C, Ommen O, Pfaff H, et al., "Pre-Traumatic, Trauma and Treatment-Related Determinants of Self-Rated Health after a Severe Trauma", *Langenbecks Arch Surg*, Vol. 394, No. 3, 2009, pp. 539–546.

⑤ Loh A, Leonhart R, Wills C E, et al., "The Impact of Patient Participation on Adherence and Clinical Outcome in Primary Care of Depression", *Patient Educ Couns*, Vol. 65, No. 1, 2007, pp. 69–78.

⑥ Heisler M, Tierney E, Ackermann R T, et al., "Physicians' Participatory Decision-Making and Quality of Diabetes Care Processes and Outcomes: Results from the Triad Study", *Chronic Illn*, Vol. 5, No. 3, 2009, pp. 165–176.

⑦ Schleife H, Sachtleben C, Finck B C, et al., "Anxiety, Depression and Quality of Life in German Ambulatory Breast Cancer Patients", *Breast Cancer*, Vol. 21, No. 2, 2014, pp. 208–213.

究认为，SDM 与乳腺癌患者的焦虑及生活质量没有统计学关联。Mo 等①的研究认为，癌症晚期患者 SDM 的参与与其身体机能、情绪功能、生活质量、死亡质量等均没有显著性关联。Deinzer 等②对基层医疗机构的高血压患者的相关研究也提示，高血压患者医患共同决策的参与程度与其血压的控制没有显著性关联。

二　医患共同决策的相关影响因素

医患共同决策的实施及其实施的程度不可避免地受到多种因素的影响，国内外许多研究分析了医患共同决策的相关影响因素，其中主要分为四个方面，患者自身的相关因素、患者家属的相关因素、医务人员的相关因素及其他相关因素。③

（一）患者自身的相关因素

患者的一般特征，如年龄、性别、婚姻状况、教育程度、经济状况、职业等影响患者参与治疗决策的实际程度，患者的各种自身因素也影响患者参与治疗决策的态度。

国内相关研究中，袁一君等④采用决策期望量表（CPS）、患者信息需求量表等对 200 余例新入院普外科手术患者的调查显示，患者参与手术决策的意愿各不相同，文化程度低、年龄大、信息需求一般、自费患者更倾向于被动决策意愿。杨鹤林⑤运用自编的量表对 162 位精神分裂症患者的研究显示，性别、年龄、受教育程度、收入、医疗费用支出方式以及病程均对患者参与医疗决策意愿有一定影响；男性患者比女性患者的沟通意愿更强；男性患者比女性患者的主动决策意愿更强；医保或公费患者比自费或新农合患者的需求意愿更强；医保或公费患者比自费或新农合患者的沟通意愿更强；医保或公费患者相较自费或新农合患者而言，

①　Mo H N, Shin D W, Woo J H, et al., "Is Patient Autonomy a Critical Determinant of Quality of Life in Korea? End-of-Life Decision Making from the Perspective of the Patient", *Palliat Med*, Vol. 26, No. 3, 2012, pp. 222-231.

②　Deinzer A, Veelken R, Kohnen R, et al., "Is a Shared Decision-Making Approach Effective in Improving Hypertension Management?", *Journal of Clinical Hypertension* (Greenwich, Conn.), Vol. 11, No. 5, 2009, pp. 266-270.

③　夏文芳：《医患共同决策临床实效的影响因素分析》，《医学与哲学》2021 年第 12 期。

④　袁一君、吴燕、颜美琼：《患者参与手术决策意愿及影响因素研究》，《护理学杂志》2014 年第 10 期。

⑤　杨鹤林：《影响精神分裂症患者参与医疗决策意愿的相关因素》，《中国民康医学》2014 年第 23 期。

更倾向于共同决策；病程短的患者比病程长的患者的主动决策意愿更弱，更倾向医患共同决策。缪爱云等①通过对原发性肝癌患者的研究显示，疾病诊断知情情况、对医疗服务满意度等是原发性肝癌患者参与决策的主要影响因素，而医疗保险情况是原发性肝癌患者参与决策态度的主要影响因素。

在国外相关的研究中，Colley 等②对 765 位肿瘤患者进行了调查研究，56.3%的患者认为他们偏好于医患共同决策模式并且积极参与其中，相关分析显示，年龄更大、受教育水平更低、收入更低、复原可能性更低的患者更偏好于被动决策，患者自身的心理个性特征也与其在 SDM 中的主动或被动角色相关。Eliacin 等③对 54 位精神疾病患者进行了定性访谈，其研究认为医患关系、害怕被别人判断的恐惧（Fear of Being Judged）、感觉到的不足以及药物滥用的历史等，这些因素影响到患者对于医患共同决策的偏好及认知。Hawley 等④对 1000 多位乳腺癌患者的研究显示，年轻女性乳腺癌患者对于 SDM 的参与程度较低，而文化程度较低的患者有可能会偏向于主动决策，医患双方的沟通程度影响到患者对于 SDM 的偏好和实际参与程度。Levinson 等⑤调查了美国 2765 位患者，结果显示，96%的患者希望自己能够参与到医患共同决策中，但52%的患者仍然希望由医生来作出最后的治疗决策。女性、受教育程度较高、更健康的患者在决策中扮演更为主动的角色。该研究中也提到，有些患者认为自己并没有充分的心理准备和知识储备来积极参与到手术决策的制定中来。Arora 等⑥对 2197 位患者进行了调查研究，69%的患者倾向于由医生来作出

① 缪爱云、吴奇云、李丽等：《原发性肝癌患者参与治疗决策现状及影响因素分析》，《护理学报》2015 年第 7 期。

② Colley A, Halpern J, Paul S, et al., "Factors Associated with Oncology Patients' Involvement in Shared Decision Making during Chemotherapy", *Psychooncology*, Vol. 26, No. 11, 2016.

③ Eliacin J, Salyers M P, Kukla M, et al., "Factors Influencing Patients' Preferences and Perceived Involvement in Shared Decision-Making in Mental Health Care", *J Ment Health*, Vol. 24, No. 1, 2015, pp. 24-28.

④ Hawley S T, Lantz P M, Janz N K, et al., "Factors Associated with Patient Involvement in Surgical Treatment Decision Making for Breast Cancer", *Patient Educ Couns*, Vol. 65, No. 3, 2007, pp. 387-395.

⑤ Levinson W, Kao A, Kuby A, et al., "Not All Patients Want to Participate in Decision Making: A National Study of Public Preferences", *J Gen Intern Med*, Vol. 20, No. 6, 2005, pp. 531-535.

⑥ Arora N K, Mchorney C A, "Patient Preferences for Medical Decision Making: Who Really Wants to Participate?", *Med Care*, Vol. 38, No. 3, 2000, pp. 335-341.

治疗的决定，研究发现年纪较轻、受教育水平较高的患者参与医患共同决策的程度较高，女性相比男性更为主动，相较于仅患有较轻高血压的患者，那些患严重糖尿病或非严重性心脏病的患者参与医疗决策更不积极，积极追求好的治疗策略的患者更倾向于积极参与治疗决策。Stewart等[1]研究了105位卵巢癌患者的医疗决策偏好，80%的患者希望在各阶段能够获得关于自己病情及治疗方法的详细信息，60%的患者偏好于医患共同决策，心理学因素和疾病的严重程度被认为与其信息需求与决策偏好相关联，内心更焦虑、疾病越严重的患者，其信息需求及参与医疗决策的主动性越强。

（二）患者家属的相关因素

家属与患者关系对患者的临床决策倾向性有影响，患者与家属关系的亲密度不同，其临床决策倾向性不同。在中国的传统文化背景下，家属在决策中起着尤为重要的作用，家属不仅影响患者参与临床决策，甚至可能直接代替患者做出治疗决策。病人即使具备自主选择决定能力，在中国传统文化背景的影响下，面对重要决策，家属自然而然地就会介入其中。对亚洲人群感冒、高血压、心脏衰竭三类诊断的研究结果认为，如果同时让患者家属及患者作出医疗决策，病人可能会呈现出被动参与的情形。[2] 魏亚楠[3]认为，在我国当前的社会条件下，患者家属和朋友会影响病人决策的选择，而且甚至有些患者相关的医疗决策由患者家属直接决定。即使病人可能具备自主选择和自主决定的能力，但在我国的文化背景影响下，患者家属还是会很自然地介入进来。Sekimoto等[4]研究了134位日本患者的医患共同决策的参与偏好，结果提示，相较于非肿瘤患者，肿瘤患者在疾病治疗决策的参与中相对不主动，而且更偏好于家庭参与决策，当医生的意见与自己的观点相冲突时，60%的患者会选择听从医生的意见，而较少患者会主要以自己或家属的意见来决策。

---

[1]　Stewart D E, Wong F, Cheung A M, et al. , "Information Needs and Decisional Preferences among Women with Ovarian Cancer", *Gynecol Oncol*, Vol. 77, No. 3, 2000, pp. 357-361.

[2]　于磊、石俊婷：《医患共同决策诊疗模式的现状分析》，《医学与哲学（B）》2013年第1期。

[3]　魏亚楠：《医患共同决策诊疗模式在糖尿病患者中的应用》，《河南职工医学院学报》2013年第5期。

[4]　Sekimoto M, Asai A, Ohnishi M, et al. , "Patients' Preferences for Involvement in Treatment Decision Making in Japan", *BMC Fam Pract*, Vol. 5, 2004, p. 1.

（三）医护人员的相关因素

医务人员作为决策的主体之一，其专业知识、文化背景、工作经验等都影响着患者的实际参与情况，患者感受到的医护人员的态度影响着患者参与治疗决策的态度。Murray 等[①]对 1000 多位美国医生进行了现状调查，研究结果指出，75%的医生偏好于医患共同决策，而那些希望病人积极地参与医患共同决策的医生，更会鼓励他们的病人主动收集更多的信息，并且更倾向于认为就诊时间较为充足。张鸣明等[②]研究认为，中国医生对于患者参与医疗决策最大的顾虑是缺乏时间、如何向患者清楚地说明治疗不确定性、如何面对没有任何医学知识患者以及如何正确理解和应对患者的偏好等。

（四）其他相关因素

除了患者自身因素、患者家属因素及医务人员因素之外，还有一些其他因素会影响患者是否参与治疗决策，如情景因素。有研究认为，医患共同决策在严重疾病治疗及慢性病治疗时非常重要，尤其是当存在多种治疗选择但并不确定哪一种为最佳治疗方案时，然而在紧急抢救及患者不愿意参与临床治疗决策时，由医生来主导或许是最佳选择。又如社会因素，社会支持、法律保障、医疗制度的健全度、医疗环境的和谐度、医患矛盾的缓解度等也会影响到医患共同决策的实施及患者对此的参与程度。[③]

综上所述，在相关文献分析的基础上，结合研究目标与方案，构建了本研究医患共同决策相关因素的概念框架（见图 2-1），分别从患者偏好、服务满意度（患者认知结果）、患者生命质量（患者健康结果）三个维度探究医患共同决策的作用机制。

---

① Murray E Pollack L, White M, et al., "Clinical Decision-Making: Patients' Preferences and Experiences", *Patient Educ Couns*, Vol.65, No.2, 2007, pp.189-196.

② 张鸣明、李静、张小利等：《中国医生对患者参与医疗决策的理解的问卷调查》（英文），《中国循证医学杂志》2006 年第 11 期。

③ 周婧、李珂：《浅析患者参与医疗决策的重要性及途径》，《中国农村卫生事业管理》2012 年第 6 期。

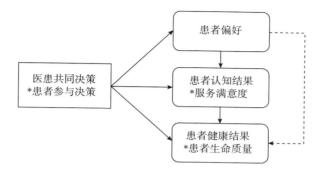

图 2-1　医患共同决策相关因素作用机制概念框架

第三章　研究设计

第一节　研究问题

一　医患共同决策在肿瘤治疗领域的必要性

医患共同决策需要医生告知患者治疗方案的疗效、益处以及风险，而患者则告诉医生他/她对疾病以及相关受益与风险的看法和偏好，双方进行充分的讨论，最后得出相互都能接受的、适合患者个体化治疗方案的过程。①

肿瘤治疗领域因其复杂性与不确定性，不时成为医患矛盾的焦点。事实上，不仅是肿瘤治疗，许多最终导致医患间产生不信任、矛盾的点，或许都因为治疗前没有进行充分的沟通。医疗活动是医患共同参与的过程，患者治疗偏好大部分来源于对疾病的了解程度、自身经济条件，以及对以往治疗的切身体验；医生治疗偏好则往往基于个人治疗经验或相关疾病治疗指南推荐。整个治疗过程中，医务人员应与患者及家属共享完整的、无偏倚的信息，鼓励并支持患者及家属参与到治疗决策之中。②③

疾病治疗从来不只是医生的事。良好的医患共同决策不但对医生提出了更高的要求，也是对病人和家属提出的挑战。现今，很多患者已经不再满足于只听从医生的决策建议。互联网很大程度上拉平了医生和患者、家属的信息差。比如，在肿瘤科，一些患者和家属在一些癌症细分

---

① 伍松柏、吕爱莲：《"共同决策模式"在 ICU 医患沟通中的应用价值》，《医学与哲学》2019 年第 6 期。

② 高峰、黄媛媛、魏智民等：《"共同决策"模式初探——以恶性肿瘤治疗为例》，《医学与哲学（B）》2017 年第 4 期。

③ 黄媛媛、魏智民、丛亚丽：《恶性肿瘤最佳治疗决策的实证调查与伦理探讨》，《医学与哲学（B）》2017 年第 3 期。

领域阅读的文献不比医生少，他们会主动向医生询问新的治疗方法、新药和临床试验。但与此同时存在的问题是，海量的信息鱼龙混杂，有些文献提到的实验室研究和临床实践相去甚远，有些内容是广告，还有的是不科学的虚假信息。病人总是希望在医生那里得到确切的诊断和效果确切的治疗，但是临床医学充满了不确定性，癌症尤甚。哪怕两个患者的肿瘤基因完全相同，使用同一种药物，也可能产生不同的结果。肿瘤生长在人体里，人体的环境是不一样的，对药物的吸收和代谢都有差异，这都会影响最终的疗效。这里面的很多疑问，医学还远没有找到答案。①②

　　提到癌症，人们总是将它与高昂的费用、生死的抉择联系在一起。今天新的治疗方法、新药物不断问世，人们对待癌症的态度正在悄然改变。医生越发注重病人自身的需求与生存质量，病人也正经历从被动接受到主动积极抗癌的转变。随着病人生存期的延长，病人的生活质量和身心需求也越发受到关注。病人的获益并不仅仅依靠技术的进步。癌症的治疗不仅仅是一个医学问题。技术、药物的种种进步对医生和患者而言都是福音，但要使用这些手段，获得最大的收益，却不是一件简单的事。如何在肿瘤治疗中最大获益，已然成了一个亟待解决的问题。病人的获益并不仅仅依靠技术的进步，癌症治疗的思路和理念正在发生深刻变化。在各种疗法"百花齐放"的今天，各个科室的医生都可以拿出他们专业范围内的"最优选择"，但这种选择对一个患者来说却未必是最优的。癌症不仅是一种疾病，也意味着一系列"疾痛"，既包括呕吐、疼痛、厌食等躯体症状，也包括焦虑、抑郁、谵妄、幽闭恐惧等精神症状。过去，癌症治疗关注对恶性肿瘤的消灭，对患者的痛苦缺乏关注，但今天，当越来越多的病人开始有机会长期存活的时候，生存期不再是衡量癌症治疗水平的唯一标准，提高生活质量成为越来越被关注的课题。③④⑤

---

①　刘俊荣：《基于责任伦理的医疗决策主体之审视》，《医学与哲学（A）》2017 年第 10 期。
②　郑琛、李晨、张习禄：《癌症治疗中确定性与不确定性对医患共同决策的影响》，《医学与哲学》2021 年第 15 期。
③　缪爱云、李丽、叶志霞：《癌症患者参与治疗决策的研究进展》，《解放军护理杂志》2014 年第 17 期。
④　范硕宁、赵秋利、刘慧宇：《癌症患者治疗决策评估工具的研究进展》，《中国护理管理》2019 年第 9 期。
⑤　项进、张特、尹荣：《浅谈肿瘤患者医患共同决策的临床实践》，《医学与哲学》2018 年第 2A 期。

　　如前所述，癌症的治疗还不仅仅是一个医学问题。面对恶性肿瘤，并没有一种确切的、完美无缺的治疗方案。而当医学到达它的边界，人们又应当为生命的存续付出多大的代价？一种比较理想的结果是，在患者充分了解了可能有效的治疗方案、可能的受益及风险的情况下，加上治疗经济学等方面的综合考量，最后选择一个适合于患者自己的治疗方案。医患之间，尊重科学与理性，交换信任和理解，共担权利和责任，在这个状态下，我们才可能做出好的抉择。癌症治疗中最好的抉择便是：医患共同决策。疾病治疗从来不只是医生的事，良好的医患共同决策不但对医生提出了更高的要求，也是对病人和家属提出的挑战：能不能给医生足够的信任，在治疗过程中保持必要的理性与担当？医学的进步，极大地改善了癌症的治疗现状。许多癌症患者即便在晚期阶段也能够获得较长的生存期限和较好的生活质量。面对层出不穷的新疗法、新药物，患者要实现最大获益，这不仅仅依靠药品、射线和手术刀，也要依靠进步的临床理念和坚实的医患统一战线。

　　所谓"最好的抉择"必须依赖医患的共同抉择。对于医生而言，共同抉择要求医生既有精湛的医术，也有和病人良好沟通的能力，同时还受患者数量等客观因素的影响。对于病人而言，这也是挑战——在治疗过程中保持必要的理性与担当。肿瘤越到后期，治疗决策会变得越复杂。当治疗越来越不仅仅是一个医学问题，越来越是经济问题、生死观的问题时，医生的角色变得很微妙。

　　疾痛往往被视作癌症和治疗过程中必然产生、也必须承担的后果和代价，但事实往往并非如此。随着肿瘤治疗方式的进步，早期恶性肿瘤患者及肿瘤存活人群越来越多，肿瘤患者生存质量的管理就显得越来越重要，症状管理已和肿瘤治疗处在同等重要的级别。传统的肿瘤治疗对患者的痛苦缺乏关注，和医学发展的大背景息息相关。当越来越多的病人开始有机会长期存活的时候，减少痛苦、提高生活质量才可能成为一个越来越被关注的课题。加拿大医生爱德华·特鲁多说，"有时是治愈，常常去帮助，总是在安慰"，给医生提出了技术治疗之外的更高要求。

　　考虑到癌症的治疗较为复杂，治疗过程中需要权衡治疗潜在的风险以及可能发生的副作用。在了解患者对疾病的治疗偏好后，了解医生的治疗偏好显得更加关键。然而，大多数基于离散选择实验的研究偏好都是从患者的角度进行的，国外发表的研究很少调查医生的偏好，国内这方面的研究则更为缺失。①②③

二 中医药技术抗肿瘤治疗的现状

根据世界卫生组织下属的国际癌症研究机构（International Agency for Research on Cancer，IARC）公布的全球最新癌症发病数据，2020 年全球新发的恶性肿瘤病例为 1929 万人，死亡约 996 万人，3260 万人在明确肿瘤诊断 5 年内带瘤生存。其中，我国 2020 年新发肿瘤病例达到 457 万人，占 23.7%，300 万人因肿瘤死亡，占 30.1%，504.5 万人 5 年内带瘤生存，占 15.5%。可见，随着人类平均寿命的延长、生活行为及生活方式的改变，恶性肿瘤已成为威胁人类健康的重要疾病。据估计，随着全球人口增长和老龄化，到 2040 年，全球每年新发的恶性肿瘤病例将高达 2840 万人。恶性肿瘤是当前医学领域的一大科学难题。

随着现代科学技术的发展，在肿瘤治疗领域中，各种新的药物和新的治疗手段层出不穷，已经发展到包括手术、化疗、放疗、生物免疫治疗、靶向治疗、中医药技术等多学科综合治疗的手段。作为多学科综合治疗的手段之一，中医药技术广泛地应用于各种恶性肿瘤的临床治疗中，其辨证论治的特点也正是个体化治疗的具体表现。中医对肿瘤的认识和治疗具有悠久的历史，早在 3500 年前的殷商甲骨文中就有"瘤"字出现，后经过历代医家从理论和临床不断充实和完善，取得了巨大的进步。20 世纪后半叶，对肿瘤认识的不断深入和中西医结合学科的长足发展，促进了我国中医学观念的更新，也推动了中西医结合肿瘤临床治疗的发展，尤其是近 50 年来，逐步开展了众多高水平的循证医学研究，摸索出中医药与手术、放疗、化疗、免疫治疗、靶向治疗等相结合的治疗规律、途径与方法，提高和明确了中西医结合的临床疗效，有效延长了恶性肿瘤患者的生存时间，提高了患者的生活质量，充分体现了中医药的优势和特色。总体而言，临床上，中西医结合治疗肿瘤已成为趋势，越来越

---

① 许航：《居民对社区卫生服务机构健康管理服务偏好及影响因素研究》，硕士学位论文，北京协和医学院，2022 年。

② Trapero-Bertran M，Rodríguez-Martín B，López-Bastida J，"What Attributes Should Be Included in A Discrete Choice Experiment Related to Health Technologies?"，A Systematic Literature Review，*PLoS One*，Vol. 14，No. 7，2019.

③ Herrmann A，Sanson-Fisher R，Hall A，et al.，"A Discrete Choice Experiment to Assess Cancer Patients' Preferences for When and How to Make Treatment Decisions"，*Support Care Cancer*，Vol. 26，No. 4，2018，pp. 1215-1220.

多的肿瘤患者偏好选择中医或中西医结合治疗方案。

三 本书研究问题的提出

任何医疗方案都是利弊共存的一种风险性决策。在疾病治疗过程中，医患对疗效、成本、不良反应等存在偏好差异，难以达成一致的治疗方案。当两者偏好不同时，由于患者及其家属缺乏专业的医疗知识，一味地遵照患者偏好，可能延误疾病的治疗，也可能造成第三方支付者等的利益损失；一味地以医生为决策主导者，也可能为了提高治疗效果而较少考虑治疗成本、不良反应等问题，致使患者经济负担加重或遭受不良反应引起的痛苦，降低了患者的就医体验。在医患共同参与医疗决策制定过程中，如何在医患偏好不同时，选择最佳的治疗方案，成为医疗决策面临的重要问题，即如何从医患双方视角下实现总体效用最大化；医患共同决策与患者偏好、服务满意度（患者认知结果）、患者生命质量（患者健康结果）有何关联性。

第二节 研究意义

随着医疗模式的转变和社会的进步，医疗卫生服务也逐渐转向"以患者为中心"，针对患者个体差异进行个性化服务已经成为医疗行业发展的必然趋势，如何识别和分析患者对卫生服务的需求和偏好，以及基于患者偏好如何进行诊疗决策制定，成为卫生领域研究的关键问题。临床决策的制定不仅要考虑患者的生物学特征，也要关注患者的风险态度、价值偏好、生活习惯等人文性个体差异。目前国内针对患者偏好的理论研究和应用研究较少，尚未形成独立的研究体系和具体的研究方法，尚不足以满足我国医疗卫生服务的需求，因此，亟须充实"以患者为中心"的诊疗决策理论与应用研究。本研究目标的实现，不仅能够丰富、发展和完善现有医疗卫生服务模式，而且可以为医疗卫生服务行业提供基于"以患者为中心"理念的医患共同决策模式的基本理论框架及其相应的实践方法和对策建议。

具体而言，一是丰富医患共同决策的研究理论及视角。本研究基于医患共同决策的研究现状，从医生及其患者两个角度，探究医患决策本身的内部运作机理及评价工具，从而丰富完善医患共同决策的理论及研究视角。二是拓宽离散选择实验的应用领域。本研究运用经济学方法——离散选择实验，设计中药注射剂抗肿瘤治疗过程中的医患共同决策模型，分别从医生与患者的视角下探究双方的属性偏好及意愿支付并开展对比分析、相关因素分析、关联性分析，进而实现拓展离散选择实验应用领域的目的。三是助推临床共同决策模式的开展。本研究结合前述分析与概念框架，构建医患共同决策与患者偏好、患者生命质量及服务满意度的作用机制模型，而该模型的探索与应用将为后续同类或相近研究提供参考。四是探索医患双方等多角度参与促进临床共同决策、构建和谐医患关系的对策建议。本研究从医方、患方等多角度提出颇具实用性的对策建议，有助于改善医患关系、促进医患共同决策，具有一定的临床实践价值。

一　现实意义

现阶段正处于国内公立医院高质量发展的关键时期，如何尊重患者意愿，了解患者需求，寻求医生和患者偏好的求同存异，保护医生与患者的权益一直是临床关切的现实问题。本研究从共同决策的医患双方视角入手，综合运用多学科理论与方法，以中药注射剂抗肿瘤治疗为例，对上海市 9 个三级医院的中医肿瘤相关科室进行调研，探索识别医患共同决策的关键属性与问题，了解医患偏好及共同决策现状，分析医患临床决策的影响因素，进而对医患决策进行模拟概率分析，并在此基础上引入患者生命质量和服务满意度两个维度的指标，构建医患共同决策与患者偏好、患者生命质量及服务满意度的作用机制模型，提出医患双方等多角度参与完善医患共同决策的对策建议，进而为和谐医患关系的构建提供切实可行的决策依据。

二　理论意义

本研究依据 SDM 理论、Makoul 模型对医患双方视角下的共同决策现状进行系统分析与探讨，并针对发现的问题提出相应的对策建议；以随机效用最大化理论为指导，设计离散选择实验，量化分析医患双方的偏好及意愿；基于医患两个角度的系统分析，探索医患共同决策与患者偏好、患者生命质量及服务满意度的作用机制，并提出符合医患双方偏好的共同决策对策建议。本研究为推进医患共同决策的科学探索、实现"以患者为中心"理念的发展提供了方法借鉴，具有一定的理论意义与学术价值。同时，本研究为开展癌症患者参与决策提供理论支持，为制定临床共同决策工作指南提供参考依据。此外，在中药注射剂抗肿瘤治疗临床决策过程中的探索也为医患共同决策在其他领域的实践提供了一定的研究思路。

第三节　研究目的

医患共同参与临床决策对促进医患沟通交流，进而构建和谐的医患关系具有重要的积极作用，如何通过医患共同决策来扫除导致医患双方有效沟通的障碍是研究者和实践者必须直面的问题。对于该问题的解决，本研究认为可从离散选择实验设计入手，从医患双方的视角来寻找答案。为解答该问题，本研究以中药注射剂抗肿瘤治疗为例，明确医患双方属性偏好，识别关键属性与问题，分析医患共同决策与患者认知、行为、健康结果的关联性，完善对策建议，进而为和谐医患关系的构建提供决策依据。

具体研究目标：

（1）识别医患双方视角下决策偏好的关键属性与问题；

（2）量化医患偏好及共同决策现状并探索相关因素及对比分析；

（3）构建医患共同决策与患者偏好、患者生命质量、服务满意度的作用机制模型；

（4）提出完善医患共同决策、构建和谐医患关系的对策建议。

第四节　研究内容

一　中药注射剂抗肿瘤治疗中医患偏好关键属性水平的识别及模型构建

（一）基于离散选择实验的医患共同参与临床决策评估模型的构建

通过对文献资料、政策文件与政府报告等相关文本的分析与解读，结合对医方、患方（患者、家属）、管理方等专家咨询与访谈，从临床技术的安全性、疗效、不良反应、成本等关键属性维度，筛选、拟定医患双方在中药注射剂抗肿瘤治疗临床决策过程中主要关注的关键属性，并对各属性设定相对合理的属性水平，最终采用正交试验等方法确定选择集。

（二）基于离散选择实验的医患共同参与临床决策评估模型的检验

根据上述初步拟定的属性及水平，通过预调查，对评估模型相关属性与水平的合理性、可行性及信效度进行检验，以进一步发现属性和水平设定中存在的问题，同时结合研究选定的代表性技术的特点，设定综合评估模型。

二　中药注射剂抗肿瘤治疗中影响医患偏好的相关因素分析

采用研究前期设定的医患共同决策评估模型，对样本医生及患者分别进行实证调查，分析医患双方视角下临床决策的偏好及影响决策偏好的相关因素。

三　中药注射剂抗肿瘤治疗中医生及患者偏好的对比分析

通过上述离散选择实验评估工具调查医患双方对中药注射剂抗肿瘤治疗决策行为的属性偏好，并采用混合 Logit 模型及条件 Logit 模型对医患的属性偏好进行对比分析，识别影响医生及患者决策偏好的关键属性与问题，并对相关属性进行排序，分别筛选得到影响医生及患者效用最大的属性，进而明晰不同属性对医生效用及患者效用的影响程度，以及对医患双方可能达到的最高效用值。

四　中药注射剂抗肿瘤治疗中医患共同决策与患者偏好、患者生命质量、服务满意度的关联性分析

采用医患共同决策测量工具对临床决策行为进行现状描述与对比分析；运用结构方程模型分析医患共同决策与患者偏好、患者生命质量、服务满意度的关联机制。

五　提出完善医患共同决策、构建和谐医患关系的对策建议

根据上述研究结果，从医方、患方、管理方及政策层面等多维度视角下提出助力临床共同决策，进而促进和谐医患关系的对策建议。

第五节　研究方法

一　资料来源与收集方法

在确定调研方案之前，课题组通过文献梳理与专家咨询获知，目前

大多数抗肿瘤中药注射剂仅限二级以上医院使用，社区医院一般不应用该技术。因此，本研究采用横断面调查设计，第一阶段根据方便抽样原则，选取上海市 9 个样本医院。其中包含 8 家三级甲等医院和 1 家三级乙等医院，涵盖中医、西医及中西医结合三类医院；第二阶段根据整群抽样原则，于 2020 年 10—12 月对样本医院样本病区（肿瘤治疗相关科室）当日的全部医生及住院患者开展问卷调查，涉及肿瘤科、中医肿瘤科、中医科、中西医结合科等。

调查前由经课题组培训的调查员向调查对象阐述研究目的和问卷主要内容，在征得同意后签署知情同意书，随后在调查员指导下自行填写问卷并当场回收。课题组研究人员对回收问卷进行复核，剔除不合格的问卷后采用双人录入数据库的方法。共发放医生问卷 185 份，患者问卷 350 份，共回收医生有效问卷 185 份，回收患者有效问卷 347 份，回收有效率分别为 100% 和 99%。为减轻被调查者的填写负担，医生偏好与患者偏好调查问卷均设计成两个模块，共计调研医生 185 人（模块 1 问卷：95 人；模块 2 问卷：90 人）。共计调查患者 347 人（模块 1 问卷：169 人；模块 2 问卷：178 人）。

二 资料分析方法

（一）文献归纳分析

通过系统综述的方法，查询国内外数据库文献，立足于代表性技术，较完整地收集国内外医患共同决策的研究文献，制定明确的文献纳入/排除标准，运用统一的文献评价标准，筛选出符合标准、高质量的文献。根据研究目的，制定统一的文献信息摘录表，研读、收集文献的核心信息。

（二）专家咨询方法

主要通过个人深入访谈进行信息收集，组织课题组成员、相关专家学者，讨论调查问卷与访谈提纲的设计、医患双方在临床决策过程中关注的主要属性及相关影响因素等。

（三）实证研究方法

综合采用定性与定量相结合的方法：一方面，通过专家咨询了解关键知情人对代表性技术医患共同决策的现状、存在的问题、相关对策建议，及代表性技术关键属性方面的主要看法；另一方面，通过结构性问卷的形式了解医生及患者对代表性技术的关键属性的偏好。

（四）统计分析方法

采用秩和检验、方差分析、多元回归等统计方法，以及离散选择模型、相关性分析、结构方程模型等分析方法。

具体而言，采用 Microsoft Excel 2016 和 SAS 9.4 软件对数据资料进行整理与统计分析。采用均数、标准差、频数和百分比进行描述性分析，采用主成分分析和探索性因子分析对中医药技术抗肿瘤 SDM-Q-Doc、SDM-Q-9 量表进行信、效度检验，采用 K-均值聚类分析对 SDM 量表总得分进行二分类聚类，结果均以 $P<0.05$ 为具有统计学意义。采用正交实验设计对医患离散选择实验调研问卷进行设定，采用 Stata 15.1 进行 DCE 数据统计分析，采用条件 Logit 模型及混合 Logit 模型估计效用函数。通过计算赤池信息准则（AIC）及贝叶斯信息准则（BIC）进一步确定适合本研究的回归模型。除每月自付费用设置为连续性变量用于计算被调查者的支付意愿（WTP）之外，其余 3 个属性均作哑变量处理。其中 WTP 旨在分析中医药抗肿瘤的治疗患者及医生对各工作属性偏好程度的货币体现，可通过计算各属性水平与每月自付费用属性之间的比值实现。数值大小表示相关属性水平的变化，即被调查者的意愿支付。采用 AMOS 统计软件探究医患共同决策、患者偏好、生命质量及服务满意度的关联性。

三 质量控制

本研究调查前均征求了医患的意见，医患自愿参与本次调查，课题组还交代了研究目的、研究过程可能会收集的相关信息、可能的风险及隐私保护，以及研究过程的保密和被调查者的权利，并征得了被调查人员的签名同意。此外，本研究也获得了复旦大学公共卫生研究伦理委员会的批准。

预调查：根据调查问卷以及访谈提纲的设计，在正式调查之前选取相关部门及人员进行预调查，在此基础上，不断完善调查问卷与访谈提纲。

调查员培训：由于调查在不同医疗机构、部门，针对不同人员开展，课题组编写了统一的培训大纲，在调查启动之前，对调查员进行培训，介绍调查问卷的设计思路、调查表的填写要求等。

现场控制：在调查员培训的基础上，为保障现场调研资料收集的质量，80% 的工作量由课题组成员完成，此外，课题组成员在调研现场复核部分问卷，以保证调查内容的完整和真实。

定量数据录入控制：由课题组的硕士研究生录入数据，采用 Epidata 软件录入，设定录入限制，并对数据进行手工逻辑查错和计算机逻辑查错。

第六节　技术路线

本书的技术路线如图 3-1 所示。

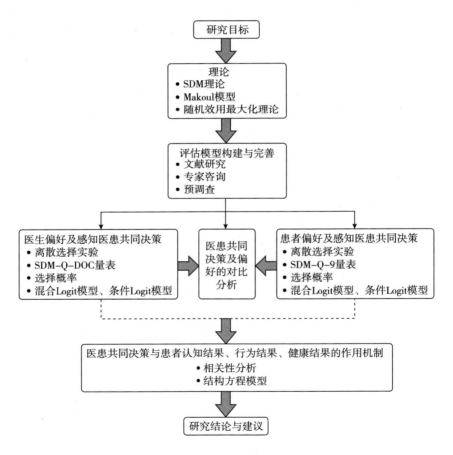

图 3-1　技术路线

第四章　基于离散选择实验的医患共同决策评估模型构建与完善

第一节　医患共同决策测量工具与预调查信效度分析

一　医患共同决策的评价工具

关于医患共同决策的相关研究，多数研究通过患者的视角来评价测量 SDM，也有些研究通过第三方观察者的角度来评估 SDM，少量研究从医生报告的角度来评价测量 SDM。当前关于医患共同决策的相关研究分为多个方面，主要研究 SDM 的现状、SDM 的相关影响因素、促进 SDM 的干预措施等。[1][2]

关于如何来判断患者参与治疗决策的意愿与实际参与度，目前尚没有统一的方法，国外的研究多采用半结构式访谈、量表的测定和自行设计问卷等方法。关于从患者角度报告的医患共同决策参与程度，最常见的评价工具是 Degner 等研制的控制偏好量表（Control Dreference Scale，CPS）[3]及其修改版本。CPS 用于测量患者个体对决策方式的偏好，并且已经在许多不同的研究中使用并得到验证，显示出良好的可靠性。其次是患者参与医疗护理多条目量表（Multi-item Patient Involvement in Care Scale）[4]，这种量表也已在许多研究中得到验证，尤其多见于癌症患者的

---

① 魏艳：《医学新技术转化应用模型构建及实证研究》，博士学位论文，复旦大学，2017 年。

② 卞薇、苏君、郭文梅等：《医患共同决策测评工具的研究进展》，《护理学报》2019 年第 7 期。

③ Degner L F, Sloan J A, Venkatesh P, "The Control Preferences Scale", *Can J Nurs Res*, Vol. 29, No. 3, 1997, pp. 21-43.

④ Lerman C E, Brody D S, Caputo G C, et al., "Patients' Perceived Involvement in Care Scale: Relationship to Attitudes about Illness and Medical Care", *J Gen Intern Med*, Vol. 5, No. 1, 1990, pp. 29-33.

相关研究中。再次，有研究使用 SDM-9 条目量表（9-item Self-Assessment Questionnaire）。①②③④⑤⑥ 另外，还有许多研究者使用自主设计的单一或多条目量表对医患共同决策的程度及偏好进行测量（具体评价工具请见附录文献综述部分）。

二　预调查信效度分析

依据操作简单且较为普遍常用的原则，本研究选取 SDM-Q-9（Shard Decision Making-Questionnaire-9 Item）患者量表、SDM-Q-DOC 医生量表及决策期望 CPS 量表为医生及患者共同决策的测量工具。

在前期调查中，课题组运用 SDM-Q-9 患者量表来检验和评估患者参与决策的完整性和有效性。SDM-Q-9 原版量表由 Kriston 等⑦设计，共包括 9 个条目，均为正向指标，涉及医患之间讨论技术的选择、优势劣势说明、是否达成共识等，围绕患者参与决策中的方方面面。该量表设计在国际上应用较为广泛，显示出良好的信效度。本研究对课题组汉化后的患者参与决策量表进行了信效度检测。

---

①　Rodenburg-Vandenbussche S, Pieterse A H, Kroonenberg P M, et al., "Dutch Translation and Psychometric Testing of the 9-Item Shared Decision Making Questionnaire (SDM-Q-9) and Shared Decision Making Questionnaire-Physician Version (SDM-Q-DOC) in Primary and Secondary Care", *PLoS One*, Vol. 10, No. 7, 2015.

②　De Las C C, Penate W, Perestelo-Perez L, et al., "Shared Decision Making in Psychiatric Practice and the Primary Care Setting is Unique, as Measured Using a 9-Item Shared Decision Making Questionnaire (SDM-Q-9)", *Neuropsychiatr Dis Treat*, Vol. 9, 2013, pp. 1045-1052.

③　De Las C C, Perestelo-Perez L, Rivero-Santana A, et al., "Validation of the Spanish Version of the 9-item Shared Decision-Making Questionnaire", *Health Expect*, Vol. 18, No. 6, 2015, pp. 2143-2153.

④　Glass K E, Wills C E, Holloman C, et al., "Shared Decision Making and Other Variables as Correlates of Satisfaction with Health Care Decisions in a United States National Survey", *Patient Educ Couns*, Vol. 88, No. 1, 2012, pp. 100-105.

⑤　Doherr H, Christalle E, Kriston L, et al., "Use of the 9-Item Shared Decision Making Questionnaire (SDM-Q-9 and SDM-Q-DOC) in Intervention Studies—A Systematic Review", *PLoS One*, Vol. 12, No. 3, 2017.

⑥　Kriston L, Scholl I, Holzel L, et al., "The 9-Item Shared Decision Making Questionnaire (SDM-Q-9): Development and Psychometric Properties in a Primary Care Sample", *Patient Educ Couns*, Vol. 80, No. 1, 2010, pp. 94-99.

⑦　Kriston L, Scholl I, Holzel L, et al., "The 9-Item Shared Decision Making Questionnaire (SDM-Q-9): Development and Psychometric Properties in a Primary Care Sample", *Patient Educ Couns*, Vol. 80, No. 1, 2010, pp. 94-99.

（一）患者参与决策量表的信度检验

采用主成分因素分析法对决策量表的 9 个条目进行分析，分析结果显示，该量表 $KMO = 0.951$，Bartlett 球形检验 $\chi^2 = 7180$，$df = 36$，$P < 0.001$，适宜进行因子分析。最终根据因子分析结果，9 个条目提取了一个公因子，累计贡献率达到 74.70%，该维度的 9 个条目的 Cronbach α 系数为 0.96，这表明患者参与决策量表具有良好的信度。

（二）患者参与决策量表的效度检验

本研究的 SDM-Q-9 量表经因子分析共提取一个公因子，因而该量表仅适合做实证效度检验，而不适合做内容效度检验。该量表实证效度检验情况如表 4-1 所示。该表对于 SDM-Q-9 量表的 9 个条目之间的相关性进行了分析，研究分析发现 9 个条目均具有两两的相关性（$P<0.05$），表明该量表具有很好的实证效度，能一定程度上代表本研究对于患者参与程度的测量。

表 4-1　　　　　　　　SDM-Q-9 各条目的相关性分析

	1	2	3	4	5	6	7	8	9
1	1.00								
2	0.79**	1.00							
3	0.71**	0.76**	1.00						
4	0.69**	0.74**	0.71**	1.00					
5	0.62**	0.68**	0.68**	0.74**	1.00				
6	0.64**	0.66**	0.66**	0.74**	0.78**	1.00			
7	0.64**	0.68**	0.71**	0.71**	0.76**	0.78**	1.00		
8	0.65**	0.71**	0.70**	0.77**	0.74**	0.77**	0.76**	1.00	
9	0.59**	0.65**	0.70**	0.65**	0.70**	0.70**	0.72**	0.73**	1.00

注：** 表示 $P<0.01$，该量表 9 条目的具体内容如下：
1：医生告诉过我，对于诊疗我所患病可供选择的医学技术；
2：医生向我解释了不同医学技术的优势与劣势；
3：所有相关信息，医生都清楚地向我说明白，让我能很好地理解；
4：医生询问过我，更倾向选择哪项医学技术；
5：我与医生一起权衡过不同技术的利弊；
6：我与医生共同决定了最终使用的医学技术；
7：我与医生对具体如何应用该种医学技术达成了共识；
8：医生鼓励我参与疾病诊断/治疗技术的选择；
9：在新技术的选择过程中，我与医生有充分的交流时间。

第二节　医患偏好测量的研究设计

一　基本原理

本研究主要通过 DCE（Discrete Choice Experiment）调查医患对中药注射剂抗肿瘤的治疗偏好。DCE 的理论基础为：（1）各选项可通过若干属性（如疾病控制率、恶心呕吐、毒副反应等）进行解释；（2）被调查者的偏好价值取决于这些属性的水平值；（3）被调查者是基于潜在的效用函数（追求效用最大化）进行选择的。[①] 基于以上理论假设，被调查者 n 从工作方案 i 中获得的效用可以用以下公式表达：

$$U_n = v_n + \varepsilon_n = \beta_1 a_{55\%} + \beta_2 a_{80\%} + \beta_3 b_{严重} + \beta_4 b_{中等} + \beta_5 b_{轻微} + \beta_6 c_{高} + \beta_7 c_{中} + \beta_8 d + \varepsilon_n$$

其中，a 表示疾病控制率，b 表示恶心呕吐，c 表示毒副反应发生率，d 表示每月自付费用。

二　确定样本量

由于受 DCE 的问题形式、选项集的复杂性、对结果精度的要求、目标人群的异质性程度、受访者的可获得性以及亚组分析需求影响，在医药卫生领域确定 DCE 合适的样本量较为困难。[②] 国际上通常使用拇指法则（Rules of Thumb）来计算 DCE 主效应模型所需的最小样本量，公式为：$N > 500c/(t \times a)$。式中 500 为固定值，c 为任意属性中最大的水平数，t 表示每一问卷 DCE 选项集的数量，a 指每一 DCE 选项集包含的选项个数。[③] 本研究中，$c = 4$，$t = 9$，$a = 2$，因此所需最小样本量理论上为 112 人。

三　确定属性及水平

确定医患对中药注射剂抗肿瘤的治疗偏好的属性与水平范围是开展 DCE 的至关重要的第一步。本研究通过既往研究经验与文献资料梳理，

---

① Soekhai V, de Bekker-Grob E W, Ellis A R, et al., "Discrete Choice Experiments in Health Economics: Past, Present and Future", *Pharmacoeconomics*, Vol. 37, No. 2, 2019, pp. 201–226.

② Lancsar E, Louviere J, "Conducting Discrete Choice Experiments to Inform Healthcare Decision Making: A User's Guide", *Pharmacoeconomics*, Vol. 26, No. 8, 2008, pp. 661–677.

③ Pearmain D, Swanson J, Kroes E, et al., *Stated Preference Techniques: A Guide to Practice* (2nd ed), London: Steer Davies Gleave and Hague Consulting Group Press, 1991.

初拟医患对中药注射剂抗肿瘤治疗偏好的 8 个属性（水平），分别为疾病控制率、生命质量、恶心呕吐、血小板减少、白细胞减少、周围神经损害、肝功能异常、关节疼痛，并根据文献汇总结果，确定 8 个属性的水平，如表 4-2 所示。

表 4-2　　医患中药注射剂抗肿瘤治疗方式选择的水平（文献汇总）

属性	均值	中位数	最大值	最小值
疾病控制率	54.65	51.50	92.21	20.00
生命质量	52.69	56.25	87.50	10.00
恶心呕吐	46.41	45.00	89.50	2.00
血小板减少	27.83	24.00	69.70	1.67
白细胞减少	48.71	47.92	97.40	5.00
周围神经损害	15.49	13.15	33.33	6.70
肝功能异常	15.22	8.69	50.00	0.13
关节疼痛	32.50	32.50	47.50	17.50

在此基础上，本研究咨询了中医肿瘤治疗领域专家、药剂科专家等，为问卷设计及完善进行指导。主要咨询内容涉及：①中药抗肿瘤的治疗方式、费用、疗效指标、负反应；②中药注射剂抗肿瘤治疗的适应证、优劣势、不良反应；③离散选择实验问卷的设计（属性、水平的设置及修正）等。

中药抗肿瘤的治疗方式包括中草药、中成药和中药注射剂。给药方式分为口服与静脉滴注。中药抗肿瘤的治疗费用，根据不同的治疗方式，一般为中草药 300—600 元/14 贴；中药注射剂 3000—6000 元/疗程；中成药因人而异。由于中草药和中成药在使用时存在显著的个体差异，因此其费用差异也较大，而中药注射剂的费用相对固定，故专家建议本次研究以中药注射剂作为研究对象。

中药抗肿瘤治疗疗效的判断指标，一般分为主观指标和客观指标。主观指标包括患者主诉等（体现中医药特色的指标为情志等），客观指标包括肿瘤标志物、血常规、肝肾功能、影像学检查等，专家建议还可以将生命质量作为指标来判断疗效。此外，中药抗肿瘤治疗在临床上最常见的两大副反应为过敏和肝损。关于医生和患者在选择治疗方案时的影响因素/偏好，专家认为，医患在作决策时的首选要素都是疗效。不同的是，医生还会考虑次均费用、副反应等；患者还会考虑自付费用（家庭经济情况）等。

临床上较为常用的抗肿瘤中药注射剂为斑蝥注射液、康艾注射液、消癌平注射液、康莱特注射液、鸦胆子注射液等。中药注射剂抗肿瘤治疗的适应证较为广泛，分别为：①配合放化疗扶正（增效）减毒；②不能耐受西医治疗者；③西医治疗无效的晚期肿瘤患者的支持治疗；④西医治疗结束后的巩固治疗。

中药注射剂抗肿瘤治疗的主要优势为：①适用人群范围较广（几乎所有肿瘤患者均可使用）；②适用时程较长（几乎可贯穿肿瘤的全过程治疗）；③安全性相对较高（临床较少重度不良反应传报）；④患者经济负担相对较轻（3000—6000 元/疗程，并且大部分可进医保）。主要劣势为：①疗效相对缓慢；②尚无明确的临床用药指南。如前所述，中药注射剂的不良反应大多为轻度、中度，分别为：①过敏反应（如潮红、皮疹、瘙痒等）；②全身性反应（寒战、畏寒、发热等）；③消化系统（恶心、呕吐、腹泻等）；④呼吸系统（胸闷、憋气等）；⑤皮肤及附件（皮疹、瘙痒等）；⑥心血管系统（心悸、潮红等）；⑦神经系统（头晕、头痛等）；⑧其他（注射部位疼痛、红肿、静脉炎等）；⑨肝肾功能损害（肝肾生化指标异常等）。

基于上述专家咨询，归纳属性为疗效、生命质量、（自付）费用、副反应和情志。同时，结合文献梳理，将患者和医生的问卷属性水平初步设置，如表4-3 和表4-4 所示。

表4-3　　　患者对中药注射剂抗肿瘤治疗的初步属性与水平

属性	说明	水平
疾病控制率	肿瘤病灶体积缩小或病情稳定	好
		中
		差
生命质量改善率（日常生活和工作是否有困难）	经治疗后生命质量改善情况	高：改善率70%
		中：改善率50%
		低：改善率30%

续表

属性	说明	水平
恶心呕吐	肿瘤治疗会导致不同程度的恶心和呕吐发生	轻微：恶心
		中等：间断性呕吐
		严重：呕吐需要治疗
		非常严重：呕吐难以控制
毒副反应发生率（治疗过程中发生的血小板下降、白细胞减少及肝功能异常）	毒副反应是指在治疗过程中发生的血小板下降、白细胞减少及肝功能异常	高：轻微的血小板下降、白细胞下降及肝功能损伤
		中：中度的血小板下降、白细胞下降及肝功能损伤
		低：严重的血小板下降、白细胞下降及肝功能损伤
每月自付费用	治疗过程中，患者每月愿意支付的治疗费用	高：9000 元
		中：6000 元
		低：3000 元

表 4-4 医生对中药注射剂抗肿瘤治疗的初步属性与水平

属性	说明	水平
治疗效果	病灶最大径总和变化	CR：所有病灶消失，维持 4 周
		PR：病灶最大径总和缩小 30%，维持 4 周
		SD：非 PR/PD
		PD：病灶最大径总和增加 20%，病灶增加前非 CR/PR/SD
生命质量改善率（日常生活和工作是否有困难）	经治疗后生命质量改善情况	高：改善率70%
		中：改善率50%
		低：改善率30%
恶心呕吐	肿瘤治疗会导致不同程度的恶心和呕吐发生	轻微：恶心
		中等：间断性呕吐
		严重：呕吐需要治疗
		非常严重：呕吐难以控制
毒副反应发生率（血小板下降、白细胞减少及肝功能异常）	毒副反应是指在治疗过程中发生的血小板下降、白细胞减少及肝功能异常	高：轻微的血小板下降、白细胞下降及肝功能损伤
		中：中度的血小板下降、白细胞下降及肝功能损伤
		低：严重的血小板下降、白细胞下降及肝功能损伤

属性	说明	水平
每月自付费用	治疗过程中，患者每月愿意支付的治疗费用	高：9000 元
		中：6000 元
		低：3000 元

将以上初步设置的医患属性水平再次进行专家咨询，专家建议如下：（1）关于"疾病控制率"的水平设置问题。根据指南，建议将"疾病控制率"这一属性的水平划分为：①CR（所有病灶消失，维持 4 周）；②PR（病灶最大径总和缩小 30%，维持 4 周）；③SD（非 PR/PD）；④PD（病灶最大径总和增加 20%，病灶增加前非 CR/PR/SD）。（2）关于"生命质量改善率"属性保留与否的建议。预调查问卷中有 5 个属性（疾病控制率、生命质量改善率、恶心呕吐、毒副反应发生率、每月自付费用），虽然"疾病控制率"和"生命质量改善率"的水平设置可能存在冲突，但是从临床角度，建议保留"生命质量改善率"这一属性。（3）关于医生问卷中"治疗效果"属性的修改意见。建议将医生问卷属性中的"治疗效果"修改为"疾病控制率"。

四 实验设计与调查问卷

开展 DCE 的第 2 步是借助相关软件将确定的属性与水平进行实验设计生成 DCE 选项集。本研究纳入的 4 个属性中，1 个属性为 4 水平，3 个属性为 3 水平，因此完全析因设计将会产生 $3 \times 3 \times 3 \times 4 = 108$ 种工作方案，两两配对后进一步生成 $108 \times 107 / 2 = 5778$ 种工作方案组合。让被调查者在如此多的工作组合中做出选择显然不切实际，本研究利用 SAS 9.4 软件采用正交实验设计共生成 18 组工作方案，为进一步减轻受访者的问卷填写负担，将其平均分配到 2 个版本中（Block），最终每一位被调查者将完成 9 个 DCE 选项集。

五 预调查与调查工具的完善

在最初确定的 5 个属性的基础上，本研究在一家中西医结合医院开展了现场预调查，预调查对象为 10 名中医肿瘤科医生及 20 名患者（肺癌，单纯使用中药注射剂；肺癌，曾经或正在使用化疗/靶向治疗/化疗+靶向治疗联合中药注射剂）。回收、整理预调查问卷后，再次进行专家访谈，对预调查问卷进行修正。专家指出，医生问卷预调查基本没有问题，都能较好地理解问卷内容。患者问卷预调查的主要问题集中在：第5题"确诊疾病"，有些患者笼统地填写了癌症；第6题"疾病分期"，部分患者未填写。建议这些题目后面注明需要医生协助解释说明。部分患者对于 DCE 问卷、SDM-Q-9 量表、EQ-5D 量表等内容，理解上存在一定困难，出现了未选、多选、少选等问题，建议在正式调查时安排专人在旁解释以确保问卷质量，并将 DCE 内容移至患者问卷的第一部分。

另外，专家对于"生命质量改善率"属性保留与否进行了再次商议，预调查问卷中设置了 5 个属性（疾病控制率、生命质量改善率、恶心呕吐、毒副反应发生率、每月自付费用），从临床角度，仍建议保留"生命质量改善率"这一属性，但是，预调查问卷显示，"生命质量改善率"与"疾病控制率"的水平设置存在部分冲突，与"疾病控制率""恶心呕吐""毒副反应发生率"可能部分重叠，故在正式调查问卷中，将"生命质量改善率"这一属性予以删除。

此外，患者问卷中的第 10 题西医治疗方式，除了目前已罗列的 3 种方式（①化疗；②靶向治疗；③化疗+靶向治疗）之外，还有第 4 种方式——免疫治疗。第 4 种免疫治疗的患者数量与第 3 种化疗+靶向治疗的患者数量相当，临床上以第 1 种化疗和第 2 种靶向治疗居多。经讨论，因免疫治疗的费用偏高，故不纳入本次研究。

根据以上专家修正意见，本研究最终确定了医生问卷和患者问卷，问卷涵盖 4 个特征属性，并给每个特征属性赋予不同的水平，其中，疾病控制率、毒副反应发生率、每月自付费用为 3 水平，恶心呕吐为 4 水平，如表 4-5 所示。

表 4-5　　　　医患中药注射剂抗肿瘤治疗方式选择的属性与水平

属性	说明	水平
疾病控制率	肿瘤病灶体积缩小或病情稳定	80%
		55%
		30%
恶心呕吐	肿瘤治疗会导致不同程度的恶心和呕吐发生	轻微：恶心
		中等：间断性呕吐
		严重：呕吐需要治疗
		非常严重：呕吐难以控制

续表

属性	说明	水平
毒副反应发生率	毒副反应是指在治疗过程中发生的血小板下降、白细胞减少及肝功能异常	低：轻微的血小板下降、白细胞下降及肝功能损伤
		中：中度的血小板下降、白细胞下降及肝功能损伤
		高：严重的血小板下降、白细胞下降及肝功能损伤
每月自付费用	治疗过程中，患者每月愿意支付的治疗费用	高：9000 元
		中：6000 元
		低：3000 元

第五章 医生偏好及感知医患共同决策研究结果

第一节 医生人口学信息

　　调查对象（医生）基本特征方面，男性 61 人，占 32.97%，女性 124 人，占 67.03%。样本医生的平均年龄为 36.7 岁，其中年龄最大为 74 岁，年龄最小为 24 岁。教育程度方面，大专学历 1 人，本科学历 42 人，硕士和博士分别为 96 人和 46 人。教育背景（最高学历专业）上，以中医学专业最多，为 125 人，占 67.57%。专业技术职务上，主治医师较多，为 67 人，占 36.22%。所在科室方面，以肿瘤科最多，为 129 人，占 69.73%。工作总年限、从事本专业年限、在本院工作年限方面，均以 10 年以下占比最多，其次为 10—19 年、20—29 年、30—39 年以及 40 年及以上。聘用形式以正式在编与合同聘任为主，分别为 88 人（47.57%）和 62 人（33.51%）。年均收入方面，10 万—20 万元最多，为 81 人，占 43.78%。此外，有 57 人在行业学会/协会担任相关职务，占 30.81%。详细医生人口学基本信息见表 5-1。

表 5-1　　　　　　　　　　医生人口学基本信息

项目	例数	百分比（%）	项目	例数	百分比（%）
性别			40—49 岁	43	23.24
男	61	32.97	50—59 岁	13	7.03
女	124	67.03	60 岁及以上	7	3.78
年龄			教育程度		
20—29 岁	56	30.27	初中及以下	0	0.00
30—39 岁	66	35.68	中专（高中）	0	0.00

续表

项目	例数	百分比（%）	项目	例数	百分比（%）
大专	1	0.54	从事本专业年限		
本科	42	22.70	10 年以下	102	55.14
硕士	96	51.89	10—19 年	50	27.03
博士	46	24.86	20—29 年	21	11.35
专业技术职务			30—39 年	7	3.78
无	12	6.49	40 年及以上	5	2.70
住院医师	62	33.51	在本院工作年限		
主治医师	67	36.22	10 年及以下	107	57.84
副主任医师	25	13.51	10—19 年	54	29.19
主任医师	19	10.27	20—29 年	14	7.57
所在科室			30—39 年	6	3.24
肿瘤科	129	69.73	40 年及以上	4	2.16
中医科	25	13.51	聘用形式		
中西医结合科	20	10.81	正式在编	88	47.57
其他	11	5.95	合同聘任	62	33.51
科室是否重点专科			退休返聘	7	3.78
否	79	42.70	其他	28	15.14
是	106	57.30	年均收入		
最高学历专业			10 万元以下	64	34.59
临床医学	18	9.73	10 万—20 万元	81	43.78
中医学	125	67.57	20 万—30 万元	20	10.81
中西医临床医学	39	21.08	30 万—40 万元	14	7.57
预防医学	0	0.00	40 万—50 万元	5	2.70
其他	3	1.62	50 万元及以上	1	0.54
工作总年限			是否在行业学会/协会任职		
10 年以下	97	52.43	否	128	69.19
10—19 年	55	29.73	是	57	30.81
20—29 年	20	10.81	行政职务		
30—39 年	8	4.32	无	167	90.27
40 年及以上	5	2.70	有	18	9.73

注：因四舍五入导致的误差，本书不做调整，下同。

第二节　医生视角下医患共同决策现状

一　医生视角下的医患决策与交流

医生视角下中药抗肿瘤治疗过程中的医患共同决策情况统计结果见表5-2。基于医生自报的数据可以看出，185 位医生中有 145 位（78.4%）医生认为自己感知到的技术使用决策模式为医患共同决策，36 位（19.5%）医生认为临床决策模式为患者被动决策，仅有 2 位（1.1%）医生认为临床决策模式为患者主动决策。

表 5-2　医生视角下中药抗肿瘤治疗过程中的医患共同决策

变量名	频数（N = 185）	百分比（%）
医生所感知到的技术使用决策模式		
患者主动决策	2	1.1
医患共同决策	145	78.4
患者被动决策	36	19.5
不清楚	2	1.1

二　医生参与临床决策的量表评价

（一）医生参与决策量表的信效度分析

本研究以患者量表为基础，自行研制医生参与决策量表来检验和评估中药抗肿瘤治疗过程中医生参与临床决策的完整性和有效性。SDM-Q-9 原版由 L. Kriston 设计，共包括 9 个条目，均为正向指标，涉及医患之间讨论技术的选择、优势劣势说明、是否达成共识等，围绕患者参与决策中的方方面面。该量表设计在国际上应用较为广泛，显示出良好的信效度。本节描述了医生参与决策量表的信效度检验结果。

1. 医生参与决策量表的信度检验

采用主成分分析法对决策量表的 9 个条目进行分析，分析结果显示，该量表 $KMO = 0.941$，Bartlett 球形检验 $\chi^2 = 2475.440$，$df = 36$，$P < 0.001$，适宜进行因子分析。最终根据因子分析结果，9 个条目提取了 1 个公因子，累计贡献率达到 85.33%，该维度量表的 Cronbach α 系数为 0.978，

这表明医生参与决策量表具有良好的信度。

2. 医生参与决策量表的效度检验

本量表经因子分析共提取 1 个公因子，因而该量表仅适合做实证效度检验，而不适合做内容效度检验。通过对量表进行实证效度检验，Spearman 相关性分析结果如表 5-3 所示，该表通过对量表 9 个条目之间的相关性进行分析，发现 9 个条目均具有两两的相关性（$P<0.01$），表明该量表具有很好的实证效度，能一定程度上代表本研究对于医生在中药抗肿瘤治疗过程中参与临床决策程度的测量。

表 5-3　　　　　　　　　医生参与决策量表各条目的相关性分析

	1	2	3	4	5	6	7	8	9
1	1.00								
2	0.81**	1.00							
3	0.74**	0.80**	1.00						
4	0.71**	0.71**	0.79**	1.00					
5	0.67**	0.64**	0.67**	0.73**	1.00				
6	0.73**	0.74**	0.64**	0.64**	0.66**	1.00			
7	0.62**	0.63**	0.62**	0.56**	0.66**	0.73**	1.00		
8	0.67**	0.70**	0.64**	0.62**	0.67**	0.74**	0.83**	1.00	
9	0.69**	0.65**	0.61**	0.65**	0.67**	0.67**	0.64**	0.72**	1.00

注：**表示 $P<0.01$。该量表 9 条目的具体内容如下：

1：我明确告诉患者需要共同做出决策；

2：我确切了解患者是否愿意参与决策；

3：我告知患者有不同的治疗方案可供选择；

4：我向患者详细解释各种治疗方案的优缺点；

5：我帮助患者理解所有的信息；

6：我询问患者更倾向于哪种治疗方案；

7：患者和我共同充分权衡不同治疗方案的利弊；

8：患者和我共同决定选择某种治疗方案；

9：患者和我在如何进行治疗上达成共识。

（二）医生参与决策量表的评估结果

对于中药抗肿瘤治疗过程中的医生参与决策量表得分，采用了 Likert 五分量表法赋值计算，得到各个条目得分及量表总得分，数据分析结果见表 5-4。为简化结果呈现，在表中，将"非常不同意"和"比较不同意"均归为"不同意"，而"比较同意"和"非常同意"均归为"同意"。从表中可见，大约 82% 以上的医生同意 9 个条目中的内容，而 9 个条目的平均得分在 4.18—4.40，这显示了多数的医生与患者之间存在良好的沟通，医生有意识主动让患者参与到临床治疗决策当中。

表 5-4 中药抗肿瘤治疗过程中的医生参与决策
（基于医生参与决策量表）

医生参与决策条目	不同意（%）	一般（%）	同意（%）	得分（N=185）均值±标准差
我明确告诉患者需要共同做出决策	10.3	3.8	85.9	4.25±1.159
我确切了解患者是否愿意参与决策	10.3	4.9	84.9	4.29±1.175
我告知患者有不同的治疗方案可供选择	9.7	1.6	88.6	4.40±1.148
我向患者详细解释各种治疗方案的优缺点	9.7	3.2	87.0	4.35±1.185
我帮助患者理解所有的信息	10.3	7.6	82.2	4.18±1.188
我询问患者更倾向于哪种治疗方案	9.7	5.4	84.9	4.25±1.159
患者和我共同充分权衡不同治疗方案的利弊	9.7	7.0	83.2	4.23±1.168
患者和我共同决定选择某种治疗方案	9.2	6.5	84.3	4.23±1.104
患者和我在如何进行治疗上达成共识	9.7	3.8	86.5	4.25±1.158
量表总得分	—	—	—	38.44±9.647

医生参与决策量表总得分为 38.44±9.647，极小值为 9，极大值为 45，填满所有 9 条目的有效样本量为 185。以量表总得分为指标，以 K-均值聚类分析方法按二分类进行样本聚类，结果见表 5-5，其中得到新的二分类变量 QCL-医生。167（90.3%）位医生的医生参与决策得分为"高"，

表 5-5 医生参与决策量表得分的二分类聚类结果

项目	QCL-医生（分类）	
	低（分类 1）	高（分类 2）
量表总得分（均值±标准差）	11.83±3.730	41.31±4.083
例数	18	167
构成比（%）	9.7	90.3

这说明绝大多数的医生可以帮助患者在中药抗肿瘤治疗过程中参与临床决策，然而同时有 18（9.7%）位医生的参与决策得分为"低"，说明仍有少部分医生偏向于患者被动决策。

第三节　医生对于中药注射剂抗肿瘤治疗的主效应模型及支付意愿结果

研究在上海市的 9 个样本医院中开展调研，最终获取有效医生调查问卷 185 份。在调查对象的基本特征方面，研究主要针对医生的性别、年龄、教育程度、专业技术职务、行政职务、所在科室情况、教育程度、工作年限情况、聘用形式、年均收入以及行业学会/协会任职情况等予以调查；同时研究也获取了被调查医生的医患共同决策模式及其得分情况。

研究基于离散选择实验（DCE）调查了医生对于肿瘤患者中药注射剂治疗药物的选择偏好，在调查问卷中设置 4 个属性变量，分别为疾病控制率、恶心呕吐、毒副反应发生率和每月自付费用。而每个属性设有 3—4 个不同对应水平，其中：疾病控制率设有 30%、55% 和 80% 三个水平；恶心呕吐设有轻微、中等、严重和非常严重四个水平；毒副反应发生率设有低、中、高三个水平；患者每月自付费用则设有 3000 元、6000 元和 9000 元三个水平。在选择集方面，每份调查问卷设置 9 个选择集，共有 18 个可选方案，为便于受调查医生的填写，研究也设置有 2 种 Block 的问卷，随机发放给医生进行调查研究。

本章节将主要围绕基于离散选择实验（DCE）中的 4 个不同属性，分别针对主效应模型及各个亚组，阐述分析受调查医生对于肿瘤患者中药注射剂治疗药物的选择偏好结果以及支付意愿等情况。

根据相应的模型选择准则，研究最终采用了混合 Logit 模型开展数据分析和处理。在混合 Logit 模型条件下得到主效应模型的 AIC 和 BIC 数值分别为 1489.039 和 1580.699。在获取的调查数据中，185 位受调查医生共计生成了 185×18＝3330 个观测值。研究选择 4 个属性中的最差或最不如人意的水平作为参照水平，即疾病控制率 30%，恶心呕吐非常严重，毒副反应发生率高以及每月自付费用 9000 元。结合数据分析结果发现：研究中的 4 个属性中只有疾病控制率、恶心呕吐和毒副反应发生率具有显著的统计学意义，而患者每月愿意自付的费用没有统计学意义。因而，进一步表明：医生在对中药注射剂抗肿瘤治疗的决策中较重视疾病控制率、恶心呕吐和毒副反应发生率这 3 个属性。

在医生的偏好结果方面，相比疾病控制率 30%，当疾病控制率为 80% 时医生的效用获益最高（$\beta = 2.389$，$P < 0.001$），而疾病控制率为 55% 时医生的效用获益则相对较低（$\beta = 1.217$，$P < 0.001$）；恶心呕吐这一属性对于医生的偏好也具有较大影响，当恶心呕吐轻微时医生的效用仅次于疾病控制率达 80% 时（$\beta = 2.034$，$P < 0.001$），相较于恶心呕吐非常严重，医生也非常偏向于将该反应减弱至中等水平（$\beta = 1.944$，$P < 0.001$）；毒副反应发生率对于医生决策的偏好影响较小，与毒副反应发生率高相比，中、低水平的发生率给医生带来的效用较低（毒副反应发生率中：$\beta = 0.592$，$P < 0.001$；毒副反应发生率低：$\beta = 0.781$，$P < 0.001$），明显低于其他两个属性的影响水平。具体的主效应模型结果详见表 5-6。

表 5-6　　混合 Logit 模型（N=185）医生对于中药注射剂抗肿瘤治疗的偏好主效应模型结果

属性	回归系数	标准误	标准差	标准误	支付意愿（元）	置信区间	
疾病控制率（参照：30%）							
55%	1.217***	0.112	0.007	0.158	60433.8	-5205757.5	618400.3
80%	2.389***	0.183	1.298***	0.169	118678.2	-1065447.4	1229629
恶心呕吐（参照：非常严重）							
严重	1.011***	0.153	0.002	0.206	50246.6	-447670.0	513614.1
中等	1.944***	0.165	0.018	0.416	96560.6	-872325.3	995629.4
轻微	2.034***	0.169	0.395**	0.291	101059.1	-901788.8	1038759.4
毒副反应发生率（参照：高）							
中	0.592***	0.105	0.003	0.157	29695.2	-257888.1	304299.8
低	0.781***	0.120	0.693***	0.173	38816.3	-332507.8	405904.6
每月自付费用	-0.0000201	0.0000172	0.0001069**	0.0000366			
样本量	185						

属性	回归系数	标准误	标准差	标准误	支付意愿（元）	置信区间
观测值	3330					
LR chi2（8）	56.76					
Log likelihood	−729.519					
AIC	1489.039					
BIC	1580.699					

注：①＊＊表示 $P<0.01$；＊＊＊表示 $P<0.001$。②表中"标准误"栏分别为回归系数的标准误和标准差的标准误。下同。

第四节 医生对于中药注射剂抗肿瘤治疗的亚组分析结果

研究结合主效应模型分析结果和调查问卷，分别对医生的性别、年龄、教育程度、专业技术职务、所在科室是否为重点专科、最高学历专业、工作总年限、聘用形式、年均收入、行业学会/协会相关任职情况、医患共同决策模式及其得分等方面对不同的医生开展了亚组分析，探究不同亚组的医生人群对中药注射剂抗肿瘤治疗的偏好结果以及支付意愿的相关情况。

一 不同性别医生偏好及支付意愿分析

在男性医生的偏好结果方面，相比疾病控制率30%，当疾病控制率80%时医生的效用获益最高（$\beta=2.548$，$P<0.001$），而疾病控制率为55%时男性医生的效用获益较低（$\beta=1.210$，$P<0.001$）；恶心呕吐这一属性对于男性医生的偏好也具有较大影响，当恶心呕吐轻微时男性医生的效用仅次于疾病控制率达80%时（$\beta=2.239$，$P<0.001$），相较于恶心呕吐非常严重，医生也非常偏向于将该反应减弱至中等水平（$\beta=2.043$，$P<0.001$）；毒副反应发生率对于医生决策的偏好影响较小，与毒副反应发生率高相比，中、低水平的发生率给医生带来的效用获益较低（毒副反应发生率中：$\beta=0.758$，$P<0.001$；毒副反应发生率低：$\beta=0.978$，$P<0.001$），相较于其他两个属性的影响水平明显较低（见表5-7）。

表5-7　亚组分析结果：性别

属性	男性				女性			
	回归系数	标准误	标准差	标准误	回归系数	标准误	标准差	标准误
疾病控制率：55%	1.210***	0.227	0.278	0.273	1.293***	0.142	0.002	0.225
疾病控制率：80%	2.548***	0.403	1.702***	0.401	2.481***	0.231	1.244	0.207
恶心呕吐严重	0.989***	0.297	0.018	0.361	1.078***	0.192	0.023	0.243
恶心呕吐中等	2.043***	0.352	0.522	0.744	2.021***	0.210	0.024	0.457
恶心呕吐轻微	2.239***	0.390	1.064**	0.440	2.100***	0.216	0.248	0.470
毒副反应发生率中	0.758***	0.219	0.015	0.250	0.557***	0.130	0.032	0.242
毒副反应发生率低	0.978***	0.239	0.195	1.093	0.744***	0.155	0.828***	0.209
每月自付费用	-0.0000277	0.0000432	0.0002017***	0.0000645	-0.0000165	0.0000221	0.0000556	0.0000622
样本量	61				124			
观测值	1098				2232			
LR chi2 (8)	28.46				37.43			
Log likelihood	-238.878				-485.147			
AIC	509.7557				1002.295			
BIC	589.7757				1093.665			

注：**表示 $P<0.01$；***表示 $P<0.001$。

在偏好结果方面，女性医生或与男性医生的偏好类型较为类似。与疾病控制率30%相比，疾病控制率为80%时女性医生产生的效用获益最高（$\beta = 2.481$，$P < 0.001$），但略低于男性医生（$\beta = 2.548$，$P < 0.001$）；恶心呕吐这一属性对于女性的偏好也有较大影响，当恶心呕吐轻微时女性医生的效用仅次于疾病控制率达80%（$\beta = 2.100$，$P < 0.001$）；毒副反应发生率对于女性医生决策的影响较小，相较于其他2个属性的影响水平也明显更低。此外，男性医生和女性医生对于患者每月自付费用均没有偏好，结果显示其没有显著的统计学意义。

不同性别的医生对中药注射剂抗肿瘤治疗中不同属性的偏好程度有所差异。根据分析结果可以看出，各个属性的水平提升对于男性医生的效用获益增加会普遍高于女性医生，例如：疾病控制率由参照水平提升到80%时男性医生产生的效用获益（$\beta = 2.548$，$P < 0.001$）高于女性医生（$\beta = 2.481$，$P < 0.001$）；同时，恶心呕吐改善至轻微时男性医生产生更高的效用获益（男性：$\beta = 2.239$，$P < 0.001$；女性：$\beta = 2.100$，$P < 0.001$）。

二 不同年龄医生偏好及支付意愿分析

在36岁以下医生的偏好结果方面，相比疾病控制率30%，当疾病控制率为80%时医生的效用获益最高（$\beta = 2.924$，$P < 0.001$），而疾病控制率为55%时医生的效用获益较低（$\beta = 1.531$，$P < 0.001$）；恶心呕吐这一属性对于36岁以下医生的偏好也具有较大影响，当恶心呕吐轻微时36岁以下医生的效用获益仅次于疾病控制率达80%（$\beta = 2.754$，$P < 0.001$），相较于恶心呕吐非常严重，医生也非常偏向于将该反应减弱至中等水平（$\beta = 2.397$，$P < 0.001$）；毒副反应发生率对于医生决策的偏好影响较小，与毒副反应发生率高相比，中、低水平的发生率对医生产生的效用获益较低（毒副反应发生率中：$\beta = 0.594$，$P < 0.001$；毒副反应发生率低：$\beta = 0.963$，$P < 0.001$），相较于其他两个属性的影响水平明显较低（见表5-8）。

在偏好结果方面，36岁及以上的医生与36岁以下医生的偏好类型较为类似。与疾病控制率30%相比，疾病控制率为80%时36岁及以上医生的效用获益最高（$\beta = 2.329$，$P < 0.001$），但低于36岁以下医生（$\beta = 2.924$，$P < 0.001$）；恶心呕吐这一属性对于36岁及以上的医生偏好也有较大影响，当恶心呕吐轻微时36岁及以上医生的效用获益仅次于疾病控制率达80%（$\beta = 1.896$，$P < 0.001$）；毒副反应发生率对于36岁及以上医生决策的影响较小，相较于其他2个属性的影响水平也明显更低。此外，

表 5-8 亚组分析结果：年龄

属性	36 岁以下				36 岁及以上			
	回归系数	标准误	标准差	标准误	回归系数	标准误	标准差	标准误
疾病控制率：55%	1.531***	0.203	0.0178	0.214	1.102***	0.161	0.009	0.344
疾病控制率：80%	2.924***	0.362	1.645***	0.290	2.329***	0.270	1.234***	0.246
恶心呕吐严重	1.050***	0.240	0.061	0.351	1.127***	0.242	0.003	0.261
恶心呕吐中等	2.397***	0318	0.606	0.478	1.872***	0.244	0.045	0.559
恶心呕吐轻微	2.754***	0.322	0.5410	0.406	1.896***	0.259	0.593**	0.389
毒副反应发生率中	0.594***	0.167	0.012	0.331	0.644***	0.152	0.001	0.215
毒副反应发生率低	0.963***	0.205	0.876***	0.270	0.753***	0.180	0.695**	0.274
每月自付费用	0.000039**	0.0000294	0.0000085	0.0000778	-0.0000684**	0.0000296	0.0001536	0.0000464
样本量	92				93			
观测值	1656				1674			
LR chi2 (8)	41.73				26.62			
Log likelihood	-340.253				-377.601			
AIC	712.5053				787.2014			
BIC	799.0999				873.9690			

注：** 表示 $P<0.01$；*** 表示 $P<0.001$。

患者每月自付费用可能会对 36 岁以下医生和 36 岁及以上医生均有所影响，费用越高，对年龄更大的医生产生的负效用越高，结果显示其具有统计学意义。

不同年龄的医生对中药注射剂抗肿瘤治疗中不同属性的偏好程度有所差异。根据分析结果可知，各个属性的水平提升对 36 岁以下的医生的效用获益普遍高于 36 岁及以上的医生。例如：疾病控制率由参照水平提升到 80% 时 36 岁以下的医生产生的效用获益（$\beta = 2.924$，$P < 0.001$）高于 36 岁及以上的医生（$\beta = 2.329$，$P < 0.001$）；同时，恶心呕吐改善至轻微时 36 岁以下医生产生更高的效用获益（36 岁以下：$\beta = 2.754$，$P < 0.001$；36 岁及以上：$\beta = 1.896$，$P < 0.001$）。

虽然亚组分析结果显示，36 岁以下医生和 36 岁及以上的医生都会在意患者每月自付费用，但支付意愿的数据结果显示，36 岁以下医生的支付意愿结果可能存在一定误差，但并无实际意义。36 岁及以上的医生对于提升疾病控制率、减少恶心呕吐和降低毒副反应发生率均较为关注，也愿意患者支付更多的费用来换取这些属性的改善。从结果可以看出，若将疾病控制率从 30% 提升至 80% 时，36 岁及以上医生愿意患者多支付高达 34067.02 元的费用（见表 5-9）。

表 5-9	亚组支付意愿结果：年龄				
	36 岁以下			36 岁及以上	
属性	支付意愿（元）	置信区间		支付意愿（元）	置信区间
疾病控制率 55%	-39277.03	-380729.98	315950.91	16120.24	7612.91　69786.74
疾病控制率 80%	-75019.68	-733028.21	557557.56	34067.02	16598.15　150030.75
恶心呕吐严重	-26944.11	-269305.30	218114.93	16494.90	6720.96　72782.06
恶心呕吐中等	-61508.30	-601227.67	456258.10	27378.45	13144.35　119257.49
恶心呕吐轻微	-66077.56	-647301.84	504159.50	27738.08	13441.38　118085.69
毒副反应发生率中	-15249.77	-156988.91	122126.57	9422.11	3610.76　41284.20
毒副反应发生率低	-24717.20	-239072.96	194522.00	11020.17	4190.21　48577.01

三　不同学历医生偏好及支付意愿分析

硕士学历以下医生的偏好结果方面，相比疾病控制率 30%，当疾病控制率为80%时医生产生的效用获益最高（$\beta=2.396$，$P<0.001$），而疾病控制率为55%时医生产生的效用获益较低（$\beta=1.273$，$P<0.001$）；恶心呕吐这一属性对于硕士以下学历医生的偏好也具有较大影响，当恶心呕吐轻微时医生的效用仅次于疾病控制率达80%（$\beta=1.980$，$P<0.001$），相较于恶心呕吐非常严重，医生也偏向于将该反应减弱至中等水平（$\beta=1.546$，$P<0.001$）；毒副反应发生率对于医生决策的偏好影响较小，与毒副反应发生率高相比，中、低水平的发生率时医生的效用获益较低（毒副反应发生率中：$\beta=0.929$，$P<0.001$；毒副反应发生率低：$\beta=1.424$，$P<0.001$），相较于其他两个属性的影响水平较低（见表5-10）。

硕士及以上学历的医生与硕士学历以下医生的属性偏好排序较为类似。与疾病控制率30%相比，疾病控制率为80%时硕士及以上医生的效用获益最高（$\beta=2.502$，$P<0.001$），高于硕士以下医生（$\beta=2.396$，$P<0.001$）；恶心呕吐这一属性对于硕士及以上的医生偏好也有较大影响，当恶心呕吐轻微时硕士及以上医生的效用获益仅次于疾病控制率达80%（$\beta=2.149$，$P<0.001$）；毒副反应发生率对于硕士及以上医生决策的影响较小，相较于其他两个属性的影响水平也明显更低。此外，患者每月自付费用可能会对硕士学历以下医生有所影响，学历越高的医生，对费用增加越不敏感，结果显示其具有统计学意义。

不同学历的医生对中药注射剂抗肿瘤治疗中不同属性水平的偏好程度有所差异。根据分析结果可以看出，当疾病控制率和恶心呕吐属性的水平提升时硕士以下医生的效用获益普遍低于硕士及以上的医生，而毒副反应发生率降低时硕士以下医生产生更高的效用获益（硕士以下：$\beta=1.424$，$P<0.001$；硕士及以上：$\beta=0.628$，$P<0.001$）。

结合亚组分析的结果可以得出，硕士学历以下的医生对于提升疾病控制率、减少恶心呕吐和降低毒副反应发生率均较为在意，也愿意患者支付更多的费用来换取这些属性的改善。其中，若将疾病控制率从最低的30%改善至80%时，硕士以下医生愿意患者多支付29977.25元，与其他属性改善的支付意愿相比更高（见表5-11）。

四 不同专业技术职务医生偏好及支付意愿分析

在主治医师以下专业技术职务医生的偏好结果方面，相比疾病控制率30%，当疾病控制率80%时医生的效用获益最高（$\beta=2.518$，$P<0.001$），而疾病控制率为55%时医生的效用获益较低（$\beta=1.313$，$P<0.001$）；

表 5-10　　亚组分析结果：最高学历

属性	硕士以下				硕士及以上			
	回归系数	标准误	标准差	标准误	回归系数	标准误	标准差	标准误
疾病控制率：55%	1.273***	0.254	0.017	0.380	1.258***	0.142	0.005	0.206
疾病控制率：80%	2.396***	0.347	1.009**	0.332	2.502***	0.245	1.467***	0.225
恶心呕吐严重	1.172***	0.342	0.176	0.391	0.980***	0.182	0.003	0.238
恶心呕吐中等	1.546***	0.334	0.011	0.474	2.146***	0.221	0.259	0.662
恶心呕吐轻微	1.980***	0.349	0.033	0.542	2.149***	0.227	0.738*	0.278
毒副反应发生率中	0.929***	0.231	0.032	0.498	0.520***	0.127	0.009	0.181
毒副反应发生率低	1.424***	0.252	0.444	0.485	0.628***	0.145	0.643*	0.236
每月自付费用	-0.0000799**	0.0000366	0.0000002	0.0004620	-0.0000002	0.0000231	0.0001200**	0.0000400
样本量	43				142			
观测值	774				2556			
LR chi2 (8)	5.56				51.43			
Log likelihood	-151.345				-566.020			
AIC	334.6901				1164.04			
BIC	409.1153				1257.579			

注：* 表示 $P<0.05$；** 表示 $P<0.01$；*** 表示 $P<0.001$。

表 5-11　　　　　　　　　　亚组支付意愿结果：教育程度

属性	硕士以下		硕士及以上	
	支付意愿（元）	置信区间	支付意愿（元）	置信区间
疾病控制率 55%	15932.17	6694.89　75298.84	7427111.30	-859400.59　845763.21
疾病控制率 80%	29977.25	13222.46　148464.22	14769493.00	-1716622.40　-1440403.70
恶心呕吐严重	14658.14	3800.81　72801.38	5786419.10	-637795.04　660311.16
恶心呕吐中等	19347.04	7215.44　93518.92	12666367.00	-1471610.50　1452767.80
恶心呕吐轻微	24776.35	10679.84　115337.64	12684140.00	-1440403.70　1460295.70
毒副反应发生率中	11625.17	3698.32　55130.09	3066516.20	-353356.58　366138.91
毒副反应发生率低	17813.20	7499.46　82636.24	3708857.00	-425239.99　425825.53

恶心呕吐这一属性对于主治医师以下医生的偏好也具有较大影响，恶心呕吐轻微时医生的效用获益仅次于疾病控制率达 80%（$\beta = 2.358$，$P < 0.001$），相较于恶心呕吐非常严重，医生也非常偏向于将该反应减弱至中等水平（$\beta = 2.049$，$P < 0.001$）；毒副反应发生率对于医生决策的偏好影响较小，与毒副反应发生率高相比，中、低水平的发生率时医生的效用较低（毒副反应发生率中：$\beta = 0.825$，$P < 0.001$；毒副反应发生率低：$\beta = 1.019$，$P < 0.001$），相较于其他两个属性的影响水平明显较低（见表 5-12）。

主治医师及以上的医生与主治医师以下医生的属性偏好类型较为类似。与疾病控制率 30% 相比，疾病控制率 80% 时主治医师及以上医生的效用获益最高（$\beta = 2.495$，$P < 0.001$），但略低于主治医师以下医生（$\beta = 2.518$，$P < 0.001$）；恶心呕吐这一属性对于主治医师及以上的医生偏好也有较大影响，恶心呕吐降至中等时主治医师及以上医生的效用获益仅次于疾病控制率达 80%（$\beta = 2.009$，$P < 0.001$）；毒副反应发生率对于主治医师及以上医生决策的影响较小，相较于其他两个属性的影响水平也明显更低。此外，患者每月自付费用均未对主治医师以下医生和主治医师及以上医生产生影响，结果显示不具有统计学意义。

不同专业技术职务的医生对中药注射剂抗肿瘤治疗中不同属性的偏好程度有所差异。根据分析结果可以看出，各个属性的水平提升时主治医师以下医生的效用获益普遍高于主治医师及以上的医生，例如：疾病控

表 5-12   **亚组分析结果：专业技术职务**

属性	主治医师以下				主治医师及以上			
	回归系数	标准误	标准差	标准误	回归系数	标准误	标准差	标准误
疾病控制率：55%	1.313***	0.202	0.005	0.274	1.256***	0.154	0.021	0.233
疾病控制率：80%	2.518***	0.313	1.218***	0.276	2.495***	0.264	1.482***	0.250
恶心呕吐严重	1.189***	0.263	0.012	0.377	0.920***	0.212	0.179	0.238
恶心呕吐中等	2.049***	0.293	0.513	0.503	2.009***	0.239	0.099	0.526
恶心呕吐轻微	2.358***	0.304	0.323	0.484	1.986***	0.240	0.667**	0.304
毒副反应发生率中	0.825***	0.180	0.076	0.388	0.490***	0.168	0.010	0.187
毒副反应发生率低	1.019***	0.207	0.704**	0.284	0.743***	0.143	0.682**	0.273
每月自付费用	-0.0000076	0.0000283	0.0000065	0.0000283	-0.0000321	0.0000288	0.0001697***	0.0000420
样本量	74				111			
观测值	1332				1998			
LR chi2 (8)	16.75				44.58			
Log likelihood	-270.874				-449.78998			
AIC	573.7483				931.580			
BIC	656.8593				1021.178			

注：** 表示 $P<0.01$；*** 表示 $P<0.001$。

制率由参照水平提升到80%时主治医师以下医生的效用获益（$\beta=2.518$，$P<0.001$）高于主治医师及以上医生（$\beta=2.495$，$P<0.001$）；同时，恶心呕吐改善至轻微时主治医师以下医生产生更显著的效用获益（主治医师以下：$\beta=2.358$，$P<0.001$；主治医师及以上：$\beta=1.986$，$P<0.001$）。

五　是否为重点专科科室的医生偏好及支付意愿分析

所在科室并非重点专科医生的偏好结果方面，相比疾病控制率30%，当疾病控制率为80%时医生的效用获益最高（$\beta=3.138$，$P<0.001$），而疾病控制率为55%时医生的效用获益较低（$\beta=1.402$，$P<0.001$）；恶心呕吐这一属性对于非重点专科医生的偏好也具有较大影响，当恶心呕吐轻微时非重点专科医生的效用获益仅次于疾病控制率达80%（$\beta=1.922$，$P<0.001$），相较于恶心呕吐非常严重，医生也非常偏向于将该反应减弱至中等水平（$\beta=1.723$，$P<0.001$）；毒副反应发生率对于医生决策的偏好影响较小，与毒副反应发生率高相比，中、低水平的发生率时医生的效用获益较低（毒副反应发生率中：$\beta=0.717$，$P<0.001$；毒副反应发生率低：$\beta=0.849$，$P<0.001$），相较于其他两个属性的影响水平明显较低（见表5-13）。

重点专科医生或与非重点专科医生的属性偏好类型有所差异。相较于疾病控制率，重点专科的医生更偏好恶心呕吐这一属性。恶心呕吐轻微时重点专科医生的效用获益最高（$\beta=2.295$，$P<0.001$）；疾病控制率由30%提升至80%时重点专科医生的偏好也有较大影响（$\beta=2.071$，$P<0.001$），但是低于该属性对于非重点专科医生的效用获益（$\beta=3.138$，$P<0.001$）；毒副反应发生率对于重点专科医生决策的影响较小，相较于其他两个属性的影响水平也更低。此外，患者每月自付费用可能不会对重点专科以及非重点专科的医生产生影响，结果显示出不具有显著的统计学意义。

不同科室特点的医生对于中药注射剂抗肿瘤临床决策过程中不同属性的偏好程度有所差异。根据分析结果可知，疾病控制率提升时非重点专科医生的效用获益普遍高于重点专科医生（重点专科：$\beta=2.071$，$P<0.001$；非重点专科：$\beta=3.138$，$P<0.001$），而恶心呕吐改善时重点专科医生具有更显著的效用获益（重点专科：$\beta=2.295$，$P<0.001$；非重点专科：$\beta=1.922$，$P<0.001$）。

表5-13 亚组分析结果：所在科室是否为重点专科

属性	非重点专科				重点专科			
	回归系数	标准误	标准差	标准误	回归系数	标准误	标准差	标准误
疾病控制率：55%	1.402***	0.181	0.002	0.350	1.147***	0.163	0.033	0.219
疾病控制率：80%	3.138***	0.361	1.698	0.328	2.071***	0.240	1.112***	0.221
恶心呕吐严重	0.922***	0.248	0.007	0.265	1.099***	0.268	0.036	0.317
恶心呕吐中等	1.723***	0.253	0.036	0.445	2.264***	0.219	0.350	0.629
恶心呕吐轻微	1.922***	0.266	0.280	0.603	2.295***	0.265	0.602*	0.332
毒副反应发生率中	0.717***	0.177	0.006	0.257	0.572***	0.268	0.008	0.253
毒副反应发生率低	0.849***	0.177	0.290	0.483	0.804***	0.145	0.868***	0.258
每月自付费用	-0.0000038	0.0000273	0.0000014	0.0000600	-0.0000359	0.180	0.0001637***	0.0000434
样本量	79				106			
观测值	1422				1908			
LR chi2（8）	33.93				30.51			
Log likelihood	-274.929				-438.233			
AIC	581.857				908.466			
BIC	666.014				997.327			

注：*表示 $P<0.05$；***表示 $P<0.001$。

六 不同专业教育背景医生偏好及支付意愿分析

在该亚组中，本研究分别针对临床医学、中医学和其他专业医学背景的医生开展了数据分析。

临床医学专业背景医生的偏好结果方面，相比疾病控制率30%，当疾病控制率为80%时医生的效用获益最高（$\beta = 3.329$，$P < 0.001$），而疾病控制率为55%时医生的效用获益较低（$\beta = 1.667$，$P < 0.001$）；恶心呕吐这一属性对于临床医学专业医生的偏好也具有较大影响，恶心呕吐轻微时临床医学专业医生的效用获益仅次于疾病控制率达80%（$\beta = 3.310$，$P < 0.001$），同时，临床医学专业医生也偏向于将该反应减弱至中等水平（$\beta = 2.749$，$P < 0.001$）；毒副反应发生率对于医生决策的偏好影响较小，毒副反应发生率降至中等水平时医生的效用获益较低（$\beta = 0.541$，$P < 0.001$），相较于其他两个属性的影响水平明显较低（见表5-14）。

在偏好结果方面，中医学专业和其他专业背景医生均与临床医学专业医生的偏好类型较为类似。与疾病控制率30%相比，疾病控制率80%时其他专业医生的效用值最高（$\beta = 4.139$，$P < 0.001$），远高于中医学专业医生（$\beta = 2.222$，$P < 0.001$）；恶心呕吐这一属性对于中医学专业医生偏好有较大影响，恶心呕吐轻微对中医学专业医生的效用获益仅次于疾病控制率达80%（$\beta = 2.066$，$P < 0.001$），但是低于临床医学和其他专业背景的医生；而毒副反应发生率对于中医学专业医生决策的影响较小，相较于其他两个属性的影响水平也更低。此外，患者每月自付费用可能对各类医学教育背景的医生都不会产生影响，结果显示均不具有显著的统计学意义。

不同专业教育背景的医生对中药注射剂抗肿瘤治疗中不同属性的偏好程度有所差异。根据分析结果可以看出，恶心呕吐属性的水平提升时临床医学专业医生的效用获益普遍高于中医学和其他专业的医生，而疾病控制率属性的水平提升时其他专业医生产生更显著的效用获益（其他专业：$\beta = 4.139$，$P < 0.001$；中医学：$\beta = 2.222$，$P < 0.001$；临床医学：$\beta = 3.329$，$P < 0.001$）。

七 不同工作总年限医生偏好及支付意愿分析

工作总年限在10年以下医生的偏好结果方面，相比疾病控制率30%，当疾病控制率为80%时医生的效用获益最高（$\beta = 2.731$，$P < 0.001$），而疾病控制率为55%时医生的效用获益较低（$\beta = 1.378$，$P < 0.001$）；恶心

表 5-14　　　　　　　亚组分析结果：最高学历专业

属性	临床医学专业				中医学专业				其他专业			
	回归系数	标准误	标准差	标准误	回归系数	标准误	标准差	标准误	回归系数	标准误	标准差	标准误
疾病控制率：55%	1.667***	0.507	0.074	0.713	1.093***	0.134	0.009	0.190	1.889***	0.502	0.0187	0.620
疾病控制率：80%	3.329***	0.928	1.904**	0.812	2.222***	0.213	1.240***	0.197	4.139***	1.206	2.295***	0.736
恶心呕吐严重	2.433***	0.726	0.004	0.679	0.911***	0.176	0.006	0.217	1.391**	0.594	0.338	0.620
恶心呕吐中等	2.749***	0.743	0.346	1.404	1.999***	0.203	0.113	0.703	2.470***	0.756	0.642	1.093
恶心呕吐轻微	3.310***	0.874	0.081	1.360	2.066***	0.199	0.059	0.508	2.676***	0.930	2.303**	1.022
毒副反应发生率中	0.541	0.433	0.003	0.759	0.487***	0.126	0.005	0.188	1.424***	0.424	0.034	0.914
毒副反应发生率低	-0.194	0.432	0.004	0.650	0.738***	0.145	0.707***	0.213	1.775***	0.574	0.817	0.647
每月自付费用	-0.000063	0.000084	0.000238	0.000116	-0.000015	0.0000218	0.0000716	0.0000516	-0.000025	0.000066	0.000194	0.000100
样本量	18				125				42			
观测值	324				2250				756			
LR chi2 (8)	9.36				37.74				24.01			
Log likelihood	-62.505				-505.420				-138.939			
AIC	157.010				1042.841				309.878			
BIC	217.502				1134.340				383.927			

注：＊＊表示 P<0.01; ＊＊＊表示 P<0.001。

呕吐这一属性对于工作总年限 10 年以下医生的偏好也具有较大影响，恶心呕吐轻微时工作总年限 10 年以下医生的效用获益仅次于疾病控制率达 80%（$\beta=2.268$，$P<0.001$），相较于恶心呕吐非常严重，医生也偏向于将该反应减弱至中等水平（$\beta=2.270$，$P<0.001$）；毒副反应发生率对于医生决策的偏好影响较小，与毒副反应发生率高相比，中、低水平的毒副反应发生率时医生的效用获益较低（毒副反应发生率中：$\beta=0.759$，$P<0.001$；毒副反应发生率低：$\beta=1.031$，$P<0.001$），相较于其他两个属性的影响水平明显较低（见表 5-15）。

在偏好结果方面，工作总年限 10 年及以上的医生与工作总年限 10 年以下医生的偏好类型较为类似。与疾病控制率 30% 相比，疾病控制率 80% 时工作总年限 10 年及以上医生的效用获益最高（$\beta=2.288$，$P<0.001$），工作总年限 10 年以下医生的效用获益为 2.731（$P<0.001$）；恶心呕吐这一属性对于工作总年限 10 年及以上的医生偏好也有较大影响，恶心呕吐轻微时工作总年限 10 年及以上医生的效用获益仅次于疾病控制率达 80% 时（$\beta=2.002$，$P<0.001$）；毒副反应发生率对于工作总年限 10 年及以上医生决策的影响较小，相较于其他两个属性的影响水平也更低。此外，患者每月自付费用可能不会对工作总年限 10 年以下和工作总年限 10 年及以上的医生产生影响，结果显示不具有显著的统计学意义。

不同工作总年限时长的医生对中药注射剂抗肿瘤治疗中不同属性的偏好程度有所差异。根据分析结果可以看出，疾病控制率和恶心呕吐属性的水平提升时工作 10 年以下医生的效用获益普遍高于 10 年及以上的医生，其中，疾病控制率提升时工作总年限 10 年以下医生产生更高的效用获益（10 年以下：$\beta=2.731$，$P<0.001$；10 年及以上：$\beta=2.288$，$P<0.001$）。

八　不同聘用形式医生偏好及支付意愿分析

在该亚组中，本研究分别针对正式在编、合同聘任和退休返聘及其他三类聘用形式的医生开展了数据分析。

正式在编医生的偏好结果方面，相比疾病控制率 30%，当疾病控制率为 80% 时医生的效用获益最高（$\beta=2.248$，$P<0.001$），而疾病控制率为 55% 时医生的效用获益较低（$\beta=1.019$，$P<0.001$）；恶心呕吐这一属性对于正式在编医生的偏好也具有较大影响，恶心呕吐轻微时正式在编医生的效用获益仅次于疾病控制率达 80% 时（$\beta=1.831$，$P<0.001$），同时，

表 5-15　　亚组分析结果：工作总年限

属性	10年以下				10年及以上			
	回归系数	标准误	标准差	标准误	回归系数	标准误	标准差	标准误
疾病控制率：55%	1.378***	0.181	0.003	0.272	1.187***	0.167	0.024	0.234
疾病控制率：80%	2.731***	0.292	1.351***	0.256	2.288***	0.281	1.425***	0.259
恶心呕吐严重	1.182***	0.241	0.001	0.314	0.861***	0.227	-0.005	0.276
恶心呕吐中等	2.270***	0.273	0.439	0.514	1.782***	0.250	0.009	0.509
恶心呕吐轻微	2.268***	0.264	0.161	0.754	2.002***	0.268	0.796**	0.330
毒副反应发生率中	0.759***	0.158	0.007	0.353	0.496**	0.160	0.028	0.203
毒副反应发生率低	1.031***	0.185	0.647**	0.271	0.712***	0.184	0.628**	0.314
每月自付费用	-0.0000176	0.0000251	0.0000035	0.0000487	-0.0000291	0.0000342	0.002029***	0.0000465
样本量	97				88			
观测值	1746				1584			
LR chi2 (8)	25.53				41.00			
Log likelihood	-345.433				-372.520			
AIC	722.866				777.041			
BIC	810.308				862.924			

注：**表示 $P<0.01$；***表示 $P<0.001$。

正式在编医生也偏向于将恶心呕吐减弱至中等水平（$\beta = 1.745$，$P <$ 0.001）；而毒副反应发生率对于医生决策的偏好影响较小，与毒副反应发生率高相比，中水平的毒副反应发生率时医生的效用获益较低（$\beta = 0.411$，$P<0.001$），相较于其他两个属性的影响水平明显较低（见表 5–16）。

在偏好结果方面，合同聘任和退休返聘及其他聘用形式医生均与正式在编医生的偏好类型较为类似。与疾病控制率 30% 相比，疾病控制率 80% 时合同聘用医生的效用获益最高（$\beta = 3.560$，$P<0.001$），远高于退休返聘及其他聘用形式医生（$\beta = 2.181$，$P<0.001$）；恶心呕吐这一属性对于合同聘用医生偏好也有较大影响，恶心呕吐减弱至中等时合同聘用医生的效用获益仅次于疾病控制率达 80% 时（$\beta = 3.273$，$P<0.001$），高于正式在编和退休返聘及其他聘用形式的医生；而毒副反应发生率对于退休返聘及其他的医生决策的影响较小，相较于其他两个属性的影响水平也更低。此外，患者每月自付费用可能不会对各类聘用形式的医生产生影响，结果显示均不具有显著的统计学意义。

不同聘用形式的医生对中药注射剂抗肿瘤治疗中不同属性的偏好程度有所差异。根据分析结果可以看出，恶心呕吐属性水平提升时合同聘任医生的效用获益普遍高于正式在编医生和退休返聘及其他专业的医生（合同聘任：$\beta = 2.977$，$P<0.001$；正式在编：$\beta = 1.831$，$P<0.001$；退休返聘及其他：$\beta = 2.048$，$P<0.001$），而疾病控制率的提升亦是如此（合同聘任：$\beta = 3.560$，$P<0.001$；正式在编：$\beta = 2.248$，$P<0.001$；退休返聘及其他：$\beta = 2.181$，$P<0.001$）。

九　不同年均收入医生偏好及支付意愿分析

在该亚组中，本研究分别针对年均收入在 10 万元以下、10 万—20 万元和 20 万元及以上的医生开展了数据分析。

年均收入 10 万元以下医生的偏好结果方面，相比疾病控制率 30%，疾病控制率为 80% 时医生的效用获益最高（$\beta = 2.178$，$P<0.001$），而疾病控制率为 55% 时医生的效用获益较低（$\beta = 1.287$，$P<0.001$）；恶心呕吐这一属性对于年均收入 10 万元以下医生的偏好也具有较大影响，恶心呕吐减弱至轻微时年均收入 10 万元以下医生的效用获益仅次于疾病控制率达 80% 时（$\beta = 2.185$，$P<0.001$），同时，年均收入 10 万元以下医生也偏向于将该反应减弱至中等水平（$\beta = 1.796$，$P<0.001$）；而毒副反应发生率对年均收入 10 万元以下医生的决策偏好影响较小，与毒副反应发

表 5-16　　　　亚组分析结果：聘用形式

属性	正式在编				合同聘任				退休返聘及其他			
	回归系数	标准误	标准差	标准误	回归系数	标准误	标准差	标准误	回归系数	标准误	标准差	标准误
疾病控制率：55%	1.019***	0.151	0.0003	0.242	2.007***	0.373	0.021	0.428	1.199***	0.253	0.016	0.330
疾病控制率：80%	2.248***	0.264	1.323***	0.251	3.560***	0.623	1.842***	0.508	2.181***	0.380	1.212***	0.354
恶心呕吐严重	0.895***	0.209	0.011	0.227	1.369***	0.418	0.664	0.709	1.039**	0.330	0.003	0.389
恶心呕吐中等	1.745***	0.222	0.059	0.530	3.273***	0.615	0.549	0.977	1.571***	0.343	0.018	0.939
恶心呕吐轻微	1.831***	0.235	0.343	0.424	2.977***	0.540	0.985*	0.557	2.048***	0.364	0.026	1.055
毒副反应发生率中	0.411***	0.148	0.003	0.205	1.113***	0.288	0.069	0.570	0.594***	0.234	0.006	0.351
毒副反应发生率低	0.448***	0.158	0.327	0.404	1.655***	0.357	1.066**	0.419	0.897***	0.283	0.866	0.355
每月自付费用	-0.000028	0.0000278	0.0001312	0.0000438	-0.000006	0.0000435	0.0000607	0.0001604	-0.000034	0.0000387	0.000001	0.0001544
样本量	88				62				35			
观测值	1584				1116				630			
LR chi2 (8)	27.62				21.77				12.67			
Log likelihood	-369.614				-199.358				-143.248			
AIC	771.228				430.716				318.497			
BIC	857.111				510.996				389.629			

注：* 表示 $P<0.05$；** 表示 $P<0.01$；*** 表示 $P<0.001$。

生率高相比，中水平的发生率时医生的效用获益较低（$\beta = 0.907$，$P < 0.001$），相较于其他两个属性的影响水平明显较低（见表 5-17）。

在偏好结果方面，年均收入在 10 万—20 万元和年均收入 20 万元及以上医生均与 10 万元以下医生的偏好类型较为类似。相较疾病控制率 30%，疾病控制率为 80% 时年收入 20 万元及以上医生的效用获益最高（$\beta = 4.015$，$P < 0.001$），远高于年收入 10 万—20 万元医生（$\beta = 2.323$，$P < 0.001$）；恶心呕吐这一属性对于年收入 10 万—20 万元医生偏好也有较大影响，恶心呕吐轻微时年收入 10 万—20 万元医生的效用获益仅次于疾病控制率达 80% 时（$\beta = 2.008$，$P < 0.001$），而毒副反应发生率对于年收入 10 万—20 万元医生决策偏好的影响较小，相较于其他两个属性的影响水平也更低。此外，患者每月自付费用可能仅对年均收入在 10 万元以下的医生产生影响，其余两个亚组的分析结果显示均不具有显著的统计学意义。

不同年均收入的医生对中药注射剂抗肿瘤治疗中不同属性的偏好程度有所差异。根据分析结果可以看出，恶心呕吐属性的水平提升时收入在 20 万元及以上医生的效用获益普遍高于 10 万元以下和 10 万—20 万元的医生，而疾病控制率提升时年均收入在 20 万元及以上的医生具有更显著的效用获益（20 万元及以上：$\beta = 4.015$，$P < 0.001$；10 万元以下：$\beta = 2.178$，$P < 0.001$；10 万—20 万元：$\beta = 2.323$，$P < 0.001$）。

结合亚组分析的结果可知，不同年均收入的医生中仅有 10 万元以下的医生受到每月患者自付费用的影响，年均收入在 10 万—20 万元以及年均收入在 20 万元及以上的医生的结果不具有显著的统计学意义。年均收入在 10 万元以下的医生愿意患者为疾病控制率和恶心呕吐的改善让患者付出更高的费用，其中疾病控制率由 30% 提高至 80% 时要支付 36742.19元，而恶心呕吐从严重降至轻微时医生愿意患者支付 36861.30 元，相较于这两种属性，年均收入在 10 万元以下的医生对于毒副反应发生率降低的支付意愿则较低。

十　是否为行业学会/协会的医生偏好及支付意愿分析

无行业学会/协会相关职务医生的偏好结果方面，恶心呕吐这一属性对于无行业学会/协会相关职务医生的偏好具有较大影响，当恶心呕吐轻微时无相关职务医生的效用获益仅略高于疾病控制率达 80% 时（$\beta = 2.264$，$P < 0.001$），相较于恶心呕吐非常严重，医生也偏向于将该反应减

表 5-17　　　　　亚组分析结果：年均收入

属性	10万元以下				10万—20万元				20万元及以上			
	回归系数	标准误	标准差	标准误	回归系数	标准误	标准差	标准误	回归系数	标准误	标准差	标准误
疾病控制率：55%	1.287***	0.217	0.001	0.297	1.040***	0.160	0.016	0.273	2.020***	0.409	0.016	0.424
疾病控制率：80%	2.178***	0.287	1.063***	0.262	2.323***	0.290	1.401***	0.269	4.015***	0.840	1.90***	0.643
恶心呕吐严重	1.084***	0.264	0.047	0.408	0.894***	0.219	0.007	0.227	1.453***	0.555	0.082	0.806
恶心呕吐中等	1.796***	0.277	0.248	0.957	2.119***	0.260	0.037	0.754	2.368***	0.595	0.045	1.58
恶心呕吐轻微	2.185***	0.290	0.034	0.802	2.008**	0.267	0.776**	0.355	2.596***	0.637	0.828	0.652
毒副反应发生率中	0.907***	0.186	0.011	0.333	0.326**	0.158	0.001	0.201	0.694**	0.320	0.005	1.624
毒副反应发生率低	1.126***	0.198	0.463	0.388	0.424**	0.172	0.592*	0.305	1.448***	0.506	1.115*	0.603
每月自付费用	-0.0000593**	0.0000288	0.0000035	0.0000717	0.0000187	0.0000375	0.0000527	0.0000892	-0.000043	0.0000759	0.0003486***	0.0001034
样本量	64				81				40			
观测值	1152				1458				720			
LR chi2 (8)	11.26				30.30				25.73			
Log likelihood	-236.465				-335.854				-135.532			
AIC	504.930				703.709				303.065			
BIC	585.718				788.266				376.333			

注：* 表示 $P<0.05$；** 表示 $P<0.01$；*** 表示 $P<0.001$。

表 5-18

亚组支付意愿结果：年均收入

属性	10万元以下			10万—20万元			20万元及以上		
	支付意愿（元）	置信区间		支付意愿（元）	置信区间		支付意愿（元）	置信区间	
疾病控制率55%	21723.25	8340.13	116676.30	-55549.04	-457976.11	439354	46874.69	-371649.43	347137.24
疾病控制率80%	36742.19	14361.15	206887.76	-124054.63	-1014954.70	955336.15	93196.88	-749752.65	706575.32
恶心呕吐严重	18287.11	4986.80	99768.12	-47737.53	-395232.57	382869.26	33717.30	-264202.31	240970.16
恶心呕吐中等	30308.97	11248.60	165871.73	-113183.37	-922701.95	878685.96	54956.12	-431962.00	401833.09
恶心呕吐轻微	36861.30	14773.25	203104.60	-107247.59	-877465.27	86020.00	60248.39	-474395.49	441433.31
毒副反应发生率中	15309.64	4911.64	83357.68	-17423.95	-148281.8	138245.31	16117.57	-135862.00	122659.00
毒副反应发生率低	18997.93	6894.96	101980.83	-22653.16	-189561.97	181147.59	33607.16	-255988.04	248056.37

弱至中等水平（$\beta = 2.088$，$P < 0.001$）；相比疾病控制率 30%，当疾病控制率为 80% 时医生的效用获益也较高（$\beta = 2.260$，$P < 0.001$），而疾病控制率为 55% 时医生的效用获益较低（$\beta = 1.158$，$P < 0.001$）；而毒副反应发生率对于医生决策的偏好影响较小，与毒副反应发生率高相比，中、低水平的发生率时医生的效用获益较低（毒副反应发生率中：$\beta = 0.644$，$P < 0.001$；毒副反应发生率低：$\beta = 0.803$，$P < 0.001$），相较于其他两个属性的影响水平明显较低（见表 5-19）。

在偏好结果方面，有行业学会/协会相关职务的医生与没有相关职务医生的偏好类型较为类似。与疾病控制率 30% 相比，疾病控制率 80% 时行业学会/协会相关职务的医生效用获益最高（$\beta = 3.213$，$P < 0.001$），高于无相关职务的医生（$\beta = 2.260$，$P < 0.001$）；恶心呕吐这一属性对于有行业学会/协会相关职务的医生偏好也有较大影响，当恶心呕吐中等时行业学会/协会相关职务医生的效用获益仅次于疾病控制率达 80% 时（$\beta = 1.868$，$P < 0.001$）；而毒副反应发生率对于医生决策的影响较小，相较于其他两个属性的影响水平也更低。此外，患者每月自付费用可能对于是否担任行业学会/协会相关职务的医生均不产生影响，结果显示不具有显著的统计学意义。

不同行业学会/协会相关任职情况的医生对中药注射剂抗肿瘤治疗中不同属性的偏好程度有所差异。根据分析结果可以看出，疾病控制率水平提升时有相关行业职务医生的效用获益高于没有相关职务的医生，而恶心呕吐的改善时无行业学会/协会相关职务的医生具有更显著的效用获益。

十一　不同决策模式的医生偏好及支付意愿分析

医患共同决策模式医生的偏好结果方面，相比疾病控制率 30%，当疾病控制率为 80% 时医生的效用获益最高（$\beta = 2.290$，$P < 0.001$），而疾病控制率为 55% 时医生的效用获益较低（$\beta = 1.246$，$P < 0.001$）；恶心呕吐这一属性对于医患共同决策模式医生的决策偏好也具有较大影响，当恶心呕吐轻微时医患共同决策模式医生的效用获益仅次于疾病控制率达 80% 时（$\beta = 1.954$，$P < 0.001$），相较于恶心呕吐非常严重，医生也偏向于将该反应减弱至中等水平（$\beta = 1.944$，$P < 0.001$）；而毒副反应发生率对于医生决策的影响较小，与毒副反应发生率高相比，中、低水平的发生率时医生的效用获益较低（毒副反应发生率中：$\beta = 0.612$，$P < 0.001$；毒

表 5-19 亚组分析结果：行业学会/协会职务

属性	无行业学会/协会相关职务				有行业学会/协会相关职务			
	回归系数	标准误	标准差	标准误	回归系数	标准误	标准差	标准误
疾病控制率: 55%	1.158***	0.138	0.004	0.216	1.651***	0.256	0.029	0.307
疾病控制率: 80%	2.260***	0.221	1.330***	0.203	3.213***	0.435	1.483***	0.372
恶心呕吐严重	1.051***	0.185	0.002	0.198	0.934***	0.329	0.019	0.455
恶心呕吐中等	2.088***	0.209	0.160	0.700	1.868***	0.347	0.062	0.764
恶心呕吐轻微	2.264***	0.221	0.630**	0.278	1.814***	0.335	0.052	0.448
毒副反应发生率中	0.644***	0.130	0.004	0.203	0.578**	0.216	0.137	0.315
毒副反应发生率低	0.803***	0.144	0.642***	0.216	1.006***	0.279	0.779*	0.426
每月自付费用	-0.0000155	0.0000211	0.0000032	0.0000492	-0.0000298	0.0000543	0.0003011***	0.0000688
样本量	128				57			
观测值	2304				1026			
LR chi2 (8)	42.04				36.36			
Log likelihood	-504.075				-207.732			
AIC	1040.149				447.464			
BIC	1132.028				526.398			

注：* 表示 P<0.05；** 表示 P<0.01；*** 表示 P<0.001。

副反应发生率低：$\beta = 0.771$，$P < 0.001$），相较于其他两个属性的影响水平明显较低（见表 5-20）。

在偏好结果方面，医生决策模式的医生与医患共同决策模式的医生的属性偏好类型较为类似。与疾病控制率 30% 相比，疾病控制率 80% 时医生决策模式的医生的效用获益最高（$\beta = 3.064$，$P < 0.001$），高于医患共同决策模式的医生（$\beta = 2.290$，$P < 0.001$）；恶心呕吐这一属性对于医生决策模式的医生偏好也有较大影响，恶心呕吐轻微时医生决策模式的医生产生的效用获益仅次于疾病控制率达 80%（$\beta = 2.722$，$P < 0.001$）；而毒副反应发生率对于医生决策的影响较小，相较于其他两个属性的影响水平也更低。此外，患者每月自付费用可能对于不同决策模式的医生均不产生影响，结果显示不具有显著的统计学意义。

不同决策模式的医生对中药注射剂抗肿瘤治疗中不同属性的偏好程度有所差异。根据分析结果可以看出，疾病控制率和恶心呕吐属性水平提升时医生决策模式的医生效用获益普遍高于医患共同决策模式的医生。

十二 不同 SDM 得分的医生偏好及支付意愿分析

医患共同决策得分（SDM）小于 42 分医生的偏好结果方面，相比疾病控制率 30%，疾病控制率为 80% 时医生的效用获益最高（$\beta = 2.098$，$P < 0.001$），而疾病控制率为 55% 时医生的效用值较低（$\beta = 1.020$，$P < 0.001$）；恶心呕吐这一属性对于 SDM<42 的医生偏好也具有较大影响，当恶心呕吐轻微时 SDM<42 的医生的效用获益仅次于疾病控制率达 80% 时（$\beta = 1.786$，$P < 0.001$），同时，医生也偏向于将该反应减弱至中等水平（$\beta = 1.752$，$P < 0.001$）；而毒副反应发生率对于医生决策的偏好影响较小，与毒副反应发生率高相比，中水平的发生率时医生的效用获益较低（$\beta = 0.610$，$P < 0.001$），相较于其他两个属性的影响水平明显较低（见表 5-21）。

在偏好结果方面，医患共同决策得分 42 分及以上的医生与得分小于 42 分的医生的偏好类型较为类似。与疾病控制率 30% 相比，疾病控制率 80% 时 SMD ≥ 42 的医生的效用获益最高（$\beta = 2.976$，$P < 0.001$），高于 SDM<42 的医生（$\beta = 2.098$，$P < 0.001$）；而恶心呕吐这一属性对于 SDM ≥ 42 的医生偏好也有较大影响，恶心呕吐轻微时 SDM ≥ 42 的医生的效用获益仅次于疾病控制率达 80% 时（$\beta = 2.509$，$P < 0.001$）；相对而言，毒副反应发生率对于医生决策的影响较小，相较于其他两个属性的影响水

表5-20　　亚组分析结果：医患共同决策模式

属性	医患共同决策				医生决策			
	回归系数	标准误	标准差	标准误	回归系数	标准误	标准差	标准误
疾病控制率：55%	1.246***	0.134	0.016	0.174	1.164***	0.298	0.015	0.506
疾病控制率：80%	2.290***	0.217	1.326	0.198	3.064***	0.529	1.118**	0.442
恶心呕吐严重	0.930***	0.175	0.032	0.223	1.301***	0.429	0.0001	0.490
恶心呕吐中等	1.944***	0.198	0.278	0.455	2.046***	0.444	0.151	1.166
恶心呕吐轻微	1.954***	0.204	0.591**	0.296	2.722***	0.531	0.001	0.741
毒副反应发生率中	0.612***	0.122	0.003	0.167	0.709***	0.274	0.019	0.508
毒副反应发生率低	0.771***	0.136	0.538**	0.244	1.204***	0.357	1.024**	0.755
每月自付费用	-0.0000168	0.0000214	0.0001053	0.0000412	-0.0000599	0.0000462	0.0000237	0.0001511
样本量	145				36			
观测值	2610				648			
LR chi2（8）	44.82				5.54			
Log likelihood	-589.471				-114.156			
AIC	1210.943				260.313			
BIC	1304.816				331.895			

注：** 表示 $P<0.01$；*** 表示 $P<0.001$。

表5-21　　亚组分析结果：医患共同决策得分

属性	42分以下				42分及以上			
	回归系数	标准误	标准差	标准误	回归系数	标准误	标准差	标准误
疾病控制率：55%	1.020***	0.156	0.012	0.242	1.562***	0.191	0.009	0.243
疾病控制率：80%	2.098***	0.256	1.203***	0.251	2.976***	0.334	1.579***	0.272
恶心呕吐严重	0.991***	0.219	0.027	0.264	1.091***	0.246	0.032	0.303
恶心呕吐中等	1.752***	0.236	0.256	0.627	2.437***	0.305	0.140	0.453
恶心呕吐轻微	1.786***	0.244	0.595	0.375	2.509***	0.299	0.493	0.366
毒副反应发生率中	0.610***	0.150	0.017	0.253	0.577***	0.164	0.025	0.242
毒副反应发生率低	0.595***	0.166	0.464	0.328	1.096***	0.207	0.918***	0.258
每月自付费用	-0.0000229	0.0000263	0.0001054**	0.0000489	-0.0000091	0.0000292	0.0000834	0.0000597
样本量	88				97			
观测值	1584				1746			
LR chi2 (8)	21.24				41.61			
Log likelihood	-371.233				-350.109			
AIC	774.467				732.218			
BIC	860.350				819.660			

注：* * 表示 $P<0.01$；*** 表示 $P<0.001$。

平也更低。此外，患者每月自付费用可能对于不同医患共同决策得分的医生均不产生影响，结果显示不具有显著的统计学意义。

不同医患共同决策得分的医生对中药注射剂抗肿瘤治疗中不同属性的偏好程度有所差异。根据分析结果可以看出，恶心呕吐属性的水平提升时 SDM≥42 的医生效用获益普遍高于 SDM<42 的医生，而疾病控制率的提升也是如此。

第五节　医生对模拟方案的选择概率

研究同样沿用之前的参照水平作为基准，即疾病控制率 30%、恶心呕吐非常严重、毒副反应发生率高以及每月自付费用 9000 元，开展了对模拟方案的选择概率的研究和分析。具体方案及其选择概率见图 5-1。

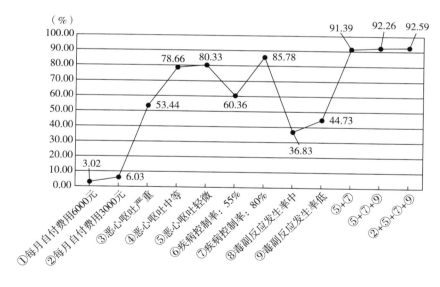

图 5-1　医生对模拟方案的选择概率（保持参照方案各基准条件不变）

如图 5-1 所示，若仅有单一属性发生改变，在基线条件下（疾病控制率 30%、恶心呕吐非常严重、毒副反应发生率高以及每月自付费用 9000 元）医生对于患者每月自付费用的降低选择概率较低，从 9000 元降至 6000 元和 3000 元时的选择概率依次仅为 3.02% 和 6.03%。能够随着单一属性变化而产生的较大效用获益的是恶心呕吐和疾病控制率，当恶心呕吐改善至轻微时，选择概率上升到 80.33%，而疾病控制率提高至 80% 时选择概率最高，达到了 85.78%。

而模拟方案结合了多个属性共同变化时，当恶心呕吐和疾病控制率两者均提升至最佳水平时医生对该模拟方案的选择概率大幅提高，上升至 91.39%；若再增加其他属性优化，如每月自付费用和毒副反应发生率，医生对于模拟方案的选择概率提升程度均相对有限，增幅仅为 2% 左右。

第六章 患者偏好及感知医患共同决策研究结果

第一节 患者人口学信息

调查对象（患者）基本特征方面，男性较多，占 53.89%，所有患者的平均年龄为 66 岁，其中男性患者的平均年龄为 67 岁，女性患者的平均年龄为 64 岁。是否本地常住人口以及户籍所在地方面，278 人为本地常住人口（80.12%），287 人为城市户籍（82.71%）。患者本人的教育程度方面，以初中以及高中（中专）居多，分别为 122 人（35.16%）和 124 人（35.73%），大专及以上学历为 67 人，占比 19.31%。患者家庭成员的教育程度方面，以大专及以上学历占比最多，为 278 人（80.12%）。职业方面，在职为 126 人（36.31%），离退休为 221 人（63.69%）。家庭年人均收入以 5 万—10 万元最多，为 113 人（32.56%）。

确诊的主要疾病方面，286 名患者疾病诊断为非小细胞肺癌（82.42%），27 名患者诊断为小细胞肺癌（7.78%）。肿瘤分期方面，I期（ⅠA 和 ⅠB）患者 91 人（26.22%），Ⅱ期（ⅡA 和 ⅡB）患者 48 人（13.83%），Ⅲ期（ⅢA 和 ⅢB）患者 66 人（19.02%），Ⅳ期患者 139 人（40.06%）。病程在 1 年内的患者居多，占 42.36%。治疗方式上，单纯中医药治疗的人数与西医治疗为主、中医药治疗为辅的人数相当，分别为 167 人（48.13%）和 170 人（48.99%）。西医治疗方式以化疗居多，为 104 人。是否参加医疗保险方面，187 名患者参加城镇职工医疗保险（53.89%）、59 名患者参加城乡居民医疗保险（17.00%）、97 名患者参加其他保险（27.95%）、4 名患者没有参加任何医疗保险（1.15%）。

此外，对于医学新技术临床使用的总体态度，以支持者居多，185 人表示非常支持（53.31%）、129 人比较支持（37.18%）。患者人口学基本信息详见表6-1。

表6-1 患者人口学基本信息

项目	例数	百分比（%）	项目	例数	百分比（%）
性别			>36个月	78	22.48
男	187	53.89	首次确诊是否本院		
女	160	46.11	是	121	34.87
年龄			否	226	65.13
40—49岁	17	4.90	对医学新技术临床使用的态度		
50—59岁	72	20.75	非常不支持	7	2.02
60—69岁	150	43.23	比较不支持	6	1.73
>69岁	108	31.12	一般	20	5.76
是否本地常住人口			比较支持	129	37.18
是	278	80.12	非常支持	185	53.31
否	69	19.88	治疗方式*		
户籍			纯中医治疗	167	48.13
农村	53	15.27	西医为主，中医为辅	170	48.99
城市	287	82.71	西医治疗无效，后采用中医治疗	9	2.59
其他	7	2.02	缺失值	1	0.30
确诊的主要疾病			西医治疗方式*		
非小细胞肺癌	286	82.42	化疗	104	29.97
小细胞肺癌	27	7.78	靶向治疗	46	13.26
其他	34	9.80	化疗+靶向治疗	27	7.78
肿瘤分期*			无（纯中医治疗）	167	48.13
Ⅰ期	91	26.22	缺失值	3	0.86
Ⅱ期	48	13.83	是否参加医疗保险		
Ⅲ期	66	19.02	没有参加医疗保险	4	1.15
Ⅳ期	139	40.06	城镇职工医疗保险	187	53.89
缺失值	3	0.86	城乡居民医疗保险	59	17.00
病程			其他保险	97	27.95
0—12个月	147	42.36	本人教育程度*		
13—24个月	79	22.77	小学及以下	32	9.22
25—36个月	43	12.39	初中	122	35.16

续表

项目	例数	百分比（%）	项目	例数	百分比（%）
高中（中专）	124	35.73	离退休	221	63.69
大专及以上	67	19.31	家庭年人均收入 *		
缺失值	2	0.58	5 万元及以下	64	18.44
家庭成员教育程度			5 万—10 万元	113	32.56
小学及以下	3	0.86	10 万—15 万元	90	25.94
初中	23	6.63	15 万元及以上	79	22.77
高中（中专）	43	12.39	缺失值	1	0.29
大专及以上	278	80.12			
职业					
在职	126	36.31			

注：* 表示样本存在缺失值。

第二节　患者视角下医患共同决策现状

一　患者视角下的医患共同决策与交流

患者视角下中药抗肿瘤治疗过程中的医患共同决策情况统计结果见表 6-2。基于患者自报数据，297 位（85.6%）患者就中药抗肿瘤过程中治疗方式的使用问题主动向医生表达过自己的需求或想法，其中 267 位（89.9%）患者认为自己主动表达的诉求大部分或完全得到了医生的解决，同时有 7 位（2.4%）患者认为自己的诉求完全没有得到解决。

表 6-2　　患者视角下中药抗肿瘤治疗过程中的医患决策与交流

变量名	频数（N=347）（部分指标有缺失）	百分比（%）
患者向医生主动表达过自己的诉求		
是	297	85.6
否	50	14.4
患者向医生主动表达的诉求是否得到解决		
完全没有得到	7	2.4

续表

变量名	频数（N=347） （部分指标有缺失）	百分比（%）
小部分得到	2	0.7
一般	21	7.1
大部分得到	150	50.5
完全得到	117	39.4
患者所偏好的技术使用决策模式		
患者主动决策	2	0.6
医患共同决策	313	90.2
患者被动决策	31	8.9
不清楚	1	0.3
患者所感知到的技术使用决策模式		
患者主动决策	2	0.6
医患共同决策	315	90.8
患者被动决策	29	8.4
不清楚	1	0.3
患者对于技术决策过程的满意度		
非常不满意	5	1.4
比较不满意	6	1.7
一般	10	2.9
比较满意	93	26.8
非常满意	233	67.1

关于中药抗肿瘤治疗过程中的决策模式，就患者偏好而言，313位（90.2%）患者偏好于医患共同决策，31位（8.9%）患者偏好于被动决策，2位（0.6%）患者偏好于主动决策；就患者感知而言，315位（90.8%）患者认为自己感知到的技术使用决策模式为医患共同决策，29位（8.4%）患者感知为患者被动决策，2位（0.6%）患者感知为患者主动决策；就患者对于医生技术决策过程的满意度而言，11位（3.1%）对于技术决策过程比较不满意或非常不满意，326位（93.9%）比较满意或非常满意。

二　患者参与临床决策的量表评价

1. 患者参与决策量表（SDM-Q-9）的信效度分析

本研究基于课题组前期已汉化的患者参与决策得分评价量表（Shard Decision Making-Qutionnaire-9 Iterm，SDM-Q-9）来检验和评估中药抗肿瘤治疗过程中患者参与临床决策的完整性和有效性。本节描述了汉化后患者参与决策量表的信效度检验结果。

（1）患者参与决策量表的信度检验。采用主成分分析法对决策量表的 9 个条目进行分析，分析结果显示，该量表 KMO＝0.904，Bartlett 球形检验 χ^2＝2680.038，df＝36，P < 0.001，适宜进行因子分析。最终根据因子分析结果显示，9 个条目提取了两个公因子，累计贡献率达到 78.98%，第一维度包含 1、2、3、4、5、8 这 6 个条目，第二维度包括 6、7、9 这 3 个条目，两个维度下量表 Cronbach α 系数分别为 0.932、0.910，这表明患者参与决策量表具有良好的信度。

（2）患者参与决策量表的效度检验。本研究的 SDM-Q-9 量表经因子分析共提取两个公因子。通过对量表进行实证效度检验，Spearman 相关性分析结果如表 6-3 所示，该表对 SDM-Q-9 量表 9 个条目之间的相关性进行分析，发现 9 个条目均具有两两的相关性（P<0.01），表明该量表具有很好的实证效度，能一定程度上代表本研究对于患者在中药抗肿瘤治疗过程中参与临床决策程度的测量。

2. SDM-Q-9 量表的评估结果

对于中药抗肿瘤治疗过程中的 SDM-Q-9 量表得分，采用了 Likert 五分量表法赋值计算，得到各个条目得分及量表总得分，数据分析结果见表 6-4。为简化结果呈现，在表中，将"非常不同意"和"比较不同意"均归为"不同意"，而"比较同意"和"非常同意"均归为"同意"。从表中可见，大约 81% 以上的患者同意 9 个条目中的内容，而 9 个条目的平均得分在 4.22—4.47，高于医生参与决策量表平均得分，这显示多数的患者与医生之间存在良好的沟通，并已参与到临床治疗决策当中。

SDM-Q-9 量表总得分为 39.42±6.621，极小值为 9，极大值为 45，填满所有 9 条目的有效样本量为 347。以 SDM-Q-9 总得分为指标，以 K-均值聚类分析方法按二分类进行样本聚类，结果见表 6-5，其中得到新的二分类变量 QCL-患者。284 位（81.8%）患者的患者参与决策得分为"高"，这说明超过 4/5 的患者在中药抗肿瘤治疗过程中临床决策的参与

程度较高，然而同时有 63 位（18.2%）患者的患者参与决策得分为
"低"，说明仍有少部分患者认为自身参与决策不够充足。

表 6-3　　　患者参与决策量表（SDM-Q-9）各条目的相关性分析

	1	2	3	4	5	6	7	8	9
1	1.00								
2	0.82**	1.00							
3	0.60**	0.60**	1.00						
4	0.63**	0.64**	0.55**	1.00					
5	0.59**	0.60**	0.52**	0.68**	1.00				
6	0.44**	0.46**	0.50**	0.54**	0.62**	1.00			
7	0.48**	0.52**	0.52**	0.52**	0.58**	0.77**	1.00		
8	0.60**	0.61**	0.57**	0.61**	0.60**	0.54**	0.57**	1.00	
9	0.53**	0.52**	0.52**	0.60**	0.59**	0.68**	0.67**	0.64**	1.00

注：**表示 $P<0.01$。该量表 9 条目的具体内容如下：
1：医生告诉过我，对于治疗我所患病可供选择的技术/药品；
2：医生向我解释了不同技术/药品的优势与劣势；
3：对于治疗方式的所有相关信息，医生都清楚地向我说明白，我能很好地理解；
4：医生询问过我，更倾向选择哪项技术/药品；
5：我与医生一起权衡过不同技术/药品的利弊；
6：我与医生共同决定了最终使用的中药注射剂；
7：我与医生对具体如何应用该种中药注射剂达成了共识；
8：医生鼓励我参与疾病诊断/治疗技术/药品的选择；
9：在中药注射剂的选择过程中，我与医生有充分的交流时间。

表 6-4　中药抗肿瘤治疗过程中的患者参与决策（基于 SDM-Q-9 量表）

患者参与决策条目	不同意（%）	一般（%）	同意（%）	得分（N=347）均值±标准差
1 医生告诉过我，对于治疗我所患病可供选择的技术/药品	3.2	8.1	88.8	4.42±0.827
2 医生向我解释了不同技术/药品的优势与劣势	3.7	8.6	87.6	4.41±0.864
3 对于治疗方式的所有相关信息，医生都清楚地向我说明白，我能很好地理解	2.9	6.1	91.1	4.47±0.805
4 医生询问过我，更倾向选择哪项技术/药品	3.2	8.6	88.2	4.44±0.836
5 我与医生一起权衡过不同技术/药品的利弊	4.0	10.1	85.9	4.34±0.879

续表

患者参与决策条目	不同意（%）	一般（%）	同意（%）	得分（N=347）均值±标准差
6 我与医生共同决定了最终使用的中药注射剂	8.6	9.8	81.6	4.22±1.105
7 我与医生对具体如何应用该种中药注射剂达成了共识	6.9	10.7	82.4	4.27±1.035
8 医生鼓励我参与疾病诊断/治疗技术/药品的选择	3.7	6.9	89.3	4.46±0.847
9 在中药注射剂的选择过程中，我与医生有充分的交流时间	5.5	9.2	85.3	4.39±0.971
SDM-Q-9 量表总得分	—	—	—	39.42±6.621

表6-5　　　　　SDM-Q-9 量表得分的二分类聚类结果

项目	QCL-患者（分类）	
	低（分类1）	高（分类2）
SDM-Q-9 量表总得分（均值±标准差）	28.78±7.142	41.78±3.409
例数	63	284
构成比（%）	18.2	81.8

第三节　中药注射剂抗肿瘤患者的生命质量

本节采用 EQ-5D-5L 量表[①]对中药注射剂抗肿瘤患者的生命质量和其影响因素进行探究。欧洲五维健康量表（EuroQoL Five-dimension Questionnaire，EQ-5D）由欧洲生命质量小组于 20 世纪 80 年代研发制成，是为了给全球范围内提供一个简洁的，可用于描述、比较和测量不同疾病患者健康状况，并由调查对象自我完成的通用型量表。该量表主要由一个健康状况的描述体系和一个健康相关生命质量的整体指标（EQ-VAS）组成。这个描述体系包含五个维度，分别是行动能力、自我照顾、日常活动、疼痛或不舒服和焦虑或抑郁，它还可以通过应用从普通人群中得

---

① Luo N，Li M，Liu G G，et al.，"Developing the Chinese Version of the New 5-level EQ-5D Descriptive System: The Response Scaling Approach"，*Qual Life Res*，Vol. 22，No. 4，2013，pp. 885-890.

到的健康价值体系转换为加权的健康指数（0—1），从而计算出该患者的生命质量。EQ-VAS 这个指标反映的是被调查者整体健康的自我评估。它是一个 20 厘米，范围是 0—100 分的直观视觉模拟标度尺，低端是 0 分，代表心目中最差的健康状态，顶端是 100 分，代表心目中最好的健康状态①。

EQ-5D-5L 量表包括 5 个水平，分别是没有任何困难、有轻微困难、有中等困难、有严重困难和有极其严重困难，可以表示 3125 种不同的健康状态。② 通过基于我国人群偏好的 EQ-5D-5L 效用值积分体系可将健康描述结果转换成分值在 -0.391—1.000 的数值③④⑤⑥，分值越高可视为人群的健康状态或生命质量越好。

一　EQ-5D-5L 量表各维度分布情况

采用 EQ-5D-5L 量表测量中药注射剂抗肿瘤患者的生命质量，5 个维度中"疼痛或不舒服"维度问题最为突出，201 人（57.93%）表现为"有问题"。患者在其他 4 个维度选择没有任何困难的比例均高于存在困难所占百分比，且没有困难的比例均超过 50%。在疼痛或不舒服维度上，选择有一点困难的百分比最高，为 48.13%，其次是没有任何困难的水平，比例为 42.07%，详见表 6-6。

二　中药注射剂抗肿瘤患者健康状态总体情况

EQ-5D 效用值最小值为 -0.201，最大值为 1.000，平均值为 0.851分。EQ-VAS 最小值为 20 分，最大值为 100 分，平均值为 76.729 分。

中药注射剂抗肿瘤患者不同亚组人群的 EQ-5D 效用值均分和 EQ-VAS 均分情况见表 6-7。年龄越大，中药注射剂抗肿瘤患者 EQ-5D 效用

① Brooks R, "EuroQol: The Current State of Play", *Health Policy*, Vol. 37, No. 1, 1996, pp. 53-72.

② Herdman M, Gudex C, Lloyd A, et al., "Development and Preliminary Testing of the New Five-level Version of EQ-5D (EQ-5D-5L)", *Qual Life Res*, Vol. 20, No. 10, 2011, pp. 1727-1736.

③ Luo N, Liu G, Li M, et al., "Estimating an EQ-5D-5L Value Set for China", *Value Health*, Vol. 20, No. 4, 2017, pp. 662-669.

④ 陈晴:《女性乳腺癌患者健康相关生命质量测评研究——以山东青岛某医院住院患者为例》，硕士学位论文，山东大学，2019 年。

⑤ 刘笑晗:《山东省住院医师规范化培训学员健康相关生命质量研究》，硕士学位论文，山东大学，2020 年。

⑥ 吴怡、韩相如、钱东福等:《江苏省农村老年慢性病患者生命质量研究》，《医学与社会》2020 年第 12 期。

值和 EQ-VAS 越低。农村中药注射剂抗肿瘤患者的效用值和自评得分均高于城市患者。从肿瘤临床分期来看，IV期患者的健康效用值与 VAS 得分最低，分别为 0.799 分和 71.791 分。由于健康效用值和 VAS 得分均不符合正态分布，且进行正态转化结果不甚理想，因此我们采用 Mann-Whitney U 或 Kruskal-Wallis 方法进行亚组分析，结果显示中药注射剂抗肿瘤患者的健康效用值仅在不同肿瘤分期之间的差异具有统计学意义（$P<0.05$）；VAS 得分在不同年龄、职业、肿瘤分期、治疗方式亚组之间的差异均具有统计学意义（$P<0.05$）。

表 6-6　　　中药注射剂抗肿瘤患者 EQ-5D-5L 量表五维度五
水平的分布情况

维度	没有任何困难		有一点困难		有中度困难		有严重困难		无法/非常困难	
	例数	百分比（%）	例数	百分比（%）	例数	百分比（%）	例数	百分比（%）	例数	百分比（%）
行动能力	230	66.28	89	25.65	18	5.19	7	2.02	3	0.86
自我照顾	271	78.10	54	15.56	16	4.61	4	1.15	2	0.58
日常活动	229	65.99	85	24.50	22	6.34	8	2.31	3	0.86
疼痛或不舒服	146	42.07	167	48.13	19	5.48	12	3.46	3	0.86
焦虑或沮丧	189	54.47	136	39.19	20	5.76	2	0.58	0	0.00

表 6-7　　　中药注射剂抗肿瘤患者健康效用值及自我评分情况

项目	例数	EQ-5D 效用值		P 值	EQ-VAS		P 值
		均数	标准差		均数	标准差	
性别				0.222			0.134
男	187	0.852	0.213		75.241	16.065	
女	160	0.850	0.180		78.469	13.456	
年龄				0.353			0.012
40—49 岁	17	0.869	0.162		82.353	13.360	
50—59 岁	72	0.866	0.196		79.097	14.299	
60—69 岁	150	0.861	0.193		77.153	15.451	
>69 岁	108	0.825	0.210		73.676	14.588	
户籍				0.087			0.078
农村	53	0.878	0.134		77.547	14.458	

续表

项目	例数	EQ-5D 效用值		P 值	EQ-VAS		P 值
		均数	标准差		均数	标准差	
城市	287	0.852	0.197		76.986	14.695	
其他	7	0.589	0.403		60.000	22.546	
教育程度				0.549			0.120
小学及以下	32	0.848	0.171		70.219	19.738	
初中	122	0.843	0.196		77.180	12.856	
高中（中专）	124	0.856	0.200		77.621	15.701	
大专及以上	67	0.864	0.210		77.716	14.259	
职业				0.066			0.001
在职	126	0.873	0.183		79.833	15.590	
离退休	221	0.839	0.205		74.959	14.366	
家庭年人均收入				0.113			0.409
5 万元及以下	64	0.855	0.169		77.891	16.519	
5 万元—10 万元	113	0.825	0.218		74.805	16.027	
10 万元—15 万元	90	0.868	0.218		77.856	14.447	
15 万元及以上	79	0.868	0.163		77.342	12.639	
患者参与的决策方式				0.219			0.372
患者主动决策	2	0.758	0.054		50.000	28.284	
医患共同决策	315	0.852	0.204		76.952	14.867	
医生主导决策	29	0.845	0.133		76.207	14.678	
不清楚	1	0.893			75.000		
是否参加医疗保险				0.064			0.288
没有参加医疗保险	4	0.864	0.095		86.250	17.576	
城镇职工医疗保险	187	0.861	0.208		75.706	15.261	
城乡居民医疗保险	59	0.836	0.146		77.085	14.898	
其他保险	97	0.841	0.211		78.093	14.369	
病程				0.930			0.598
0—12 个月	147	0.845	0.204		75.578	15.031	
13—24 个月	79	0.837	0.233		77.253	16.700	
25—36 个月	43	0.881	0.134		77.837	12.741	
>36 个月	78	0.861	0.179		77.756	14.317	

续表

项目	例数	EQ-5D 效用值		P 值	EQ-VAS		P 值
		均数	标准差		均数	标准差	
肿瘤分期				<0.001			<0.001
Ⅰ期	91	0.911	0.112		82.121	12.871	
Ⅱ期	48	0.870	0.227		79.479	13.258	
Ⅲ期	66	0.868	0.187		77.697	14.451	
Ⅳ期	139	0.799	0.224		71.791	15.700	
治疗方式				0.250			0.001
纯中医治疗	167	0.854	0.201		79.581	14.072	
西医为主，中医为辅	170	0.847	0.200		74.088	15.559	
西医治疗无效，后采用中医治疗	9	0.856	0.119		71.111	8.207	
合计	347	0.851	0.198		76.729	14.984	

三　中药注射剂抗肿瘤患者生命质量影响因素分析

将 EQ-5D-5L 效用值设为因变量，将性别、年龄、户籍、家庭年人均收入、教育程度、职业、肿瘤分期、治疗方式、病程等中药注射剂抗肿瘤患者的基本信息作为自变量进行研究，由于 EQ-5D 健康效用值的最大值为 1，且小于 1 的效用值是连续的，因此本研究选用 Tobit 回归模型进行分析，如表 6-8 所示，性别、年龄和肿瘤分期是 EQ-5D 健康效用值的影响因素；EQ-5D 健康效用值随着年龄的增加而降低，男性患者的健康效用值高于女性；和Ⅰ期患者相比，Ⅱ期、Ⅲ期和Ⅳ期患者的效用值较低。

表 6-8　　　　中药注射剂抗肿瘤患者生命质量影响因素分析

项目	类别	EQ-5D-5L 健康效用值		
		系数	标准误（SE）	P 值
性别	女（参考组）			
	男	0.0766	0.0299	0.011
年龄		-0.0035	0.0017	0.04

续表

项目	类别	EQ-5D-5L 健康效用值		
		系数	标准误（SE）	P 值
户籍	城市（参考组）			
	农村	0.0522	0.0430	0.225
	其他	−0.3886	0.1065	<0.001
教育程度	小学及以下（参考组）			
	初中	−0.0666	0.0540	0.218
	高中（中专）	−0.0375	0.0553	0.499
	大专及以上	−0.0553	0.0602	0.359
职业	在职（参考组）			
	离退休	−0.0279	0.0303	0.358
家庭年人均收入	5 万元及以下（参考组）			
	5 万—10 万元	−0.0231	0.0388	0.552
	10 万—15 万元	0.0598	0.0424	0.159
	15 万及以上	0.0414	0.0449	0.357
患者参与的决策方式	患者主动决策（参考组）			
	医患共同决策	0.1155	0.1663	0.488
	患者被动决策	0.0950	0.1707	0.578
	不清楚	0.1488	0.2871	0.605
是否参加医疗保险	没有参加医疗保险（参考组）			
	城镇职工医疗保险	0.0487	0.1185	0.681
	城乡居民医疗保险	−0.0067	0.1218	0.956
	其他保险	0.0348	0.1199	0.772
病程		0.0004	0.0005	0.376
肿瘤分期	Ⅰ期（参考组）			
	Ⅱ期	−0.0668	0.0453	0.141
	Ⅲ期	−0.0858	0.0447	0.056
	Ⅳ期	−0.1815	0.0385	<0.001

续表

项目	类别	EQ-5D-5L 健康效用值		
		系数	标准误（SE）	P 值
	纯中医治疗（参考组）			
治疗方式	西医为主，中医为辅	0.0167	0.0319	0.602
	西医治疗无效，后采用中医治疗	0.0862	0.0909	0.344
SDM-Q-9		-0.0019	0.0021	0.374
常数项		1.1317	0.2580	<0.001

第四节　患者对于中药注射剂抗肿瘤治疗的主效应模型及支付意愿结果

混合 Logit 模型下，AIC、BIC 数值分别为 2972.01、3079.84，根据模型选择准则，混合 Logit 模型更适合本研究。347 位受访者共生成 347×18=6246 个观测值。纳入的 4 个属性均具有显著的统计学意义，这也进一步表明本研究在属性确定阶段纳入的 4 个属性对中药注射剂抗肿瘤患者而言均具有重要意义。

对于偏好结果，相比疾病控制率为 30% 的治疗方式而言，疾病控制率达 80% 时患者的中医药治疗的效用获益最高（$\beta=2.585$，$P<0.001$）；由非常严重到轻微的恶心呕吐所带来的效用获益仅次于疾病控制率的改善（$\beta=1.525$，$P<0.001$）；毒副反应（血小板下降、白细胞减少及肝功能异常）发生率由高到低的变化也会对患者产生效用获益（$\beta=0.575$，$P<0.001$）。另外，通过主效应模型的支付意愿分析可以看出，将疾病控制率从 30% 提升至 80%，患者愿意支付 67971.3 元；其次由恶心呕吐非常严重变为轻微，患者愿意支付 40108.0 元；再者，毒副反应发生率由高到低，患者愿意支付 15111.6 元，详见表 6-9。

表6-9　混合 Logit 模型（N=347）患者对于中药注射剂抗肿瘤治疗的偏好主效应模型结果

	回归系数	标准误	标准差	标准误	支付意愿（元）	置信区间	
疾病控制率（参照：30%）							
疾病控制率 55%	1.220***	0.086	0.017	0.132	32073.6	15137.5	154742.3
疾病控制率 80%	2.585***	0.168	1.790***	0.163	67971.3	32168.0	330335.9
恶心呕吐（参照：非常严重）							
严重	0.651***	0.106	0.035	0.204	17114.9	7239.8	81265.4
中等	1.086***	0.109	0.316	0.327	28556.6	12909.0	138923.2
轻微	1.525***	0.126	0.719***	0.163	40108.0	18399.5	195362.8
毒副反应发生率（参照：高）							
中	0.380***	0.079	0.001	0.112	10001.9	3720.7	47602.8
低	0.575***	0.086	0.118	0.440	15111.6	6486.6	72003.4
每月自付费用	-0.000038*	0.0000172	0.0002142***	0.0000241			
样本量	347						
观测值	6246						
LR chi2 (8)	222.07						
Log likelihood	-1470.003						
AIC	2972.01						
BIC	3079.84						

注：* 表示 $P<0.05$；*** 表示 $P<0.001$。

第五节　患者对于中药注射剂抗肿瘤治疗的亚组分析结果

在主效应模型分析的基础上，考虑到患者偏好的可能影响因素，本研究纳入患者性别、户籍、是否本地常住人口、年龄、疾病名称、肿瘤分期、患病时间、治疗方式、参加的基本医疗保险类型、家庭成员的教育程度、是否在职、家庭年人均收入、对新技术的态度、患者 SDM 量表得分、患者偏好的决策模式、对医疗服务的满意度、患者生命质量效用值指标进行亚组分析。

一　不同性别患者偏好及支付意愿分析

在男性患者的偏好结果方面，相比疾病控制率 30%，疾病控制率达 80% 时男性患者的效用获益最高（$\beta=2.711$，$P<0.001$），疾病控制率达 55% 时男性患者的效用获益较低（$\beta=1.266$，$P<0.001$）；恶心呕吐这一属性对于男性患者的偏好也具有较大影响，恶心呕吐轻微时男性患者的效用获益仅次于疾病控制率达 80% 时（$\beta=1.575$，$P<0.001$），同时，男性患者也偏向于将该反应减弱至中等水平（$\beta=1.034$，$P<0.001$）；而毒副反应发生率对于患者决策的偏好影响较小，与毒副反应发生率高相比，中、低水平的发生率时患者的效用获益较低（毒副反应发生率中：$\beta=0.475$，$P<0.001$；毒副反应发生率低：$\beta=0.583$，$P<0.001$），相较于其他两个属性的影响水平明显较低。

在偏好结果方面，女性患者与男性患者的偏好类型较为类似。与疾病控制率 30% 相比，疾病控制率达 80% 时女性患者的效用获益最高（$\beta=2.615$，$P<0.001$）；恶心呕吐这一属性对于女性患者的偏好也有较大影响，当恶心呕吐轻微时女性患者的效用获益仅次于疾病控制率达 80% 时（$\beta=1.566$，$P<0.001$）；而毒副反应发生率对于女性患者决策的影响较小，相较于其他两个属性的影响水平也明显更低。此外，男性患者和女性患者对于患者每月自付费用均没有偏好，结果显示其没有显著的统计学意义。

不同性别的患者对中药注射剂抗肿瘤治疗中不同属性的偏好程度有所差异。根据分析结果可以看出，部分属性的水平提升时男性患者的效用获益普遍高于女性患者，例如：疾病控制率由参照水平提升到 80%时男性患者的效用获益（$\beta = 2.711$，$P<0.001$）高于女性患者（$\beta = 2.615$，$P<0.001$）；而恶心呕吐改善至轻微时女性患者具有更大的效用获益（男性：$\beta = 1.575$，$P<0.001$；女性：$\beta = 1.566$，$P<0.001$），详见表 6-10。

二　不同户籍地患者偏好及支付意愿分析

在户籍地为农村的患者偏好结果方面，相比疾病控制率 30%，当疾病控制率 80%时患者的效用获益最高（$\beta = 3.196$，$P<0.001$）；而恶心呕吐这一属性对于农村患者的偏好也具有较大影响，当恶心呕吐轻微时农村患者的效用获益仅次于疾病控制率达 80%时（$\beta = 1.482$，$P<0.001$）；而毒副反应发生率对于患者决策的偏好影响较小，与毒副反应发生率高相比，中、低水平的发生率时患者的效用获益较低（毒副反应发生率中：$\beta = 0.448$，$P<0.05$；毒副反应发生率低：$\beta = 0.625$，$P<0.01$），相较于其他两个属性的影响水平明显较低。

城市患者与农村患者的偏好类型较为类似，与疾病控制率 30%相比，疾病控制率为 80%时对于城市患者的效用获益最高（$\beta = 2.512$，$P<0.001$）；而恶心呕吐这一属性对于城市患者的偏好也有较大影响，恶心呕吐轻微时城市患者的效用获益（$\beta = 1.525$，$P<0.001$）仅次于疾病控制率达 80%时；而毒副反应发生率对于城市患者决策的影响较小，相较于其他两个属性的影响水平也明显更低。此外，农村患者和城市患者对于患者每月自付费用均没有偏好，结果显示其没有显著的统计学意义。

不同户籍地的患者对中药注射剂抗肿瘤治疗中不同属性的偏好程度有所差异。根据分析结果可以看出，部分属性的水平提升时农村患者的效用获益普遍高于城市患者，例如：疾病控制率由参照水平提升到 80%时农村患者的效用获益（$\beta = 3.196$；$P<0.001$）高于城市患者（$\beta = 2.512$；$P<0.001$）；恶心呕吐改善至轻微时城市患者的效用获益略高于农村患者（城市：$\beta = 1.525$，$P<0.001$；农村：$\beta = 1.482$，$P<0.001$），详见表 6-11。

三　不同居住地患者偏好及支付意愿分析

不同居住地患者的偏好结果如表 6-12 所示，本地常住人口与非本地常住人口在 4 个属性之间的排序相对较为一致，相比疾病控制率为 30%的治疗方式而言，疾病控制率为 80%时肿瘤患者的中医药治疗的效用获益最高（本地常住人口：$\beta = 2.643$，$P<0.001$；非本地常住人口：$\beta = 2.612$，

表6-10 不同性别患者偏好的混合 Logit 模型

属性	男性				女性			
	回归系数	标准误	标准差	标准误	回归系数	标准误	标准差	标准误
疾病控制率: 55%	1.266***	0.116	0.012	0.173	1.281***	0.135	0.076	0.250
疾病控制率: 80%	2.711***	0.238	1.835***	0.220	2.615***	0.257	1.856***	0.250
恶心呕吐: 严重	0.586***	0.148	0.037	0.327	0.805***	0.165	0.009	0.234
恶心呕吐: 中等	1.034***	0.150	0.125	0.349	1.229***	0.186	0.908***	0.275
恶心呕吐: 轻微	1.575***	0.172	0.681**	0.218	1.566***	0.196	0.818***	0.237
毒副反应发生率: 中	0.475***	0.110	0.024	0.167	0.308**	0.120	0.020	0.167
毒副反应发生率: 低	0.583***	0.121	0.372	0.249	0.653***	0.140	0.213	0.414
每月自付费用	-0.0000422	0.0000238	0.000214***	0.000033	-0.0000451	0.0000276	0.00024***	0.0000372
样本量	187				160			
观测值	3366				2880			
LR chi2 (8)	120.80				109.80			
Log likelihood	-780.35				-683.83			

注: ** 表示 P<0.01; *** 表示 P<0.001。

表6-11 不同户籍患者偏好的混合 Logit 模型

属性	农村				城市			
	回归系数	标准误	标准差	标准误	回归系数	标准误	标准差	标准误
疾病控制率：55%	1.398***	0.223	0.074	0.462	1.200***	0.094	0.010	0.140
疾病控制率：80%	3.196***	0.544	2.433***	0.508	2.512***	0.176	1.690***	0.173
恶心呕吐：严重	0.959***	0.295	0.014	0.377	0.600***	0.112	0.035	0.215
恶心呕吐：中等	1.143***	0.287	0.032	0.527	1.073***	0.118	0.399	0.316
恶心呕吐：轻微	1.482***	0.313	0.489	0.524	1.525***	0.134	0.761***	0.178
毒副反应发生率：中	0.448*	0.215	0.013	0.402	0.385***	0.087	0.001	0.120
毒副反应发生率：低	0.625**	0.219	0.091	0.700	0.574***	0.096	0.046	0.475
每月自付费用	-0.0000306	0.0000403	0.0001587**	0.0000579	-0.0000352	0.0000194	0.0002174***	0.0000271
样本量	53				287			
观测值	954				5166			
LR chi2 (8)	59.48				162.94			
Log likelihood	-203.65				-1230.11			

注：* 表示 P<0.05；** 表示 P<0.01；*** 表示 P<0.001。

第六章 患者偏好及感知医患共同决策研究结果 | 111

表6-12　　不同居住地患者偏好的混合 Logit 模型

属性	本地常住人口				非本地常住人口			
	回归系数	标准误	标准差	标准误	回归系数	标准误	标准差	标准误
疾病控制率: 55%	1.223***	0.093	0.008	0.149	1.381***	0.230	0.008	0.317
疾病控制率: 80%	2.643***	0.190	1.761***	0.178	2.612***	0.421	1.987***	0.413
恶心呕吐: 严重	0.686***	0.122	0.008	0.208	0.620*	0.255	0.190	0.620
恶心呕吐: 中等	1.137***	0.123	0.111	0.312	1.003***	0.292	1.137*	0.480
恶心呕吐: 轻微	1.581***	0.145	0.814***	0.179	1.578***	0.302	0.566	0.510
毒副反应发生率: 中	0.329***	0.087	0.017	0.138	0.654**	0.213	0.013	0.222
毒副反应发生率: 低	0.617***	0.096	0.290	0.241	0.502*	0.219	0.031	0.553
每月自付费用	-0.0000414*	0.0000191	0.000205***	0.0000265	-0.0000335	0.0000471	0.0002731***	0.0000639
样本量	278				69			
观测值	5004				1242			
LR chi2 (8)	164.25				62.57			
Log likelihood	-1167.37				-296.61			

注：* 表示 $P<0.05$；** 表示 $P<0.01$；*** 表示 $P<0.001$。

$P<0.001$）；由非常严重到轻微的恶心呕吐所带来的效用获益仅次于疾病控制率提升至80%（本地常住人口：$\beta=1.581$，$P<0.001$；非本地常住人口：$\beta=1.578$，$P<0.001$）；毒副反应（血小板下降、白细胞减少及肝功能异常）发生率由高到低的变化时本地常住患者效用获益更高（$\beta=0.617$，$P<0.001$），而毒副反应发生率由高到中等的变化时非本地常住患者的效用获益更高（$\beta=0.654$，$P<0.01$）。另外，本地常住患者对于每月自付费用有一定的偏好，结果显示有显著的统计学意义，而非本地居住患者的自付费用并无明显差异，详见表6-12。

根据亚组分析结果，本地常住患者在意每月自付费用，但支付意愿的数据结果则显示，本地常住患者对于提升疾病控制率、减少恶心呕吐和降低毒副反应发生率均较为在意，也愿意支付更多的费用来换取这些属性的改善。从结果可以看出，若将疾病控制率从30%提升至80%水平，本地常住患者愿意支付的费用高达63839.87元，对于恶心呕吐的不同程度减轻，愿意支付16561.86—38189.65元，对于毒副反应发生率的不同程度改善，愿意支付7934.66—14892.92元，如表6-13所示。

表6-13	不同居住地患者支付意愿				
属性	本地常住人口		非本地常住人口		
	支付意愿	置信区间	支付意愿	置信区间	
疾病控制率：55%	29531.47	13600.47 146298.24	41261.81	-362880.94 392774.65	
疾病控制率：80%	63839.87	29437.75 318476.81	78032.51	-685202.26 740897.55	
恶心呕吐：严重	16561.85	6563.49 81280.41	18511.35	-148699.88 176955.67	
恶心呕吐：中等	27460.43	11985.03 140078.76	29966.36	-271753.87 290925.83	
恶心呕吐：轻微	38189.65	16994.09 194102.81	47141.50	-402912.14 440402.30	
毒副反应发生率：中	7934.66	2215.19 38780.97	19529.32	-164074.27 190627.97	
毒副反应发生率：低	14892.92	6229.58 73558.38	15008.71	-128672.66 152780.54	

四　不同年龄患者偏好及支付意愿分析

不同年龄患者的偏好结果如表6-14所示，除毒副反应发生率外，年龄<60岁的患者与年龄≥60岁的患者在4个属性之间的排序相对较为一致。相比疾病控制率为30%的治疗方案而言，疾病控制率为80%时肿瘤患者的效用获益最高（年龄<60岁：$\beta=2.715$，$P<0.001$；年龄≥60岁：$\beta=$

表6-14 不同年龄患者偏好的混合 Logit 模型

属性	年龄<60 岁				年龄≥60 岁			
	回归系数	标准误	标准差	标准误	回归系数	标准误	标准差	标准误
疾病控制率: 55%	1.319***	0.182	0.002	0.330	1.211***	0.100	0.008	0.147
疾病控制率: 80%	2.715***	0.348	1.727***	0.320	2.598***	0.198	1.818***	0.188
恶心呕吐: 严重	0.761***	0.213	0.068	0.438	0.641***	0.126	0.032	0.217
恶心呕吐: 中等	1.348***	0.244	0.678	0.430	1.038***	0.127	0.198	0.562
恶心呕吐: 轻微	1.653***	0.261	0.797*	0.331	1.528***	0.147	0.683***	0.199
毒副反应发生率: 中	0.190	0.162	0.019	0.225	0.443***	0.092	0.002	0.133
毒副反应发生率: 低	0.317	0.169	0.040	0.361	0.666***	0.105	0.336	0.248
每月自付费用	-0.0000252	0.0000318	0.0001578***	0.0000463	-0.0000453*	0.0000208	0.0002321***	0.0000294
样本量	81				266			
观测值	1458				4788			
LR chi2 (8)	43.43				184.13			
Log likelihood	-337.30				-1127.53			

注: * 表示 $P < 0.05$; *** 表示 $P < 0.001$。

2.598，$P<0.001$）；恶心呕吐由非常严重减弱至轻微时患者产生的效用获益仅次于疾病控制率提升至80%（年龄<60岁：$\beta=1.653$，$P<0.001$；年龄≥60岁：$\beta=1.528$，$P<0.001$）；毒副反应（血小板下降、白细胞减少及肝功能异常）发生率由高到低的变化对年龄≥60岁的患者产生效用获益（$\beta=0.666$，$P<0.001$），而年龄<60岁的患者对于毒副反应发生率改善产生的效用获益并无显著差异。另外，年龄≥60岁患者对于每月自付费用有一定的偏好，结果显示有显著的统计学意义，而年龄<60岁的患者对自付费用并无明显差异，详见表6-14。

根据亚组分析结果显示，年龄≥60岁的患者关注每月患者自付的治疗费用，从支付意愿的数据结果则显示，年龄≥60岁患者对于提升疾病控制率、减少恶心呕吐和降低毒副反应发生率均较为在意，也愿意支付更多的费用来换取这些属性的改善。从结果可以看出，若将疾病控制率从30%提升至80%水平，年龄≥60岁患者愿意支付高达57321.54元，对于恶心呕吐的不同程度减轻，愿意支付14154.67—33723.51元，而对于不同程度的毒副反应发生率降低，意愿支付较少，为9777.29—14704.26元，如表6-15所示。

表6-15	不同年龄段患者支付意愿					
属性	年龄<60岁			年龄≥60岁		
	支付意愿	置信区间		支付意愿	置信区间	
疾病控制率：55%	52427.94	−439366.22	521858.16	26723.28	12353.06	130399.06
疾病控制率：80%	107865.39	−914366.08	1096665.10	57321.54	26688.34	286775.05
恶心呕吐：严重	30237.28	−251848.50	284102.03	14154.67	5387.18	68717.73
恶心呕吐：中等	53558.68	−462511.55	522376.57	22893.48	10077.93	113563.51
恶心呕吐：轻微	65685.35	−543089.87	643574.81	33723.51	15034.83	168822.09
毒副反应发生率：中	7537.67	−75407.47	82171.71	9777.29	3541.83	46954.83
毒副反应发生率：低	12602.97	−105788.08	131916.31	14704.26	6186.15	71773.52

五 不同疾病患者偏好及支付意愿分析

不同疾病患者的偏好结果如表6-16所示。相比疾病控制率为30%的治疗方式而言，疾病控制率为80%时肿瘤患者的中医药治疗的效用获益最高（非小细胞肺癌：$\beta=2.450$，$P<0.001$；小细胞肺癌：$\beta=1.440$，$P<$

0.001）；由非常严重到轻微的恶心呕吐所带来的效用获益仅次于疾病控制率提升至 80%（非小细胞肺癌：$\beta = 1.415$，$P < 0.001$；小细胞肺癌：$\beta = 0.979$，$P < 0.001$）；毒副反应（血小板下降、白细胞减少及肝功能异常）发生率由高到低的变化时非小细胞肺癌患者产生健康获益（$\beta = 0.517$，$P < 0.001$），而小细胞肺癌患者对于毒副反应发生率改善产生的效用获益并无显著差异。另外，小细胞肺癌患者对于每月自付费用有一定的偏好，结果显示有显著的统计学意义，而非小细胞肺癌患者对自付费用并无明显差异。

表 6-16　　　　　　　　所患不同疾病患者偏好的混合 Logit 模型

属性	非小细胞肺癌				小细胞肺癌（条件 Logit 模型）	
	回归系数	标准误	标准差	标准误	回归系数	标准误
疾病控制率: 55%	1.226***	0.116	-0.003	0.167	0.912***	0.231
疾病控制率: 80%	2.450***	0.215	1.714***	0.208	1.440***	0.360
恶心呕吐: 严重	0.641***	0.145	0.072	0.285	0.371	0.320
恶心呕吐: 中等	0.989***	0.148	0.370	0.364	1.083***	0.260
恶心呕吐: 轻微	1.415***	0.162	-0.538*	0.254	0.979**	0.359
毒副反应发生率: 中	0.371***	0.100	0.010	0.128	0.222	0.164
毒副反应发生率: 低	0.517***	0.111	0.296	0.383	0.358	0.190
每月自付费用	-0.0000428	0.0000221	0.0002159***	0.0000321	-0.000112*	0.0000543
样本量	212				26	
观测值	3816				468	
LR chi2（8）	133.51				69.45	
Log likelihood	-920.06				-122.31	

注：* 表示 $P < 0.05$；** 表示 $P < 0.01$；*** 表示 $P < 0.001$。

六　不同肿瘤分期患者偏好及支付意愿分析

不同肿瘤分期患者的偏好结果如表 6-17 所示，除毒副反应发生率外，不同肿瘤分期患者在 4 个属性之间的排序较为一致。疾病控制率由 30% 提升至 80% 对患者产生的效用获益最高（Ⅰ期：$\beta = 3.549$，$P < 0.001$；Ⅱ期：$\beta = 2.084$，$P < 0.001$；Ⅲ期：$\beta = 3.228$，$P < 0.001$；Ⅳ期：$\beta = 2.358$，$P < 0.001$）；其次，恶心呕吐由非常严重改善到轻微所产生的效用获益仅次于疾病控制率提升至 80%（Ⅰ期：$\beta = 2.125$，$P < 0.001$；Ⅱ期：$\beta = 1.278$，

表6-17　不同肿瘤分期患者偏好的混合 Logit 模型

属性	Ⅰ期				Ⅱ期			
	回归系数	标准误	标准差	标准误	回归系数	标准误	标准差	标准误
疾病控制率：55%	1.696***	0.253	0.004	0.293	1.021***	0.221	0.017	0.288
疾病控制率：80%	3.549***	0.550	2.078***	0.385	2.084***	0.402	1.522***	0.388
恶心呕吐：严重	1.012***	0.289	0.030	0.409	0.735*	0.305	0.075	0.528
恶心呕吐：中等	1.626***	0.344	1.043*	0.423	1.171***	0.327	0.939*	0.410
恶心呕吐：轻微	2.125***	0.370	1.216**	0.412	1.278***	0.334	0.838	0.459
毒副反应发生率：中	0.363*	0.182	0.022	0.287	0.722***	0.222	0.010	0.265
毒副反应发生率：低	0.840***	0.235	0.613	0.454	0.451	0.237	0.481	0.413
每月自付费用	-0.0000281	0.0000479	0.0003587***	0.0000736	-0.0000204	0.0000473	0.0002291***	0.0000686
样本量	91				48			
观测值	1638				864			
LR chi2 (8)	69.06				24.41			
Log likelihood	-356.22				-224.97			

续表

属性	Ⅲ期				Ⅳ期			
	回归系数	标准误	标准差	标准误	回归系数	标准误	标准差	标准误
疾病控制率：55%	1.517***	0.214	0.018	0.368	1.103***	0.123	0.022	0.234
疾病控制率：80%	3.228***	0.478	2.370***	0.478	2.358***	0.232	1.660***	0.229
恶心呕吐：严重	0.640*	0.283	0.148	0.642	0.590***	0.153	0.010	0.246
恶心呕吐：中等	1.023***	0.286	0.044	0.628	1.010***	0.161	0.066	0.763
恶心呕吐：轻微	1.513***	0.306	0.493	0.479	1.530***	0.179	0.602*	0.252
毒副反应发生率：中	0.498*	0.206	0.025	0.277	0.279*	0.119	0.013	0.179
毒副反应发生率：低	1.082***	0.264	0.385	0.435	0.428***	0.121	0.047	0.321
每月自付费用	-0.0000541	0.0000497	0.0002722***	0.0000599	-0.0000433	0.0000237	0.0001548***	0.0000346
样本量	66				139			
观测值	1188				2502			
LR chi2 (8)	67.92				75.38			
Log likelihood	-254.50				-602.28			

注：* 表示 $P<0.05$；** 表示 $P<0.01$；*** 表示 $P<0.001$。

$P<0.001$；Ⅲ期：$\beta=1.513$，$P<0.001$；Ⅳ期：$\beta=1.530$，$P<0.001$）；毒副反应（血小板下降、白细胞减少及肝功能异常）发生率由高到低的变化对患者产生较小的效用获益（Ⅰ期：$\beta=0.840$，$P<0.001$；Ⅲ期：$\beta=1.082$，$P<0.001$；Ⅳ期：$\beta=0.428$，$P<0.001$）。另外，不同肿瘤分期患者对于每月自付费用均没有明显的偏好差异，结果显示无显著的统计学意义。

七 不同患病时间患者偏好及支付意愿分析

不同患病时间患者的偏好结果如表6-18所示，除毒副反应发生率外，患病时间≤12个月与患病时间>12个月在4个属性之间的排序相对较为一致。相比疾病控制率为30%的治疗方式而言，疾病控制率提升至80%对中药注射剂抗肿瘤患者产生的效用获益最高（患病时间≤12个月：$\beta=3.394$，$P<0.001$；患病时间>12个月：$\beta=2.190$，$P<0.001$）；由非常严重改善至轻微的恶心呕吐所带来的效用获益仅次于疾病控制率的改善（患病时间≤12个月：$\beta=1.729$，$P<0.001$；患病时间>12个月：$\beta=1.459$，$P<0.001$）；毒副反应（血小板下降、白细胞减少及肝功能异常）发生率由高到低的变化对不同患病时间的患者产生较小的效用获益（患病时间≤12个月：$\beta=0.561$，$P<0.001$；患病时间>12个月：$\beta=0.599$，$P<0.001$）。另外，不同患病时间患者对于每月自付费用均没有明显的偏好差异，结果显示无显著的统计学意义。

八 不同治疗方式患者偏好及支付意愿分析

不同治疗方式患者的偏好结果如表6-19所示，接受不同治疗方式的患者在4个属性之间的排序相对较为一致。相比疾病控制率为30%的治疗方式而言，疾病控制率80%对患者产生的效用获益最高（纯中医药治疗：$\beta=2.367$，$P<0.001$；西医治疗为主，中医药治疗为辅：$\beta=2.982$，$P<0.001$；西医治疗无效果，后采用中医药治疗：$\beta=1.876$，$P<0.05$）；由非常严重改善至轻微的恶心呕吐所带来的效用获益仅次于疾病控制率的提升（纯中医药治疗：$\beta=1.668$，$P<0.001$；西医治疗为主，中医药治疗为辅：$\beta=1.504$，$P<0.001$），而对于西医治疗无效果，后采用中医药治疗的患者，更偏好由非常严重改善至中等程度的恶心呕吐（$\beta=1.192$，$P<0.01$）；毒副反应（血小板下降、白细胞减少及肝功能异常）发生率由高到低的变化对纯中医药治疗患者及西医治疗为主，中医药治疗为辅的患者产生较小的效用获益（纯中医药治疗：$\beta=0.669$，$P<0.001$；西医治疗

第六章 患者偏好及感知医患共同决策研究结果 | 119

表6-18 不同患病时间患者偏好的混合 Logit 模型

属性	疾病≤12个月				疾病>12个月			
	回归系数	标准误	标准差	标准误	回归系数	标准误	标准差	标准误
疾病控制率：55%	1.536***	0.160	0.054	0.208	1.065***	0.106	0.019	0.175
疾病控制率：80%	3.394***	0.360	2.176***	0.328	2.190***	0.193	1.595***	0.188
恶心呕吐：严重	0.738***	0.199	0.012	0.373	0.628***	0.130	0.002	0.233
恶心呕吐：中等	1.307***	0.202	0.273	0.488	0.998***	0.138	0.462	0.297
恶心呕吐：轻微	1.729***	0.227	0.546	0.343	1.459***	0.155	0.805***	0.195
毒副反应发生率：中	0.514***	0.136	0.006	0.165	0.315***	0.099	0.014	0.161
毒副反应发生率：低	0.561***	0.152	0.443	0.319	0.599***	0.111	0.043	0.772
每月自付费用	−0.0000318	0.0000311	0.0002655***	0.0000458	−0.0000395	0.0000213	0.0001918***	0.00003
样本量	147				200			
观测值	2646				3600			
LR chi2 （8）	119.59				106.95			
Log likelihood	−563.35				−896.16			

注：*** 表示 $P < 0.001$。

表 6-19　不同治疗方式患者偏好的混合 Logit 模型

属性	纯中医药治疗				西医治疗为主，中医药治疗为辅				西医治疗无效果，后采用中医药治疗（条件 Logit 模型）	
	回归系数	标准误	标准差	标准误	回归系数	标准误	标准差	标准误	回归系数	标准误
疾病控制率：55%	1.181***	0.124	0.010	0.219	1.351***	0.125	0.021	0.194	0.948**	0.357
疾病控制率：80%	2.367***	0.227	1.497***	0.203	2.982***	0.276	2.138***	0.265	1.876*	0.801
恶心呕吐：严重	0.760***	0.158	0.065	0.301	0.576***	0.156	0.042	0.246	0.831	0.634
恶心呕吐：中等	1.238***	0.169	0.656**	0.240	0.986***	0.161	0.036	0.548	1.192**	0.408
恶心呕吐：轻微	1.668***	0.196	0.807***	0.225	1.504***	0.180	0.695**	0.238	0.915	0.594
毒副反应发生率：中	0.427***	0.112	0.017	0.158	0.350**	0.118	0.002	0.171	0.204	0.337
毒副反应发生率：低	0.669***	0.132	0.468	0.240	0.569***	0.127	0.160	0.295	-0.007	0.467
每月自付费用	-0.0000498*	0.0000238	0.0001938*	0.0000349	-0.0000327	0.000028	0.000257***	0.000036	-0.0000631	0.0000588
样本量	167				170				9	
观测值	3006				3060				162	
LR chi2 (8)	72.42				153.71				0.3086	
Log likelihood	-729.27				-692.56				-38.82	

注：* 表示 $P<0.05$；** 表示 $P<0.01$；*** 表示 $P<0.001$。

为主，中医药治疗为辅：$\beta=0.569$，$P<0.001$）。另外，纯中医药治疗患者对于每月自付费用有明显的偏好差异。

根据亚组分析结果显示，纯中医药治疗的患者更关注每月患者自付的治疗费用，从支付意愿的数据结果则显示，纯中医药治疗的患者对于提升疾病控制率、减少恶心呕吐和降低毒副反应发生率均较为在意，也愿意支付更多的费用来换取这些属性的改善。从结果可知，若将疾病控制率从 30% 提升至 80% 水平，纯中医药治疗的患者愿意支付高达47566.65 元，对于恶心呕吐的不同程度减轻，愿意支付 15264.92—33517.41 元，而对于不同程度的毒副反应发生率降低，意愿支付较少，为 8586.64—13448.31 元，如表 6-20 所示。

表 6-20　　　　　　　　　　不同治疗方式患者支付意愿

属性	纯中医药治疗		西医治疗为主，中医药治疗为辅		西医治疗无效果，后采用中医药治疗
	支付意愿	置信区间	支付意愿	置信区间	支付意愿
疾病控制率：55%	23726.23	10088.37　124940.96	41326.16	−373029.17　425120.06	15024.013
疾病控制率：80%	47566.65	20247.56　255467.25	91223.22	−812979.41　938106.16	29725.736
恶心呕吐：严重	15264.92	5172.77　80428.05	17618.31	−154544.01　181855.63	13171.626
恶心呕吐：中等	24890.98	9876.46　133059.10	30162.43	−279967.85　308321.97	18884.555
恶心呕吐：轻微	33517.41	13736.99　180543.02	46008.74	−424091.79　486152.18	14499.192
毒副反应发生率：中	8586.64	2128.67　43331.78	10708.64	−90222.80　117450.02	3238.1701
毒副反应发生率：低	13448.31	4789.67　70380.35	17412.36	−153852.08　186075.14	−112.45354

九　不同参保类型患者偏好及支付意愿分析

不同参保类型患者的偏好结果如表 6-21 所示，不同参保类型的患者在 4 个属性之间的排序相对较为一致。相比疾病控制率 30%，疾病控制率达 80% 时患者的中医药治疗产生的效用获益最高（城镇职工医保：$\beta=3.135$，$P<0.001$；城乡居民医保：$\beta=3.093$，$P<0.001$）；由非常严重到轻微的恶心呕吐所带来的效用获益仅次于疾病控制率的改善（城镇职工医保：$\beta=2.014$，$P<0.001$；城乡居民医保：$\beta=1.129$，$P<0.001$）；毒副反应（血小板下降、白细胞减少及肝功能异常）发生率由高到低的变化对患者产生较少的效用获益（城镇职工医保：$\beta=0.842$，$P<0.001$；城乡

表6-21 不同参保类型患者偏好的混合 Logit 模型

属性	城镇职工医保				城乡居民医保			
	回归系数	标准误	标准差	标准误	回归系数	标准误	标准差	标准误
疾病控制率: 55%	1.391***	0.135	0.026	0.193	1.486***	0.234	0.082	0.464
疾病控制率: 80%	3.135***	0.293	2.185***	0.274	3.093***	0.464	1.814***	0.370
恶心呕吐: 严重	0.946***	0.170	0.006	0.333	0.298	0.276	0.097	0.460
恶心呕吐: 中等	1.390***	0.181	0.403	0.316	0.667*	0.282	0.248	0.864
恶心呕吐: 轻微	2.014***	0.220	1.050***	0.243	1.129***	0.292	0.628	0.426
毒副反应发生率: 中	0.455***	0.120	0.010	0.183	0.500*	0.207	0.004	0.292
毒副反应发生率: 低	0.842***	0.137	0.273	0.296	0.699**	0.235	0.185	0.453
每月自付费用	-0.0000667*	0.0000284	0.0002765***	0.0000384	-0.0000227	0.0000614	0.0003888***	0.0000759
样本量	187				61			
观测值	3366				1098			
LR chi2 (8)	142.64				69.33			
Log likelihood	-732.14				-248.59			

注: *表示 P<0.05; **表示 P<0.01; ***表示 P<0.001。

居民医保：$\beta=0.699$，$P<0.01$）。另外，参加城镇职工医保的患者对于每月自付费用有明显的偏好。

根据亚组分析结果，参加城镇职工医保患者更关心每月自付费用，从支付意愿的数据结果则显示，参加城镇职工医保的患者对于提升疾病控制率、减少恶心呕吐和降低毒副反应发生率均较为在意，也愿意支付更多的费用来换取这些属性的改善。从结果可以看出，若将疾病控制率从30%提升至80%水平，参加城镇职工医保的患者愿意支付高达46969.44元，对于恶心呕吐的不同程度减轻，愿意支付14176.36—30174.12元，而对于不同程度的毒副反应发生率减轻，意愿支付较少，为6810.33—12615.92元，如表6-22所示。

表6-22　　　　　　　　　**不同参保类型患者支付意愿**

属性	城镇职工医疗保险			城乡居民医疗保险		
	支付意愿	置信区间		支付意愿	置信区间	
疾病控制率：55%	20838.18	10304.64	89865.67	65462.13	−342634.42	343154.94
疾病控制率：80%	46969.44	23106.00	204618.04	136194.71	−707781.17	703004.87
恶心呕吐：严重	14176.36	6208.58	60733.32	13145.33	−77138.71	82260.52
恶心呕吐：中等	20825.34	9665.61	92575.80	29365.24	−157270.27	157253.58
恶心呕吐：轻微	30174.12	14486.50	131576.32	49738.30	−260378.68	261597.79
毒副反应发生率：中	6810.33	2258.46	30283.14	22013.15	−115374.90	115088.79
毒副反应发生率：低	12615.92	5735.40	55308.12	30774.86	−159904.43	162669.29

十　不同家庭成员学历患者偏好及支付意愿分析

不同家庭成员最高学历的患者偏好结果如表6-23所示，不同家庭成员学历的患者在4个属性之间的排序相对较为一致。相比疾病控制率为30%的治疗方案而言，疾病控制率80%时肿瘤患者的中医药治疗产生的效用获益最高（高中及以下：$\beta=2.493$，$P<0.001$；大专及以上：$\beta=2.700$，$P<0.001$）；由非常严重到轻微的恶心呕吐所带来的效用获益仅次于疾病控制率的改善（高中及以下：$\beta=1.793$，$P<0.001$；大专及以上：$\beta=1.529$，$P<0.001$）；毒副反应（血小板下降、白细胞减少及肝功能异常）发生率由高到低的变化对家庭最高学历为大专及以上的患者产生效用获益（$\beta=0.664$，$P<0.001$），而家庭成员学历高中及以下的患者更关心

表6-23　不同家庭成员最高学历患者偏好的混合 Logit 模型

属性	高中及以下				大专及以上			
	回归系数	标准误	标准差	标准误	回归系数	标准误	标准差	标准误
疾病控制率：55%	1.329***	0.190	0.041	0.272	1.235***	0.099	0.033	0.155
疾病控制率：80%	2.493***	0.331	1.434***	0.300	2.700***	0.201	1.905	0.190
恶心呕吐：严重	0.864***	0.251	0.032	0.366	0.651***	0.121	0.017	0.256
恶心呕吐：中等	1.229***	0.245	0.114	0.453	1.104***	0.128	0.488	0.263
恶心呕吐：轻微	1.793***	0.303	0.815*	0.330	1.529***	0.143	0.724	0.191
毒副反应发生率：中	0.354*	0.169	0.068	0.443	0.396***	0.091	0.008	0.119
毒副反应发生率：低	0.333	0.192	0.653*	0.305	0.664***	0.102	0.187	0.251
每月自付费用	-0.0000435	0.0000318	0.0001067*	0.0000545	-0.0000431*	0.000021	0.000244	0.0000286
样本量	69				278			
观测值	1242				5004			
LR chi2 (8)	26.14				207			
Log likelihood	-292.57				-1169.86			

注: *表示 $P<0.05$; ***表示 $P<0.001$。

毒副反应发生率由高变为中等。另外，家庭成员学历为大专及以上的患者对于每月自付费用有明显的偏好差异。

根据亚组分析结果显示，家庭最高学历为大专及以上的患者更关心每月自付费用，从支付意愿的数据结果则显示，家庭最高学历为大专及以上的患者对于提升疾病控制率、减少恶心呕吐和降低毒副反应发生率均较为在意，也愿意支付更多的费用来换取这些属性的改善。从结果可以看出，若将疾病控制率从30%提升至80%水平，家庭成员最高学历为大专及以上的患者愿意支付高达62673.15元，对于恶心呕吐的不同程度减轻，愿意支付15106.97—35479.35元，而对于不同程度的毒副反应发生率下降，意愿支付较少，为9183.69—15399.12元，如表6-24所示。

表6-24　　　　　　不同家庭成员最高学历患者支付意愿

属性	高中及以下			大专及以上		
	支付意愿	置信区间		支付意愿	置信区间	
疾病控制率：55%	30526.75	−206499.79	323730.00	28661.11	11940.16	156876.18
疾病控制率：80%	57245.73	−399218.57	621908.27	62673.15	26205.71	347290.37
恶心呕吐：严重	19833.44	−128695.72	207421.88	15106.97	5141.02	83173.75
恶心呕吐：中等	28220.79	−182673.78	305103.72	25629.38	10002.00	145434.23
恶心呕吐：轻微	41180.87	−285328.67	437872.76	35479.35	14246.53	198262.19
毒副反应发生率：中	8121.47	−52304.68	82294.72	9183.69	2478.17	49193.50
毒副反应发生率：低	7649.21	−49251.34	82213.12	15399.12	5753.73	84940.14

十一　在职与否患者偏好及支付意愿分析

在职与否患者的偏好结果如表6-25所示，在职与离退休的患者在4个属性之间的排序相对较为一致。相比疾病控制率为30%的治疗方案而言，疾病控制率为80%对肿瘤患者产生的效用获益最高（在职：$\beta = 3.263$，$P<0.001$；离退休：$\beta = 2.374$，$P<0.001$）；由非常严重到轻微的恶心呕吐所带来的效用获益仅次于疾病控制率的改善（在职：$\beta = 1.992$，$P<0.001$；离退休：$\beta = 1.366$，$P<0.001$）；毒副反应（血小板下降、白细胞减少及肝功能异常）发生率由高到低的变化对患者产生较少的效用获益（在职：$\beta = 0.987$，$P<0.001$；离退休：$\beta = 0.462$，$P<0.001$）。另外，离退休患者对于每月自付费用有明显的偏好差异。

表6-25　　不同在职与否患者偏好的混合 Logit 模型

属性	在职				离退休			
	回归系数	标准误	标准差	标准误	回归系数	标准误	标准差	标准误
疾病控制率：55%	1.485***	0.157	0.005	0.287	1.144***	0.104	0.003	0.154
疾病控制率：80%	3.263***	0.348	2.123***	0.312	2.374***	0.197	1.699***	0.192
恶心呕吐：严重	1.044***	0.207	0.007	0.639	0.492***	0.128	0.011	0.203
恶心呕吐：中等	1.339***	0.219	0.023	0.393	1.024***	0.136	0.608*	0.244
恶心呕吐：轻微	1.992***	0.250	0.813**	0.291	1.366***	0.145	0.691***	0.211
毒副反应发生率：中	0.489***	0.147	0.013	0.183	0.342***	0.097	0.015	0.152
毒副反应发生率：低	0.987***	0.174	0.404	0.305	0.426***	0.104	0.131	0.301
每月自付费用	0.00000848	0.000032	0.000229***	0.0000417	-0.0000614**	0.0000215	0.0002138***	0.0000294
样本量	126				221			
观测值	2268				3978			
LR chi2（8）	90.96				137.52			
Log likelihood	-479.62				-976.75			

注：* 表示 $P<0.05$；** 表示 $P<0.01$；*** 表示 $P<0.001$。

根据亚组分析结果，离退休患者更关心每月自付费用，从支付意愿的数据结果则显示，离退休的患者对于提升疾病控制率、减少恶心呕吐和降低毒副反应发生率均较为在意，也愿意支付更多的费用来换取这些属性的改善。从结果可以看出，若将疾病控制率从30%提升至80%水平，离退休的患者愿意支付高达38651.68元，对于恶心呕吐的不同程度减轻，愿意支付8002.21—22240.97元，而对于不同程度的毒副反应发生率降低，意愿支付较少，为5563.12—6927.54元，如表6-26所示。

表 6-26　　　　　　　　　不同在职与否患者支付意愿

属性	在职		离退休	
	支付意愿	置信区间	支付意愿	置信区间
疾病控制率：55%	−175172.75	−693202.15　714934.53	18622.31	10645.74　57600.94
疾病控制率：80%	−384844.46	−1429301.90 1581407.70	38651.68	21968.46　122078.75
恶心呕吐：严重	−123120.98	−479413.55　507468.45	8002.21	3191.12　26306.47
恶心呕吐：中等	−157882.42	−612507.68　660476.63	16678.29	8925.00　52379.70
恶心呕吐：轻微	−234905.92	−926192.03　934168.32	22240.97	12297.32　69775.72
毒副反应发生率：中	−57658.95	−217822.72　233666.95	5563.12	2086.84　18113.07
毒副反应发生率：低	−116432.45	−456148.03　482736.86	6927.54	2995.55　22290.25

十二　不同家庭年人均收入患者偏好及支付意愿分析

不同家庭收入患者的偏好结果如表6-27所示。相比疾病控制率为30%的治疗方式而言，疾病控制率提升至80%对患者产生的效用获益最高（家庭年人均收入5万元以下：$\beta=2.535$，$P<0.001$；家庭年人均收入5万—15万元：$\beta=2.525$，$P<0.001$；家庭年人均收入15万元以上：$\beta=3.337$，$P<0.001$）；由非常严重到轻微的恶心呕吐所带来的效用获益仅次于疾病控制率的改善（家庭年人均收入5万元以下：$\beta=1.974$，$P<0.001$；家庭年人均收入5万—15万元：$\beta=1.253$，$P<0.001$；家庭年人均收入15万元以上：$\beta=2.394$，$P<0.001$）；毒副反应（血小板下降、白细胞减少及肝功能异常）发生率由高到低的变化对患者产生较少的效用获益（家庭年人均收入5万元以下：$\beta=1.111$，$P<0.001$；家庭年人均收入5万—15万元：$\beta=0.416$，$P<0.001$；家庭年人均收入15万元以上：$\beta=0.808$，$P<0.001$）。另外，家庭年人均收入为5万—15万元的患者对于每月自付费用有明显的偏好差异。

表6-27 不同家庭年人均收入患者偏好的混合 Logit 模型

属性	5万元以下				5万~15万元				15万元以上			
	回归系数	标准误	标准差	标准误	回归系数	标准误	标准差	标准误	回归系数	标准误	标准差	标准误
疾病控制率: 55%	1.355***	0.212	0.087	0.377	1.168***	0.109	0.002	0.165	1.449***	0.207	0.012	0.350
疾病控制率: 80%	2.535***	0.391	1.591***	0.351	2.525***	0.212	1.837***	0.210	3.377***	0.492	2.213***	0.411
恶心呕吐: 严重	1.200***	0.304	0.137	0.636	0.502***	0.133	0.011	0.240	0.913***	0.261	0.124	0.423
恶心呕吐: 中等	1.940***	0.331	0.203	0.630	0.808***	0.136	0.431	0.324	1.506***	0.296	0.020	0.927
恶心呕吐: 轻微	1.974***	0.361	1.200**	0.405	1.253***	0.147	0.546*	0.224	2.394***	0.367	0.765	0.502
毒副反应发生率: 中	0.497***	0.192	0.006	0.273	0.346***	0.102	0.013	0.144	0.388*	0.184	0.010	0.320
毒副反应发生率: 低	1.111***	0.248	0.469	0.401	0.416***	0.106	0.017	0.334	0.808***	0.219	0.502	0.473
每月自付费用	-0.000031	0.0000387	0.000169**	0.0000534	-0.0000686**	0.0000222	0.000211***	0.0000307	0.000468	0.0000492	0.0002995***	0.000066
样本量	64				203				79			
观测值	1152				3654				1422			
LR chi2 (8)	27.34				145.80				62.29			
Log likelihood	-262.61				-875.09				-307.26			

注: * 表示 $P<0.05$; ** 表示 $P<0.01$; *** 表示 $P<0.001$。

根据亚组分析结果显示，家庭年人均收入为 5 万—15 万元的患者更关注每月患者自付费用，从支付意愿的数据结果则显示，家庭年人均收入为 5 万—15 万元的患者对于提升疾病控制率、减少恶心呕吐和降低毒副反应发生率均较为在意，也愿意支付更多的费用来换取这些属性的改善。从结果可以看出，若将疾病控制率从 30% 提升至 80% 水平，家庭年人均收入为 5 万—15 万元的患者愿意支付高达 36788.64 元，对于恶心呕吐的不同程度减轻，愿意支付 7307.29—18253.20 元，对于不同程度的毒副反应发生率降低，意愿支付较少，为 5034.63—6056.07 元，如表 6-28 所示。

十三　对新技术持不同态度患者偏好及支付意愿分析

对新技术持不同态度患者的偏好结果如表 6-29 所示，患者在 4 个属性之间的排序相对较为一致。相比疾病控制率为 30% 的治疗方式而言，疾病控制率为 80% 对患者产生的效用获益最高（不支持：$\beta = 1.766$，$P < 0.001$；支持：$\beta = 2.775$，$P < 0.001$）；由非常严重到轻微的恶心呕吐所带来的效用获益仅次于疾病控制率的改善（不支持：$\beta = 1.449$，$P < 0.001$；支持：$\beta = 1.576$，$P < 0.001$）；毒副反应（血小板下降、白细胞减少及肝功能异常）发生率由高到低的变化对支持新技术的患者产生效用获益（$\beta = 0.667$，$P < 0.001$），而对不支持新技术的患者并无明显的效用获益。另外，无论是否支持新技术的患者，对于每月自付费用均无明显的偏好差异。

十四　不同 SDM-Q-9 得分患者偏好及支付意愿分析

不同 SDM-Q-9 得分的患者偏好结果如表 6-30 所示，患者在 4 个属性之间的排序相对较为一致。相比疾病控制率为 30% 的治疗方式而言，疾病控制率 80% 对患者产生的效用获益最高（SDM-Q-9 得分 ≤ 41 分：$\beta = 2.902$，$P < 0.001$；SDM-Q-9 得分 > 41 分：$\beta = 2.337$，$P < 0.001$）；由非常严重到轻微的恶心呕吐所带来的效用获益仅次于疾病控制率的改善（SDM-Q-9 得分 ≤ 41 分：$\beta = 1.416$，$P < 0.001$；SDM-Q-9 得分 > 41 分：$\beta = 1.642$，$P < 0.001$）；毒副反应（血小板下降、白细胞减少及肝功能异常）发生率由高到低的变化对患者产生较少的效用获益（SDM-Q-9 得分 ≤ 41 分：$\beta = 0.677$，$P < 0.001$；SDM-Q-9 得分 > 41 分：$\beta = 0.485$，$P < 0.001$）。此外，SDM-Q-9 得分较低的患者对于每月自付费用有明显的偏好差异。

表6-28 不同家庭年人均收入患者支付意愿

属性	5万元以下		5万—15万元		15万元以上	
	支付意愿	置信区间	支付意愿	置信区间	支付意愿	置信区间
疾病控制率：55%	43098.08	-371036.28 427844.41	17019.50	10120.02 46829.73	-30995.33	-303110.17 270742.73
疾病控制率：80%	80630.28	-702254.98 816587.65	36788.64	21651.09 102682.74	-72232.66	-698118.41 624996.81
恶心呕吐：严重	38172.37	-328088.86 367039.45	7307.29	3013.28 21224.42	-19539.67	-195254.85 167107.58
恶心呕吐：中等	61719.94	-551871.25 615684.86	11769.27	6152.31 33538.41	-32211.46	-312592.04 275321.61
恶心呕吐：轻微	62782.38	-547822.15 632227.09	18253.20	10317.28 51352.82	-51207.36	-502330.40 440243.44
毒副反应发生率：中	15794.32	-133596.55 148490.92	5034.63	1849.57 14807.06	-8294.30	-84529.68 73807.27
毒副反应发生率：低	35329.64	-299461.67 344062.11	6056.07	2551.80 18112.27	-17287.86	-172724.75 142995.44

表6-29 对新技术使用不同态度患者偏好的混合 Logit 模型

属性	不支持				支持			
	回归系数	标准误	标准差	标准误	回归系数	标准误	标准差	标准误
疾病控制率：55%	0.904***	0.242	0.005	0.470	1.294***	0.098	0.001	0.144
疾病控制率：80%	1.766***	0.350	0.849*	0.376	2.775***	0.199	1.928***	0.182
恶心呕吐：严重	0.179	0.316	0.013	0.526	0.732***	0.117	0.033	0.201
恶心呕吐：中等	1.443***	0.331	0.032	0.471	1.080***	0.122	0.539*	0.255
恶心呕吐：轻微	1.449***	0.359	0.729	0.555	1.576***	0.141	0.795***	0.175
毒副反应发生率：中	0.158	0.238	0.001	0.286	0.427***	0.087	0.014	0.129
毒副反应发生率：低	0.073	0.267	0.194	0.651	0.667***	0.097	0.223	0.273
每月自付费用	-0.0000889	0.0000675	0.0002987***	0.0000852	-0.0000328	0.000187	0.0002187***	0.0000274
样本量	33				314			

第六章 患者偏好及感知医患共同决策研究结果 | 131

续表

属性	不支持		支持		
	回归系数	标准误	回归系数	标准差	标准误
观测值	594		5652		
LR chi2 (8)	17.69		214.44		
Log likelihood	-150.38		-1306.11		

注：*表示 P<0.05；***表示 P< 0.001。

表6-30　不同 SDM-9 得分患者偏好的混合 Logit 模型

属性	SDM-Q-9得分≤41分				SDM-Q-9得分>41分			
	回归系数	标准误	标准差	标准误	回归系数	标准误	标准差	标准误
疾病控制率：55%	1.329***	0.127	0.029	0.245	1.138***	0.122	0.029	0.165
80%	2.902***	0.267	1.936***	0.261	2.337***	0.233	1.688	0.214
恶心呕吐：严重	0.693***	0.156	0.040	0.335	0.618***	0.149	0.038	0.237
恶心呕吐：中等	1.003***	0.155	0.293	0.461	1.185***	0.163	0.432	0.348
恶心呕吐：轻微	1.416***	0.178	0.746**	0.238	1.642***	0.186	0.681	0.244
毒副反应发生率：中	0.416***	0.116	0.017	0.165	0.346**	0.109	0.007	0.157
毒副反应发生率：低	0.677***	0.131	0.142	0.447	0.485***	0.116	0.200	0.467
每月自付费用	-0.0000611*	0.0000272	0.0002596***	0.0000369	-0.0000156	0.0000222	0.0001694	0.0000338
样本量	179				168			
观测值	3222				3024			
LR chi2 (8)	130.37				95.24			
Log likelihood	-728.84				-734.05			

注：*表示 P<0.05；**表示 P<0.01；***表示 P< 0.001。

根据亚组分析结果，SDM-Q-9 得分较低即医患共同决策参与度较低的患者更关心每月自付费用，从支付意愿的数据结果则显示，医患共同决策参与度较低的患者对于提升疾病控制率、减少恶心呕吐和降低毒副反应发生率均较为在意，也愿意支付更多的费用来换取这些属性的改善。从结果可以看出，若将疾病控制率从 30% 提升至 80% 水平，共同决策参与度较低的患者愿意支付高达 47535.20 元，对于恶心呕吐的不同程度减轻，愿意支付 11346.41—23187.67 元，而对于不同程度的毒副反应发生率降低，意愿支付较少，为 6805.77—11086.22 元，如表 6-31 所示。

表 6-31　　　　　　　　　　不同 SDM-9 得分患者支付意愿

属性	SDM-Q-9 得分≤41 分		SDM-Q-9 得分>41 分	
	支付意愿	置信区间	支付意愿	置信区间
疾病控制率：55%	21772.34	10242.03　101301.27	72979.83	−632149.50　714794.48
疾病控制率：80%	47535.20	22640.86　223294.29	149905.76	−1301226.30　1475269.40
恶心呕吐：严重	11346.41	4095.74　52410.23	39646.78	−322090.44　395322.52
恶心呕吐：中等	16430.10	6946.73　77940.00	76014.91	−648387.78　759707.85
恶心呕吐：轻微	23187.67	10362.04　108820.54	105353.43	−891234.98　1018617.80
毒副反应发生率：中	6805.77	1920.86　31611.95	22189.71	−178351.44　219330.21
毒副反应发生率：低	11086.22	4456.31　51138.17	31123.97	−251605.66　320867.67

十五　不同决策模式患者偏好及支付意愿分析

不同决策模式的患者偏好结果如表 6-32 所示，患者在 4 个属性之间的排序相对较为一致。相比疾病控制率为 30% 的治疗方式而言，疾病控制率提升至 80% 对患者产生的效用获益最高（医患共同决策：$\beta = 2.529$，$P<0.001$；医生主导决策：$\beta = 3.101$，$P<0.001$）；由非常严重减弱至轻微的恶心呕吐所带来的效用获益仅次于疾病控制率的改善（医患共同决策：$\beta = 1.489$，$P<0.001$；医生主导决策：$\beta = 2.139$，$P<0.001$）；毒副反应发生率由高到低的变化对医患共同决策模式的患者产生较小的效用获益（$\beta = 0.592$，$P<0.001$），而对于医生主导模式的患者而并没有显著的效用获益。另外，不同决策模式的患者对于每月自付费用无明显的偏好差异。

十六　不同服务满意度患者偏好及支付意愿分析

不同服务满意度的患者偏好结果如表 6-33 所示，患者在 4 个属性之

表6-32 不同决策模式的患者偏好的混合 Logit 模型

属性	医患共同决策				医生主导决策			
	回归系数	标准误	标准差	标准误	回归系数	标准误	标准差	标准误
疾病控制率：55%	1.197***	0.092	0.006	0.135	1.532***	0.366	0.012	0.426
疾病控制率：80%	2.529***	0.177	1.782***	0.169	3.101***	0.711	1.566**	0.536
恶心呕吐：严重	0.653***	0.112	0.034	0.212	0.832	0.466	0.042	0.787
恶心呕吐：中等	1.064***	0.115	0.352	0.349	1.660***	0.481	0.308	0.926
恶心呕吐：轻微	1.489***	0.129	0.658***	0.179	2.139***	0.653	1.108	0.573
毒副反应发生率：中	0.375***	0.083	0.008	0.121	0.393	0.291	0.046	0.376
毒副反应发生率：低	0.592***	0.091	0.197	0.268	0.336	0.327	0.566	0.610
每月自付费用	-0.0000336	0.000018	0.0002***	0.000026	-0.000107	0.000067	0.000239**	0.0000932
样本量	313				31			
观测值	5634				558			
LR chi2 (8)	203.43				14.27			
Log likelihood	-1341.02				-119.25			

注：** 表示 $P<0.01$；*** 表示 $P<0.001$。

表6-33 不同服务满意度患者偏好的混合Logit模型

属性	不满意				满意			
	回归系数	标准误	标准差	标准误	回归系数	标准误	标准差	标准误
疾病控制率：55%	1.437**	0.461	0.030	0.463	1.242***	0.094	0.008	0.140
疾病控制率：80%	2.105**	0.729	2.039**	0.656	2.666***	0.184	1.812***	0.175
恶心呕吐：严重	1.731*	0.724	0.538	0.936	0.621***	0.114	0.005	0.202
恶心呕吐：中等	1.107	0.578	0.755	1.264	1.117***	0.122	0.451	0.267
恶心呕吐：轻微	1.843**	0.591	0.029	0.659	1.548***	0.137	0.806***	0.167
毒副反应发生率：中	0.488	0.371	0.029	0.592	0.391***	0.083	0.008	0.118
毒副反应发生率：低	0.409	0.393	0.568	0.663	0.596***	0.093	0.154	0.525
每月自付费用	-0.0001884*	0.0000885	0.0001171	0.0000994	-0.0000342	0.000185	0.0000256***	0.0000256
样本量	21				326			
观测值	378				5868			
LR chi2 (8)	20.35				204.13			
Log likelihood	-88.64				-1374.06			

注：* 表示 $P<0.05$；** 表示 $P<0.01$；*** 表示 $P<0.001$。

间的排序相对较为一致。相比疾病控制率为 30% 的治疗方式而言，疾病控制率提升至 80% 对中药注射剂抗肿瘤患者产生的效用获益最高（不满意：$\beta = 2.105$，$P < 0.01$；满意：$\beta = 2.666$，$P < 0.001$）；由非常严重减弱至轻微的恶心呕吐所带来的效用获益仅次于疾病控制率的改善（不满意：$\beta = 1.843$，$P < 0.01$；满意：$\beta = 1.548$，$P < 0.001$）；毒副反应（血小板下降、白细胞减少及肝功能异常）发生率由高到低的变化对满意度较高的患者产生一定的效用获益（$\beta = 0.596$，$P < 0.001$）。另外，服务满意度较低的患者对于每月自付费用有明显的偏好差异。

根据亚组分析结果，满意度较低的患者更关心每月自付费用，从支付意愿的数据结果则显示，满意度较低的患者对于提升疾病控制率、减少恶心呕吐和降低毒副反应发生率均较为在意，也愿意支付更多的费用来换取这些属性的改善。从结果可以看出，若将疾病控制率从 30% 提升至 80% 水平，满意度较低的患者愿意支付高达 11174.68 元，对于恶心呕吐的不同程度减轻，愿意支付 9190.39—9784.67 元，而对于不同程度的毒副反应发生率降低的意愿支付较少，为 2171.38—2590.54 元，如表 6-34 所示。

表 6-34　　　　　　　　　不同服务满意度患者支付意愿

属性	不满意			满意		
	支付意愿	置信区间		支付意愿	置信区间	
疾病控制率：55%	7630.47	2520.59	30883.51	36325.36	−103574.47	259226.67
疾病控制率：80%	11174.68	2278.37	48011.56	78000.61	−226357.79	563654.66
恶心呕吐：严重	9190.39	1220.43	29496.42	18160.88	−50095.87	130964.04
恶心呕吐：中等	5876.76	−1757.76	27463.00	32680.52	−90658.28	233889.15
恶心呕吐：轻微	9784.67	3169.45	38557.70	45287.89	−125474.52	321519.19
毒副反应发生率：中	2590.54	−3056.62	12053.42	11433.92	−28550.85	77489.34
毒副反应发生率：低	2171.38	−3996.05	13078.20	17431.11	−47840.13	119421.21

十七　不同生命质量效用值患者偏好及支付意愿分析

不同生命质量效用值的患者偏好结果如表 6-35 所示，患者在 4 个属性之间偏好效用排序相对较为一致。相比疾病控制率为 30% 的治疗方式而言，疾病控制率提升至 80% 对患者产生的效用获益最高（生命质量效用

表6-35　　　　　不同生命质量效用值患者偏好的混合 Logit 模型

属性	生命质量效用值<0.893				生命质量效用值≥0.893			
	回归系数	标准误	标准差	标准误	回归系数	标准误	标准差	标准误
疾病控制率：55%	1.256***	0.143	0.010	0.207	1.249***	0.113	0.016	0.182
疾病控制率：80%	2.852***	0.297	1.873***	0.271	2.513***	0.215	1.765***	0.205
恶心呕吐：严重	0.646***	0.172	0.082	0.271	0.697***	0.141	0.019	0.278
恶心呕吐：中等	1.038***	0.184	0.616	0.333	1.168***	0.144	0.213	0.550
恶心呕吐：轻微	1.693***	0.212	0.604	0.320	1.488***	0.163	0.788***	0.200
毒副反应发生率：中	0.274*	0.127	0.008	0.184	0.459***	0.104	0.003	0.153
毒副反应发生率：低	0.511***	0.148	0.443	0.261	0.640***	0.114	0.218	0.277
每月自付费用	-0.000015	0.0000276	0.0002079***	0.0000391	-0.0000565*	0.0000231	0.0002272***	0.0000319
样本量	140				207			
观测值	2520				3726			
LR chi2 (8)	87.56				136.79			
Log likelihood	-580.77				-883.48			

注：* 表示 P<0.05；*** P<0.001。

值<0.893：$\beta=2.852$，$P<0.001$；生命质量效用值≥0.893：$\beta=2.513$，$P<0.001$）；由非常严重减弱至轻微的恶心呕吐所带来的效用获益仅次于疾病控制率的改善（生命质量效用值<0.893：$\beta=1.693$，$P<0.001$；生命质量效用值≥0.893：$\beta=1.488$，$P<0.001$）；毒副反应（血小板下降、白细胞减少及肝功能异常）发生率由高到低的变化对患者产生较小的效用获益（生命质量效用值<0.893：$\beta=0.511$，$P<0.001$；生命质量效用值≥0.893：$\beta=0.640$，$P<0.001$）。另外，生命质量效用值≥0.893 的患者对于每月自付费用有明显的偏好差异。

　　根据亚组分析结果，效用值得分较高的患者更关心每月自付费用，从支付意愿的数据结果则显示，效用值得分较高的患者对于提升疾病控制率、减少恶心呕吐和降低毒副反应发生率均较为在意，也愿意支付更多的费用来换取这些属性的改善。从结果可以看出，若将疾病控制率从30%提升至 80% 水平，效用值得分较高的患者的患者愿意支付高达44452.08 元，对于恶心呕吐的不同程度减轻，愿意支付 12328.59—26320.67 元，而对于不同程度的毒副反应发生率降低的意愿支付较少，为 8117.62—11323.95 元，如表 6-36 所示。

表 6-36　　　　　　　　不同生命质量效用值患者支付意愿

属性	效用值<0.893		效用值≥0.893	
	支付意愿	置信区间	支付意愿	置信区间
疾病控制率：55%	83974.43	−624129.93　582822.12	22099.43	11483.52　88257.87
疾病控制率：80%	190684.91	−1464453.50　1346769.40	44452.08	22962.10　177032.01
恶心呕吐：严重	43201.24	−327343.68　314786.77	12328.59	5382.16　49752.86
恶心呕吐：中等	69384.26	−540809.16　501105.00	20656.19	10162.06　84152.65
恶心呕吐：轻微	113194.74	−846967.09　797349.47	26320.67	13210.60　105639.56
毒副反应发生率：中	18317.12	−144996.90　129240.74	8117.62	3272.20　34069.03
毒副反应发生率：低	34189.11	−260609.81　252272.32	11323.95	5136.66　46975.18

第六节　患者对模拟方案的选择概率

　　研究同样沿用之前的参照水平作为基准，即疾病控制率 30%、恶心呕吐非常严重、毒副反应发生率高以及每月自付费用 9000 元，开展了对模拟方案的选择概率的研究和分析。具体方案及其选择概率示意图详见图 6-1。

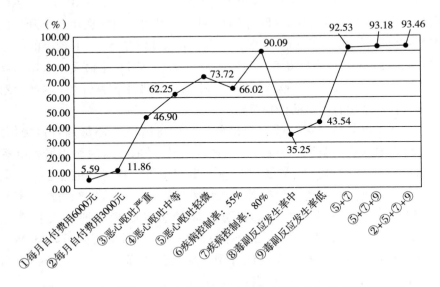

图 6-1 患者对模拟方案的选择概率（保持参照方案各基准条件不变）

如图 6-1 所示，若仅有单一属性发生改变，在基线条件下（疾病控制率 30%、恶心呕吐非常严重、毒副反应发生率高以及每月自付费用 9000 元）患者对于患者每月自付费用的降低选择概率相对较低，从 9000 元降至 6000 元和 3000 元时的选择概率依次仅为 5.95% 和 11.86%。能够随着单一属性变化而产生的较大效用获益的是恶心呕吐和疾病控制率，当恶心呕吐改善至轻微时，选择概率上升到 73.72%，而疾病控制率提高至 80% 时选择概率最高，达到了 90.09%；而毒副反应的改善对于患者效用获益相对较低，即使毒副反应发生率处于低水平，其选择概率也仅为 43.54%。

而模拟方案结合了多个属性共同变化时，当恶心呕吐和疾病控制率两者均提升至最佳水平时对该模拟方案的选择概率大幅提高，上升至 92.53%；若再增加其他属性优化，如每月治疗费用和毒副反应发生率，患者对于模拟方案的选择概率提升程度均相对有限，增幅均仅在 1% 左右。

第七章　医患共同决策及偏好的对比分析

第一节　决策过程中医患双方视角下的决策模式对比分析

医生视角及患者视角下实际决策过程中的模式对比如图 7-1 所示。对比分析可以发现，医生视角下 78.40% 的决策过程是患者与医生共同参与了决策过程，还有 19.50% 是医生主导的决策过程；而在患者视角下，90.20%

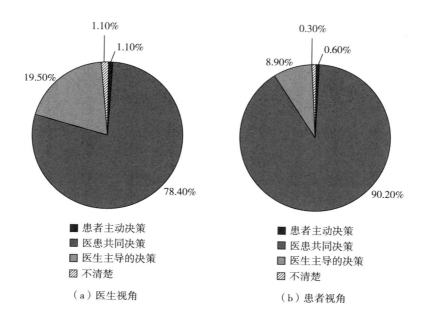

（a）医生视角　　　　　　　　　　（b）患者视角

图 7-1　医患视角下决策模式对比分析

的患者参与了决策过程，而仅有 8.90% 是医生主导的决策过程。对比分析可以发现，大部分医生与患者认为决策过程充分听取了双方的意见，虽然患者的研究结果相对积极，但是医患双方对于共同参与的认知还是占较大的比例，因此在该研究中的大部分决策方式均为医患共同决策。

第二节　医患参与决策的参与度对比分析

医生与患者参与决策对比分析如图 7-2 和图 7-3 所示。从图中可见，超过 82% 的医生同意 9 个条目中的内容，而 9 个条目的平均得分在 4.18—4.40，这显示了多数的医生与患者之间存在良好的沟通，医生有意识主动让患者参与到临床治疗决策当中。81% 以上的患者同意 9 个条目中的内容，而 9 个条目的平均得分在 4.22—4.47，高于医生参与决策量表平均得分，这显示了多数的患者与医生之间存在良好的沟通，并已参与到临床治疗决策当中。

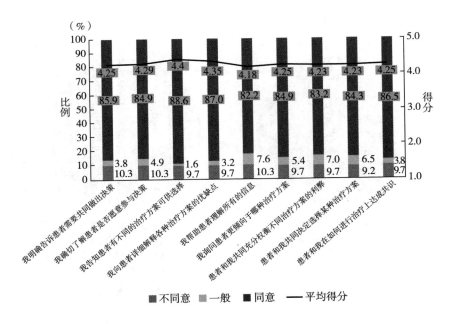

图 7-2　医生 SDM-Q-DOC 得分汇总

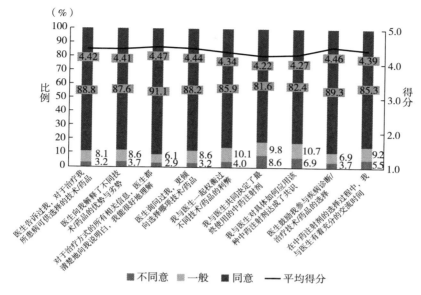

图 7-3　患者 SDM-Q-9 得分汇总

　　以量表总得分为指标，以 K-均值聚类分析方法按二分类进行样本聚类，得到新的二分类变量 QCL-医生。167 位（90.3%）医生的参与决策得分为"高"，这说明绝大多数的医生可以帮助患者在中药抗肿瘤治疗过程中参与临床决策，然而同时有 18 位（9.7%）医生的参与决策得分为"低"。而对患者的得分聚类分析发现，284 位（81.8%）患者的参与决策得分为"高"，这说明超过 4/5 的患者在中药抗肿瘤治疗过程中临床决策的参与程度较高，然而同时有 63 位（18.2%）患者的参与决策得分为"低"，说明仍有少部分患者认为自身参与决策不够充足。总体来讲，超过 80% 的医生及患者在决策过程中的参与度较高。

第三节　医患属性偏好的对比分析

　　医患对于中药注射剂抗肿瘤治疗的偏好主效应模型对比分析如表 7-1 所示。研究共计纳入 185 位医生及 347 位患者作为样本，通过对比分析发现，医患对于主要属性的偏好及排名基本类似，均是疾病控制率的改善产生的效用获益最高，其次为恶心呕吐的减轻，最次为毒副反应发生率的降低。相较于 30% 的疾病控制率，当疾病控制率提升至 80% 时，患者的效用获益显著提高，而医生的效用获益低于患者（医生：$\beta=2.389$，$P<0.001$；患者：$\beta=2.585$，$P<0.001$）；当恶心呕吐反应减轻及毒副反应发生率减低医生的效用获益高于患者。就恶心呕吐而言，由非常严重改善为轻微的恶心呕吐为医患均带来效用获益（医生：$\beta=2.034$，$P<0.001$；患者：$\beta=1.525$，$P<0.001$）；毒副反应发生率由高到低给医生带来的效用获益高于患者（医生：$\beta=0.781$，$P<0.001$；患者：$\beta=0.575$，$P<0.001$）。此外，患者对于每月自付费用较为关心，而医生对于患者的每月自付费用并不关心（患者：$\beta=-0.000038$，$P<0.05$）。对于患者的支付意愿，疾病控制率、恶心呕吐及毒副反应的发生率由最差到最优，患者分别愿意支付 32073.6—67971.3 元、17114.9—40108.0 元及 10001.9—15111.6 元，其中疾病控制率由 30% 提升至 80% 时，支付意愿最高，为 67971.3 元。

表 7-1　医患对于中药注射剂抗肿瘤治疗的偏好主效应模型对比分析

属性	医生		患者	
	回归系数	支付意愿（元）	回归系数	支付意愿（元）
疾病控制率（参照：30%）				
55%	1.217***	60433.8	1.220***	32073.6
80%	2.389***	118678.2	2.585***	67971.3
恶心呕吐（参照：非常严重）				
严重	1.011***	50246.6	0.651***	17114.9
中等	1.944***	96560.6	1.086***	28556.6
轻微	2.034***	101059.1	1.525***	40108.0
毒副反应发生率（参照：高）				
中	0.592***	29695.2	0.380***	10001.9
低	0.781***	38816.3	0.575***	15111.6
每月自付费用	-0.0000201		-0.000038*	
样本量	185		347	
观测值	3330		6246	
LR chi2（8）	56.76		222.07	
Log likelihood	-729.519		-1470.003	
AIC	1489.039		2972.01	
BIC	1580.699		3079.84	

注：* 表示 $P<0.05$；*** 表示 $P<0.001$。

第八章　共同决策认知现状与患者偏好的作用机制模型构建

第一节　相关性分析

在医患共同决策模式下，偏好相关信息的交互都是双向的，治疗方案的利弊权衡和最终决策都是双方共同参与的。为探究医患共同决策与患者偏好的关联机制，本研究基于"交流—健康"的研究框架[①]，借鉴 Shay 等[②]提出的医患共同决策与患者认知、行为、健康结果的概念模型，如图 8-1 所示，进行研究框架的构建。Shay 等的系统综述研究表明，医患共同决策作为一种交流因素，对于患者结果产生重要影响，医患共同决策可以直接影响患者的行为结果（患者诊疗技术决策、依从性、健康行为等），亦可直接影响患者的健康结果（患者症状减轻、生命质量提高、生理机能改善等）；此外，医患共同决策可以通过影响患者的认知结果（患者服务满意度、对医生的理解与信任等），间接影响患者的行为结果，进而影响患者的健康结果。

根据上述框架模型，将服务满意度作为中间变量、患者生命质量作为最终观察指标，在医患共同决策与患者偏好的关联机制中，引入服务满意度（患者认知结果之一）及患者生命质量（患者健康结果之一）两个维度的指标，即本研究在作用机制部分探究医患共同决策、患者偏好、

---

① Street R J, Makoul G, Arora N K, et al. , "How does Communication Heal? Pathways Linking Clinician-patient Communication to Health Outcomes", *Patient Educ Couns*, Vol. 74, No. 3, 2009, pp. 295-301.

② Shay L A, Lafata J E, "Where is the Evidence? A Systematic Review of Shared Decision Making and Patient Outcomes", *Med Decis Making*, Vol. 35, No. 1, 2015, pp. 114-131.

患者生命质量及服务满意度的关联。

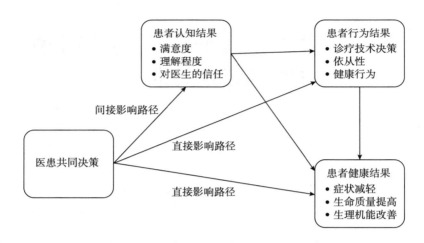

图 8-1　医患共同决策对患者结果影响的框架模型

因此在探究关联机制前，首先对患者生命质量 EQ-5D 量表的 5 个条目、医患共同决策量表的 9 个条目、患者服务满意度及患者偏好得分进行相关性分析。

一　医患共同决策与服务满意度及患者偏好的相关性分析

医患共同决策涉及条目和服务满意度与患者偏好得分的相关性分析如表 8-1 所示。结果显示：医生告知可供选择技术、医生告知技术优劣势、医生告知治疗方式、医生询问倾向技术、医生与我权衡利弊、医生与我共同决策、医生与我达成共识、医生鼓励我参与选择、我与医生充分交流均与服务满意度呈正相关（$P<0.01$）；医生询问倾向技术与患者偏好得分呈正相关（$P<0.01$），而医生与我权衡利弊、我与医生充分交流、医生与我共同决策则与患者偏好得分呈负相关（$P<0.05$），其余条目包括医生告知可供选择技术、医生告知技术优劣势、医生告知治疗方式、医生与我达成共识以及医生鼓励我参与选择和患者偏好得分之间无相关关系（$P>0.05$）。

二　患者偏好与患者服务满意度的相关性分析

通过 Spearman 相关性分析发现，服务满意度与患者偏好的相关系数为 0.07，两者呈正相关（$P<0.05$）。

表 8-1　　　　　医患共同决策与服务满意度及偏好得分的相关性分析

	医生告知可供选择技术	医生告知技术优劣势	医生告知治疗方式	医生询问倾向技术	医生与我权衡利弊	医生与我共同决策	医生与我达成共识	医生鼓励我参与选择	我与医生充分交流
服务满意度	0.17***	0.17***	0.22***	0.23***	0.17***	0.15***	0.14**	0.22***	0.18***
偏好得分	-0.087	-0.088	-0.053	0.017**	-0.039**	-0.126*	-0.101	-0.037	-0.09**

注：*表示 $P<0.05$，**表示 $P<0.01$，***表示 $P<0.001$。

三　医患共同决策与患者生命质量的相关性分析

医患共同决策涉及条目与患者生命质量（EQ-5D 条目）之间的相关性分析如表 8-2 所示。结果显示：医患共同决策涉及条目中的医生告知可供选择技术、医生告知技术优劣势、医生与我权衡利弊、我与医生充分交流与患者行为能力呈正相关（$P<0.05$），其余条目和患者行为能力之间无相关关系（$P>0.05$）；医生告知可供选择技术与自我照顾呈正相关（$P<0.05$），而我与医生充分交流则与自我照顾呈负相关（$P<0.001$）；医生告知可供选择技术、医生告知技术优劣势、医生与我权衡利弊、医生与我达成共识、我与医生充分交流均与患者日常活动呈现正相关关系（$P<0.05$）；医生告知可供选择技术、医生告知技术优劣势、医生询问倾向技术、医生与我权衡利弊、医生与我共同决策、我与医生充分交流均与患者疼痛或不舒服呈正相关（$P<0.05$）；医生询问倾向技术、医生与我权衡利弊、医生与我共同决策、医生与我达成共识、我与医生充分交流和焦虑或沮丧呈正相关的关系（$P<0.05$）。

表 8-2　　　　　医患共同决策与患者生命质量的相关性分析

	行动能力	自我照顾	日常活动	疼痛或不舒服	焦虑或沮丧
医生告知可供选择技术	0.119*	0.092*	0.120*	0.100*	0.066
医生告知技术优劣势	0.100*	0.052	0.127*	0.100*	0.048
医生告知治疗方式	0.017	-0.042	-0.008	0.052	0.027
医生询问倾向技术	0.088	0.068	0.079	0.124*	0.133*
医生与我权衡利弊	0.127*	0.036	0.095*	0.127*	0.098*
医生与我共同决策	0.020	-0.022	0.049	0.167***	0.113*
医生与我达成共识	0.007	-0.043	0.027***	0.077	0.049***
医生鼓励我参与选择	-0.038	-0.025	0.000	0.072	0.062
我与医生充分交流	0.03***	-0.004***	0.024***	0.122***	0.078***

注：*表示 $P<0.05$，***表示 $P<0.001$。

四 患者生命质量与服务满意度及患者偏好的相关性分析

患者生命质量（EQ-5D 条目）与服务满意度及患者偏好之间的相关性分析如表 8-3 所示。结果显示：患者生命质量（EQ-5D 条目）中的自我照顾和焦虑或沮丧呈负相关关系（$P<0.05$），行动能力、日常活动和疼痛或不舒服与服务满意度无相关关系（$P>0.05$）；而自我照顾、日常活动、疼痛或不舒服以及焦虑或沮丧则与患者偏好得分呈负相关关系（$P<0.05$），其余条目与患者偏好无相关关系（$P>0.05$）。

表 8-3 患者生命质量与服务满意度及偏好得分的相关性分析

	行动能力	自我照顾	日常活动	疼痛或不舒服	焦虑或沮丧
服务满意度	0.007	-0.037*	0.025	0.088	-0.030*
偏好得分	-0.075	-0.076*	-0.165***	-0.121*	-0.075*

注：* 表示 $P<0.05$，*** 表示 $P<0.001$。

第二节 概念框架的构建

结合本研究的概念框架及上述相关性分析，最终形成以下理论假设，如图 8-2 所示。假设 1：医患共同决策正向影响服务满意度；假设 2：医

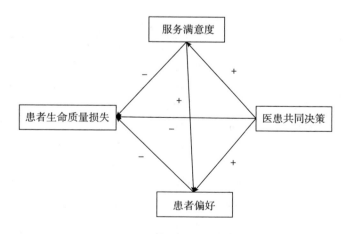

图 8-2 影响政策转化因素的理论假设概念框架

患共同决策正向影响患者偏好；假设3：医患共同决策负向影响患者生命质量损失；假设4：服务满意度正向影响患者偏好；假设5：服务满意度负向影响患者生命质量损失；假设6：患者偏好负向影响患者生命质量损失。

第三节　患者偏好指标的构建

根据患者偏好的混合Logit模型分析及相关因素分析发现，患者的性别、年龄、居住地、户籍、所患疾病、肿瘤分期、患病时间、治疗方式、职业及参加医保情况对患者的偏好具有一定程度的影响，因此，本研究将上述相关因素在各个属性上的偏好权重进行加总，最终获得患者偏好权重的得分（见表8-4），作为本研究后述模型中患者偏好的代表。

表8-4　　　　　　　　各属性水平上患者偏好权重汇总

指标	分类	疾病控制率偏好权重	恶心呕吐偏好权重	毒副反应发生率偏好权重	每月自付费用偏好权重	偏好权重
性别	男性	2.71	1.58	0.58	0.25	5.12
	女性	2.62	1.57	0.65	0.27	5.11
年龄	60岁以下	2.71	1.35	0.17	0.15	4.38
	60岁及以上	2.60	1.53	0.67	0.27	5.07
居住地	本地常住	2.65	1.58	0.62	0.25	5.10
	非本地常住	2.61	1.56	0.65	0.20	5.02
户籍	农村	3.20	1.48	0.62	0.18	5.48
	城市	2.51	1.53	0.57	0.21	4.82
所患疾病	非小细胞肺癌	2.45	1.41	0.52	0.26	4.64
	小细胞肺癌	1.44	0.98	0.35	0.67	3.44
肿瘤分期	Ⅰ期	3.55	2.12	0.84	0.17	6.68
	Ⅱ期	2.08	1.28	0.72	0.12	4.20
	Ⅲ期	3.23	1.51	1.08	0.32	6.14
	Ⅳ期	2.36	1.53	0.43	0.26	4.58
患病时间	≤12个月	3.39	1.73	0.56	0.19	5.87
	>12个月	2.19	1.46	0.60	0.24	4.49

指标	分类	疾病控制率偏好权重	恶心呕吐偏好权重	毒副反应发生率偏好权重	每月自付费用偏好权重	偏好权重
治疗方式	纯中医治疗	2.37	1.67	0.67	0.30	5.01
	西医治疗为主，中医药治疗为辅	2.98	1.50	0.57	0.20	5.25
	西医治疗无效果，后采用中医药治疗	1.88	1.19	0.20	0.38	3.65
职业	在职	3.26	1.99	0.99	0.05	4.30
	离退休	2.37	1.37	0.43	0.13	4.30
医保	城镇职工	3.13	2.01	0.84	0.40	6.38
	城镇居民	3.09	1.13	0.70	0.14	5.06

第四节　模型构建与验证

本研究运用 AMOS 统计软件构建与验证模型，初始模型如图 8-3 所示，在此基础上，得到修正模型，如图 8-4 所示。

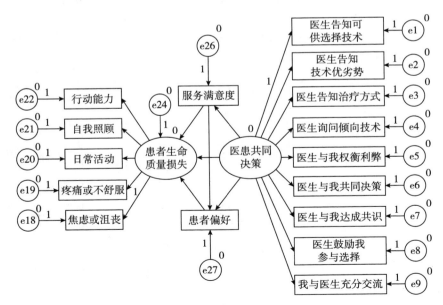

图 8-3　影响政策转化因素的作用机制（初始模型）

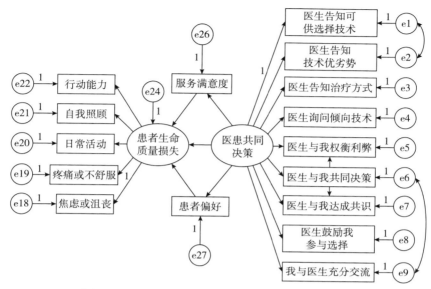

图 8-4　影响政策转化因素的作用机制（修正模型）

由表 8-5 可知，初始模型中模型拟合效果评价的部分指标并不理想，因此根据修正指数对初始模型进行修正。RMR 越接近于 0，表示模型拟合度越好，通常采用 RMR<0.05 的标准；GFI 越接近 1 表示模型拟合度越好，通常采用大于 0.90 的标准；NFI 是指基准化适合度指标，RFI 是相对适合度指标，IFI 是增量适合度指标，CFI 是比较适合度指标，越接近 1 表示模型拟合度越好，均通常采用大于 0.90 的标准；RMSEA 是指平均平方误差平方根，小于 0.05 表示模型拟合得好，在 0.05—0.08 表示模型基本可以接受。另外，CMIN/DF（卡方准则）是结构方程模型重要的拟合指标，本研究的样本量为 347<1000，需对模型的 CMIN/DF 进行检验，修正模型的 CMIN/DF 为 2.02，小于 3，表明模型尚能真实反映观察数据，即模型契合度较好。

表 8-5　　　　　　　　　　　　模型拟合指标

模型	RMR	GFI	NFI	RFI	IFI	RMSEA	CFI	CMIN/DF
适配标准	<0.05	>0.9	>0.9	>0.9	>0.9	<0.08	>0.9	1—3
初始模型	0.06	0.78	0.80	0.77	0.83	0.13	0.83	7.24
修正模型	0.03	0.95	0.96	0.95	0.98	0.05	0.98	2.02

　　医患共同决策对患者满意度、患者偏好具有正向的影响，而对患者生命质量损失（低优指标）具有负向的影响，表明患者参与决策的程度与水平越高，患者满意度、偏好得分越高，生命质量的损失越少；而患者偏好得分越高，服务满意度越高，则生命质量的损失也越少，具体如图 8-4 所示。

　　由图 8-4 和表 8-6 可知，医患共同决策得分对服务满意度及患者偏好具有同样水平的正向影响，两者的回归系数均为 0.08，而服务满意度及患者偏好得分对生命质量损失（低优指标）的回归系数分别为 -0.02 与 -0.03，这表明医患共同决策越充分，患者服务满意度越高，生命质量越好，患者越愿意表达其偏好（其偏好越容易区分）；而服务满意度越高，患者生命质量越高，患者越愿意表达其偏好（其偏好越容易区分）。

表 8-6	变量效应分析		
因变量	自变量		
	医患共同决策	服务满意度	患者偏好
患者生命质量损失	-0.01	-0.02	-0.03
服务满意度	0.08	—	—
患者偏好	0.08	—	—

第九章　研究讨论、建议及总结

第一节　讨论

一　医生群体实际的医患沟通与交流程度高于自身感知

本研究参考 Bruera 等①开发的决策期望量表，将临床技术应用决策模式分成患者主动决策、医患共同决策、医生主导决策三类。医生视角数据分析显示，在中药抗肿瘤治疗过程中，多数医生感知到临床决策模式为医患共同决策，也有小部分医生感知到临床决策模式为患者主动或被动决策。医生参与决策量表调查分析结果显示，虽然有 82.2%—88.6%的医生同意 9 个条目中表述的内容，但医生在是否同意帮助患者理解所有信息、权衡各治疗方案的利弊以及最终治疗方案的确定上存在差异。进一步运用聚类分析方法对患者参与决策总得分进行分析显示，尽管感知到临床决策模式为医患共同决策的医生比例较高，但是其比例值仍明显低于量表评估结果显示的有较高比例的医生较好地参与了医疗决策。可见，虽然有相对较低比例的医生认为自己感知到的临床决策模式为医患共同决策模式，但是其在临床诊疗实践中的有效医患共同决策却高于自我感知。

此外，相较于均值而言，90.3%的医生得分很高，9.7%的医生得分偏低，可见医生内部对于是否允许患者参与决策存在较为明显的分歧。在我国的当前医疗环境中，关于采用何种医学技术进行诊疗，在许多情况下，医生会要求患者签署知情同意书或手术同意书等。医生确实是会

① Bruera E, et al., "Patient Preferences versus Physician Perceptions of Treatment Decisions in Cancer Care", *J Clin Oncol*, Vol. 19, No. 11, 2001, pp. 2883–2885.

就知情同意书的内容、诊疗技术的各种选择及其优势与劣势等向患者进行解释，以便患者做出最利于个人的选择，但是实际上，多数患者缺乏对疾病的认识和判断，其经验多来自其他患者或亲友的个人经验、网络或其他媒体。[①] 由于患者缺乏相应的医疗知识，其对于医生所解释的相关概念与内容或缺乏真正的理解，而医生在是否需要将专业术语转化为相对通俗的内容加以阐释、弥补信息不对称的鸿沟方面存在主观上的偏好，因此就会产生这种需要或不需要医患共同决策的两极分化的思想。

二 医生在临床决策中更偏好提高疾病控制率和降低患者的恶心呕吐反应

研究中纳入的 4 个属性中，只有疾病控制率、恶心呕吐和毒副反应发生率这 3 个属性具有显著的统计学意义，可以认为这些属性对于医生在患者中药注射剂抗肿瘤治疗的决策偏好上均产生了一定的影响。结合研究结果显示：医生会更偏好提高疾病控制率和降低患者的恶心呕吐反应，而对于毒性反应发生率的改善偏好相对较低；同时，医生对疾病控制率提高的偏好大于对恶心呕吐反应改善的偏好，这与国外已有针对非小细胞肺癌治疗中医患偏好的 DCE 研究结果相类似。[②]

其中，在疾病控制率属性的提升方面，若从对照水平（疾病控制率：30%）改善至 80% 的水平时医生偏好远高于改善至 55% 的水平时（$\beta_{30\%\to80\%}=2.389$，$\beta_{30\%\to55\%}=1.217$），结果显示受调查的医生主要对最高级别的疾病控制率有更深的偏好。而医生对降低恶心呕吐反应的偏好仅次于对疾病控制率的偏好，且若从对照水平（恶心呕吐：非常严重）改善至中等水平时与改善至轻微水平时的边际效用增加差距较小（$\beta_{中等}=1.944$，$\beta_{轻微}=2.034$），提升至中等水平时医生便有较高的效用获益，甚至还高于疾病控制率提升至 55% 水平时带来的效用获益。

综上，由于疾病控制率和恶心呕吐反应对于医生的决策偏好影响较大，若能构建出疾病控制率和恶心呕吐反应两者的优化治疗方案组合，将能够对于医生的选择概率或临床决策起到至关重要的提升作用。

---

① 黄榕翀、丁怀玉、郭宏洲：《医患共同决策模式在我国临床实践中的应用与改进》，《中华心血管病杂志》2020 年第 10 期。

② Hauber B，Penrod J R，Gebben D，et al. "The Value of Hope: Patients' and Physicians' Preferences for Survival in Advanced Non-Small Cell Lung Cancer", *Patient Preference and Adherence*, Vol. 14, 2020, pp. 2093-2104.

三　在医疗决策中，患者自付费用的变化无法影响各群体医生的普遍偏好

在主效应模型及其各亚组的研究结果中均显示：患者自付费用这一属性普遍没有统计学意义，可以认为受调查的医生对于患者自付费用没有偏好，患者自付费用的变化或无法影响各群体医生的决策偏好，该特征可能是由医生作为患者"委托—代理人"这一特殊身份所造成的①。Evans 最早于 1974 年提出了医生诱导需求理论，该理论认为：在医疗市场中由于医生独特的"委托—代理人"身份，医生可能会凭借自身与患者之间专业知识的信息不对称，为了增加收入而诱导患者接受额外不必要的治疗和检查方案、用药剂量和品种等，或者向患者提供昂贵却非患者治疗所必需的医疗服务，造成社会医疗资源的浪费和患者医疗费用不合理的增长。② 医生"委托—代理人"的特殊身份存在，或造成了医生群体普遍对于降低患者自付费用没有偏好。

四　医患共享决策模式的不同或将影响医生对治疗方案改善的偏好程度

现有研究已经证明，医患共同决策可以加强医患之间的沟通合作，并改善患者的依从性，也将有助于提升患者对于卫生保健决策的满意度。③ 因而，医生的医患共同决策的水平也是我们所重点关注的方面。研究结果显示，目前医生的医患共享决策水平相对较高，SDM-9 条目量表的中位数已达到 41 分（满分为 45 分），但无法排除该量表是由医生自行填写而导致系统误差的可能性。同时，在医患决策模式的亚组分析中发现，采用医生决策模式的医生对 DCE 方案中各个属性改善的效用获益普遍高于采用医患共同决策模式的医生对各个属性改善的效用获益。其中，采用医生决策模式的医生对于疾病控制率从 30% 提升至 80% 的偏好程度远高于采用医患共同决策模式的医生（$\beta_{医患共同决策} = 2.290$，$\beta_{医生决策} = 3.064$）。

---

① 袁目北、陈在余：《医生诱导需求对我国医疗费用增长的影响》，《中国药物经济学》2020 年第 5 期。

② Evans R G, "Supplier-induced Demand: Some Empirical Evidence and Implications", Tokyo: The Economics of Health and Medical Care Proceedings of a Conference held by the International Economic Association, 1974, pp. 54-58.

③ 于磊、刘利丹：《共享决策——以患者为中心健康照护的顶峰》，《医学与哲学（B）》2012 年第 3 期。

而随着肿瘤治疗领域医学技术的不断推陈出新，可选的治疗方案亦将日益增加，这将对患者、医生双方均带来一定的挑战，医患之间的沟通和共享决策也将变得越发重要。[1] 研究结果却显示，在医患共同决策模式下医生对于各个治疗属性改善的偏好程度均低于单独决策模式下的医生，因而采用医患共同决策模式将降低医生为患者提供更优质医疗服务和更有效方案的积极性和期望效用，可能会潜在影响其服务质量，不利于患者的治疗，而这或许将成为我们不断推行"以患者为中心""医患共同决策"等医疗理念的过程中不得不加以重视的问题。

五 存在不同医生的偏好异质性，人口学特征对决策偏好的影响需进一步探索

结合研究中各个亚组的分析结果，可以发现部分不同群体医生之间对于中药注射剂抗肿瘤治疗的决策偏好存在差异。其中，男性医生对于各个属性的提升和完善相较于女性有着更高的效用获益；但从支付意愿来看，女性医生却愿意为各属性的改善支付的费用普遍高于男性医生所愿意支付的费用。在年龄亚组中，36 岁以下的医生对各属性改善的偏好程度都要高于 36 岁及以上亚组的医生，或反映出资历相对较低的医生更偏向于主动提出效果更佳、副反应更小的治疗方案。此外，年均收入越高的医生对于治疗方案的各个属性改善的效用获益越高；合同聘用形式的医生，相较于正式在编和退休返聘及其他医生也更偏好于各属性水平的提升。

从本研究的结果可以得出：了解医生的临床决策偏好需要因人而异、因地制宜，方可有针对性地提出适宜的政策建议和管理措施，提升医疗服务质量和医生的获得感。但由于亚组分析并非本研究所探索的主要内容，且受限于调查数据的数量和质量，有关不同人口学特征对于医生决策偏好所造成的影响还需要进一步探索和深入的研究。

六 多数患者偏好并感知到医患共同决策模式，但实际参与度有待加强

在临床治疗过程中，患者往往对于医患沟通与交流有更高的需求，本研究从患者和医生双方的视角，分析了当前我国中医药技术在抗肿瘤

---

[1] Hwan C J, "Immunotherapy for Non-small-cell Lung Cancer: Current Status and Future Obstacles", *Immune Network*, Vol. 17, No. 6, 2017, pp. 378-391.

临床应用中医患沟通与交流现状。对于中药抗肿瘤治疗而言，从患者角度来看，大多数的患者曾向自己的治疗医生表达过自己关于自身疾病诊疗或技术和药品使用的主动诉求，说明自己的想法或要求。其中绝大多数的患者，认为自己表达的医疗诉求大部分或完全得到了医生的回应；当然其中还有少数患者认为只有小部分的诉求得到了医生的回应或者未得到医生回应。此外，绝大多数患者认为自己偏好医患共同决策模式，希望与医生共同决定诊疗技术的选择，但也存在一小部分患者偏好于被动决策（由医生帮忙选定诊疗技术）或主动决策（患者单方面决定诊疗技术的使用）。在患者所感知到的临床诊疗技术决策模式中，也是有绝大多数患者认为其感知到的实际决策模式为医患共同决策。

患者参与决策量表（SDM-Q-9）总得分及前述偏好或感知下的患者参与决策的构成比有所差异，总得分高的患者人数明显少于偏好或感知到医患共同决策的人数，表明患者参与决策的实际程度低于偏好与感知，部分医生在医患沟通与交流中并没有将患者引入医患共同决策之中，患者与医生之间可能缺乏相对充足的沟通与讨论。

在本研究中，有些患者认为，在医生的建议与解释下作出的诊疗决策即"医患共同决策"，而既往研究表明，尽管患者自报的医患共同决策模式参与比例较高，而且许多患者对参与决策的态度也比较积极，但是患者真正有效地实际参与程度往往比较有限。[1] 过长时间、过多内容的沟通反而会弱化医患共同决策本身需要决策的主要内容，从而增加患者决策与医生决策之间的冲突。[2]

七　参加城镇职工医疗保险的患者对于各个属性的效用获益更高

相较于参加城乡居民医保的患者而言，参加城镇职工医保的患者对于疗效和不良反应等属性具有更高的效用获益，表明参保形式对患者偏好也会形成一定的影响。当前，城镇职工医保和城乡居民医保覆盖了我国大部分人群，城镇职工医保的参保人员主要是单位职工，而城乡居民医保的参保人员主要是非稳定从业群体，两者在筹资机制、缴费额度和

①　Yingfeng Z, et al., "Preferences for Participation in Shared Decision-making among Cataract Patients in Urban Southern China: A Cross-Sectional Study", *The Lancet*, Vol. 388, 2016, pp. 56-56.

②　Rongchong H, et al., "Assessing the Feasibility and Quality of Shared Decision Making in China: Evaluating a Clinical Encounter Intervention for Chinese Patients", *Patient Preference and Adherence*, Vol. 10, 2016, pp. 2341-2350.

保障水平上存在一定差异。[1] 不同的参保类型，意味着不同的可支配收入、医保负担能力、优质医疗资源可及性等。城镇职工医保参保者普遍收入水平较高，对医保缴费负担能力较强，并在就医时享受较高的报销待遇，而城乡居民医保参保者大多收入水平较低，对医保缴费负担能力较弱，且就医报销待遇水平与城镇职工医保参保者有一定差距。[2] 由于不同参保类型人群的收入水平差异，以及城镇职工医保和城乡居民医保的报销目录范围与报销比例的区别，参加城镇职工医保的患者具有更稳定的保障而倾向追求更优质的医疗资源，因此对于疗效和不良反应等属性更为关注。

八 生命质量、满意度对患者偏好各个属性的效用获益具有较为明显的影响

患者生命质量效用值越低，对疾病控制率及恶心呕吐的关注度越高；而生命质量效用值越高，对毒副反应的发生及自付费用的关注度越高。提示疾病控制率及恶心呕吐这两个属性是患者生命质量效用值得分的重要参考指标，肿瘤患者在疾病治疗过程中常伴有多种症状，主要包括病感症状群与神经—心理症状群，同步放化疗的患者还会出现胃肠道症状群及治疗副作用症状群，这些都是影响患者生命质量的主要因素。[3] 生命质量与治疗效果紧密相关，生命质量效用值得分较低的患者普遍被多个症状群困扰，其行动能力、自我照顾、日常活动、疼痛或不舒服、焦虑或沮丧五个维度出现不同程度的下降，因此，生命质量效用值较低的患者更关注中药注射剂的"增效减毒"作用，即提高疾病控制率以及降低放化疗引起的恶心呕吐发生率；相对而言，生命质量效用值较高的患者，其疾病控制率及恶心呕吐的治疗效果大多达到预期，于是更关注毒副反应发生率及自付费用。

服务满意度较高的患者更侧重疾病控制率这一属性，服务满意度较低的患者则更加关注自付费用。根据本研究前述的作用机制模型及变量

---

① 杨林宁、郑红颖、王贝贝等：《医患共享决策影响因素的质性研究》，《中国医学伦理学》2022年第7期。

② 张振香、何福培、张春慧等：《慢性病共病患者服药依从性潜在类别及其影响因素分析》，《中国全科医学》2022年第31期。

③ 黄迎春、李铭洁、李惠玉等：《肿瘤患者营养状况、疼痛程度及生命质量的相关性研究》，《肿瘤代谢与营养电子杂志》2021年第5期。

效应分析可知，医患共同决策越充分的患者服务满意度越高，而服务满意度越高，患者越愿意表达其偏好，而疾病控制率作为肿瘤临床疗效评价的主要指标，是患者治疗选择首先考虑的因素，这与孙辉[①]、祝琦等[②]的研究结果一致，也与国外的肿瘤治疗偏好研究结论[③④⑤]相同。因此，服务满意度较高的患者更侧重疾病控制率这一属性。相较而言，服务满意度较低的患者则更加关注自付费用。究其原因，满意度较低往往是由于缺乏有效的医患沟通，包括对治疗效果、自付费用、不良反应等的信息交互，其中，医疗费用超出患者的承受范围是服务满意度低的主要影响因素之一，这与党媛媛等[⑥]、于宏伟[⑦]、陈雪琴等[⑧]的研究结果一致，医疗机构聚焦于先进诊疗手段和技术优势，造成患者就医成本的提高，而医疗费用越高，患者满意度越低。

九　患者偏好的关键影响因素及偏好异质性

整体而言，患者对疾病控制率和不良反应更为关注，这提示有效性和安全性是患者选择治疗方案的关键考量，与既往研究[⑨]一致。亚组分析结果表明，部分不同群体的患者之间对于中药注射剂抗肿瘤治疗方案的决策偏好存在异质性。从治疗方式而言，以西医治疗为主、中医药治疗

---

①　孙辉：《非小细胞肺癌疾病治疗偏好与药物经济学评价研究》，硕士学位论文，复旦大学，2018 年。

②　祝琦、黄慧瑶、房虹等：《基于离散选择实验的肿瘤治疗偏好研究》，《医学与社会》2022 年第 5 期。

③　Bien D R, Danner M, Vennedey V, et al. , "Patients' Preferences for Outcome, Process and Cost Attributes in Cancer Treatment: A Systematic Review of Discrete Choice Experiments", *Patient*, Vol. 10, No. 5, 2017, pp. 553–565.

④　Mühlbacher AC, Sadler A, Lamprecht B, Juhnke C, "Patient Preferences in the Treatment of Hemophilia : A Latent Class Analysis", *PLoS One*, Vol. 16, No. 8, 2021.

⑤　Bridges J F P, Hauber A B, Marshall D, et al. , "Conjoint Analysis Applications in Health—A Checklist: A Report of the ISPOR Good Research Practices for Conjoint Analysis Task Force", *Value Health*, Vol. 14, No. 4, 2011, pp. 403–413.

⑥　党媛媛、李月、马琳等：《住院患者医疗服务满意度及影响因素分析》，《中国药物经济学》2022 年第 6 期。

⑦　于宏伟：《河北省某三级综合医院患者医疗服务满意度调查研究》，硕士学位论文，河北大学，2019 年。

⑧　陈雪琴、郭霞、柯攀等：《十堰市某三甲医院门诊患者就医体验研究》，《中国社会医学杂志》2020 年第 6 期。

⑨　Dubey S, Brown R L, Esmond S L, et al. , "Patient Preferences in Choosing Chemotherapy Regimens for Advanced Non-small Cell Lung Cancer", *J Support Oncol*, Vol. 3, No. 2, 2005, pp. 149–154.

为辅的患者对于疾病控制率提升的偏好效用获益更高，而其他治疗方式（纯中医药治疗和西医治疗无效果后，采用中医药治疗）的患者则更关注恶心呕吐及毒副反应的发生率，提示纯中医药治疗和西医治疗无效果后，采用中医药治疗这两种治疗方式大多为姑息疗法，主要针对的群体为晚期恶性肿瘤患者，以提高生活质量为主要治疗目标，因而相较于疾病控制率，更关注恶心呕吐及毒副反应的发生率。从家庭因素而言，家庭成员学历较高的患者对于疾病控制率的效用值高于家庭成员学历较低的患者，家庭收入较高的患者对各个属性的偏好效用值较高，提示家庭因素对于患者偏好的关键作用。家庭作为肿瘤患者及医生沟通的桥梁，高学历家属一般有更好的经济收入，家庭收入较高的患者一般有保障能力较高的社会保险，因此，这类患者及家属也更愿意从多渠道获取治疗信息，与医生有更多的交流机会，更充分地参与抗肿瘤治疗决策，这与杜泽东等①的研究结果一致。从年龄角度，年龄<60 岁的患者对各个属性获得的偏好效用值高于年龄≥60 岁的患者，不同年龄有不同的意愿及身体条件，对抗肿瘤治疗的偏好存在一定差异。从疾病相关因素（所患疾病、肿瘤分期、患病时长）而言，非小细胞肺癌患者对于各个属性的效用值高于小细胞肺癌的患者，肿瘤分期为Ⅰ期的患者对于相关属性的偏好效用值要明显高于其他肿瘤分期的患者，疾病≤12 个月的患者对各属性改善的偏好程度普遍高于疾病>12 个月的患者；提示疾病的预后和严重程度都会影响患者偏好效用，相较于非小细胞肺癌而言，小细胞肺癌更易复发且预后差，肿瘤分期从Ⅰ期至Ⅳ期的恶性程度分属低度恶性至极高度恶性，患病时间越长，肿瘤患者由于长期治疗所致的副反应越严重，而随着疾病预后与严重程度恶化，患者参与临床决策的意愿会降低，这与 Windon 等②的研究结果一致；从患者是否在职角度，在职患者对于各个属性的偏好效用值明显高于离退休患者，其中主要原因为经济因素，在职患者普遍收入高于离退休患者，经济收入良好的患者抗肿瘤治疗偏好效用更高，

---

① 杜泽东、蒙荣钦、王阳等：《影响肿瘤治疗决策的相关因素》，《医学与哲学（B）》2017 年第 7 期。

② Windon M J, Le D, D'Souza G, et al., "Treatment Decision-making among Patients with Oropharyngeal Squamous Cell Cancer: A Qualitative Study", *Oral Oncol*, Vol. 112, 2021.

这与国内外的研究结论①②③相同。就患者支付意愿来讲，本地常住人口、年龄≥60岁、纯中医药治疗、家庭成员学历较高、离退休、家庭年人均收入中等、SDM-Q-9得分较低的患者更关心每月自付费用。

从本研究的结果可知，如同了解医生的临床决策偏好需要因人而异、因地制宜一样，测量患者的决策偏好也需要综合考虑各个方面的因素，包括个体因素、家庭因素、社会环境因素等，在治疗方案确立阶段，应从多层面来评估患者选择治疗方案的主要考量因素，了解患者决策偏好，帮助患者作出符合其价值观和偏好的决策，提高决策质量与依从性，达成满意的决策结局。与医生偏好的亚组分析相同，由于受限于本研究调查样本的数量，有关不同人口学特征对于患者决策偏好的影响尚需进一步探索。

十　疼痛/不舒服和焦虑/沮丧问题在本研究的肿瘤患者群体中较为突出

在EQ-5D五个维度中，"自我照顾"维度有问题的患者比例较低，提示绝大多数中药注射剂抗肿瘤患者仍能保持基本的独立生活能力。相对于其他三个维度，"疼痛或不舒服"和"焦虑或沮丧"这两个维度的出现频次较高，说明"疼痛或不舒服"和"焦虑或沮丧"问题在本研究的肿瘤患者群体中较为突出，这与董志毅等④的研究结果一致。国际疼痛学会与世界卫生组织对于疼痛的定义为：所谓疼痛，指的是组织损伤或潜在组织损伤所造成的不愉快情感和感觉体验，其会使患者产生抑郁和焦虑，很大程度上损害患者的身心健康，从而降低生命质量。⑤ 在中国，有超过50%的肿瘤患者存在不同程度的疼痛，癌性疼痛是影响肿瘤患者生

① Goss P E, Strasser-Weippl K, Lee-Bychkovsky B L, et al., "Challenges to Effective Cancer Control in China, India, and Russia", *Lancet Oncol*, Vol. 15, No. 5, 2014, pp. 489–538.

② Chen W, Zheng R, Baade P D, et al., "Cancer Statistics in China, 2015", *CA Cancer J Clin*, Vol. 66, 2016, pp. 115–32.

③ Gelband H, Sankaranarayanan R, Gauvreau C L, et al., "*Costs, Affordability, and Feasibility of an Essential Package of Cancer Control Interventions in Low-income and Middle-income Countries: Key Messages from Disease Control Priorities*, 3rd edition", *Lancet*, Vol. 387, No. 10033, 2016, pp. 2133–2144.

④ 董志毅、王丽新：《中国版EQ-5D效用值评价体系对局部晚期及晚期肺癌患者生活质量评估的价值》，《同济大学学报》2018年第5期。

⑤ 牟倩倩、余春华、李俊英：《肺癌初治患者心理痛苦的现状调查及相关因素分析》，《北京大学学报》2016年第3期。

命质量的主要症状因素。张珊等①的研究表明，癌性疼痛是老年肺癌患者心理痛苦相关的主要躯体症状，疼痛程度越高，患者的焦虑抑郁等负性情绪越重；同时，肿瘤本身作为心理应激因素可以导致焦虑或沮丧，而焦虑或沮丧则又诱发患者认知情绪与社会功能的改变，加重疼痛等躯体症状，致使患者生命质量下降。该研究结果反映出，癌症对患者的身心健康都造成了不可忽视的影响，在临床治疗过程中，需要兼顾躯体健康维度（癌性疼痛）和心理健康维度（焦虑沮丧），进而全面提升患者生命质量。

十一　影响中药注射剂抗肿瘤患者生命质量的因素

调查对象中男性生命质量高于女性，与既往研究结果相似②③，这可能是与女性不仅要承担相应工作，同时还需承担家庭生活中的主要事务。有关部门应着重关注妇女健康水平，发挥当地妇女委员会作用，联合基层医疗机构定期开展妇女保健讲座，提高该部分人群自我保健意识和健康素养水平，并积极关注妇女心理健康，及时帮助其疏导和缓解心理健康问题。

年龄也是影响患者生命质量的重要因素之一，随着年龄的增加，健康水平呈逐渐下降趋势，这与预期结果相一致。④⑤ 此外，我们还发现，肿瘤分期也是影响肿瘤患者生命质量的因素，肿瘤分期是根据个体原发肿瘤以及播散程度来描述恶性肿瘤的严重程度和受累范围。疾病分期为晚期的患者，与疾病相关的躯体症状更明显，疾病治疗的艰难反复，包括其预后不良，甚至随时死亡，这些使患者产生更多的担忧与恐惧的心理⑥，从而给患者的生命质量造成了极大的影响。

---

①　张珊、任小平、田应选：《老年肺癌患者心理痛苦现状调查及影响因素分析》，《陕西医学杂志》2021 年第 2 期。

②　程萱、丁晗玥、杨玉洁等：《食管癌及其癌前病变人群健康效用值测量及影响因素》，《公共卫生与预防医学》2018 年第 3 期。

③　丁娜：《甘肃省六种常见癌症患者生存质量及影响因素研究》，硕士学位论文，兰州大学，2015 年。

④　Radzikowsk A E, Roszkowski K, Glaz P, "Lung Cancer in Patients Under 50 Years Old", *Lung Cancer*, Vol. 33, No. 2-3, 2001, pp. 203-211.

⑤　王志、刘忠卫、曾雪芸等：《基于 EQ-5D-5L 的结直肠癌癌前病变患者健康相关生命质量研究》，《实用肿瘤学杂志》2018 年第 4 期。

⑥　王秋臣：《胃癌术后患者对口服营养补充治疗的偏好》，硕士学位论文，吉林大学，2022 年。

十二 医患对于主要属性的偏好排序基本一致

通过混合 Logit 模型分析发现，医患对于所纳入属性带来的效用偏好基本一致，均是疾病控制率的改善带来的效用获益最高，其次为恶心呕吐的改善，最后为毒副反应发生率的减轻。就疾病控制率的改善而言，患者产生的效用获益高于医生，而恶心呕吐的减轻及毒副反应发生率的降低给医生带来的效用获益高于患者。除此之外，患者对于每月自付费用较为关心，而医生对于患者的每月自付费并不关心，这也与临床实践较为一致，作为支付方的患者会更关注疾病带来的医疗花费，而医生作为服务提供者，对费用的支付关心度相对较低。

十三 医患共同决策的落地实现需医患双方共同努力

本研究既调查了患者群体，也调查了患者对应的医生群体，总体上而言，医患之间的充分有效沟通，对于医患双方均有重要意义，当前医生与患者之间虽然存在一定程度的沟通与交流，但是仍然需要进一步改进。调查显示，基于医生和患者的自报数据，有 78.4% 的医生感知到技术使用决策模式为医患共同决策模式，而有 90.2% 的患者感知到技术使用决策模式为医患共同决策模式，相较于医生感知的医患共同决策而言，患者感知到医患共同决策的比例更高，说明医患之间仍存在一定的沟通障碍。因此，仍然需要从多方面加强医患沟通的频率，提高医患沟通的有效性，保证患者真正地理解、参与到临床决策中去。但在医患共同决策过程中，即便医生经过培训，但因交谈内容涉及多种治疗方案及其利弊、费用、预后以及患者诉求等诸多方面，医患之间仍存在一定的信息鸿沟，为了更清楚地交代各种临床决策的利弊，减少不同医生与患者沟通的不一致性，缩短医患共同决策时间，决策工具（Decision Aids，DA）具有重要作用①，但 DA 的开发与应用需要进一步的科学研究。

当前也常见国内一些关于医学技术临床应用中医患沟通的调查研究。文亚名等②对重庆某三甲医院两百多名患者进行了相关调查，认为绝大多数的患者希望与医生进行充分的沟通交流，有接近 65% 的患者对其感受到的医患沟通现状较为满意；医生工作繁忙、患者医学知识欠缺等因素

---

① Hoffmann T C, et al. , "Shared Decision Making: What do Clinicians Need to Know and Why Should They Bother?", *Med J Aust*, Vol. 201, No. 1, 2014, pp. 35-39.

② 文亚名、刘伶俐:《医学高新技术条件下关于医患沟通的调查与思考》,《中国医学伦理学》2017 年第 1 期。

是制约医患充足有效沟通的重要因素。一项针对中国人群的调查研究①，结果显示，超过 70% 的医务人员称医患之间的沟通交流不够充足，导致紧张的医患关系难以转变。另有研究②调查了国内 59 所公立医院医护人员及管理人员，结果显示 84.87% 的医护人员认为需要加强医护人员的沟通技术培训。孙晓莉③的研究调查了数百名某三甲医院内科医生及患者和患者家属，其研究结果提示，患者认为当前医患沟通的效果较一般，医生的沟通技巧也尚不能满足患者的期望。林晓妹④综述了现行的多种医患沟通模式，包括家长式沟通模式、解释型模式、信息式模式、审议型模式、共享模式等，并提出在当前的临床实践中，审议型和共享医患沟通模式是比较符合时代的要求、符合医患双方利益的交流模式。总之，医患共同决策在推行过程中所存在的问题可以通过加强医疗体制对患者参与医疗决策观念的重视、加强医患培训、改进决策工具等途径加以解决，从而建立有中国特色的医患共同决策流程。

十四　纳入中间协调人机制，改善肿瘤患者的信息获取及治疗依从性

研究发现，SDM-Q-Doc 和 SDM-Q-9 量表得分均较高，SDM-Q-9 得分略高于 SDM-Q-Doc，这表明医患之间在肿瘤治疗过程中就中医药技术的决策上拥有较为充分有效的沟通，患者参与决策程度略高于医生。但从医生参与决策量表得分来看，医生可能向患者提供了多种可供选择的方案，但对各方案的解释程度不足以使患者理解全部信息，医患之间仍存在一定的沟通障碍。当前，我国医疗体系缺乏有权力的中介个人、机构或团体协调各方关系⑤，通过建立中间协调人机制，纳入护士、心理学相关专业人员及肿瘤康复病人组建疾病协调委员会，将专业视角与同理心结合，向肿瘤患者特别是高龄患者解释医生在有限诊疗时间内难以传达的信息，帮助其就方案结果的利害关系进行抉择，降低患者风险感

①　Xinqing Z and S Margaret, "Tensions between Medical Professionals and Patients in Mainland China", *Cambridge Quarterly of Healthcare Ethics*, Vol. 20, No. 3, 2011.

②　侯胜田、王海星：《我国公立医院医患沟通现状调查》，《医学与社会》2014 年第 9 期。

③　孙晓莉：《某三级医院内科医患沟通现状及其影响因素研究》，硕士学位论文，山东大学，2012 年。

④　林晓妹：《医患沟通模式的比较》，《甘肃科技纵横》2015 年第 12 期。

⑤　李福明、滕悦、刘柳等：《医患共同决策在中医药技术抗肿瘤过程中的应用分析》，《中国医院管理》2022 年第 8 期。

知，以改善信息获取及决策参与程度。此外，协调人还应将肿瘤患者偏好反馈至医生，监督并确保医生在最终治疗决策中尊重患者意愿，并给予患者社会层面的人际支持，提高长期的治疗依从性。

十五　开发并利用辅助决策支持工具，弥合医生群体的意见分化

研究表明，多数医生同意 SDM-Q-Doc 量表中 9 个条目所表述的内容，但医生在是否同意帮助患者理解所有信息、权衡各中医药治疗方案的利弊以及最终治疗方案的确定上差异较大。聚类分析结果显示，医生内部对于是否允许患者参与决策存在一定分歧，大多数医生有意识主动让患者参与到临床治疗决策当中，然而约有 1/10 的医生仍倾向于家长式决策模式。医生对于是否需要将专业术语转化为相对通俗的内容向患者加以阐释、弥合信息不对称的鸿沟存在主观偏好，以及解释方式、程度不同和咨询时间限制导致医生群体的决策差异。辅助决策工具（Decision Aids，DA）对于控制医患沟通的不一致性和医患共同决策时间具有重要作用[1][2]，该工具在一定程度上可以促使家长式医生向共同决策的方向迈进。可基于医患服务主体差异提供不同的辅助决策工具，例如，向患者发放有关肿瘤的临床治疗指南，通过提供信息和帮助来支持患者形成偏好，基于自身实际情况明确优先考虑事项和沟通重点；作为沟通技能培训的有效补充，医生依据预先提供的决策工具推荐步骤进行问询，必要时给出相应示例以促进医生规范实践；在医患交互中，医生基于规范表格形式列明各项肿瘤治疗策略的利弊。

十六　在临床决策中以患者利益为出发点，努力构建医患趋同认知

在临床治疗过程中，患者往往对于医患沟通与交流有更高的需求，特别是癌症患者倾向于参与决策。[3][4] 基于患者视角数据的分析显示，绝大多数患者认为自己偏好医患共同决策模式，希望与医生共同决定中医

---

① Covvey J R, Kamal K M, Gorse E E, et al., "Barriers and Facilitators to Shared Decision-making in Oncology: A Systematic Review of the Literature", *Support Care Cancer*, Vol. 27, No. 5, 2019, pp. 1613-1637.

② Sferra S R, Cheng J S, Boynton Z, et al., "Aiding Shared Decision Making in Lung Cancer Screening: Two Decision Tools", *J Public Health* (Oxf), Vol. 43, No. 3, 2021, pp. 673-680.

③ Hoffmann T C, Legare F, Simmons M B, et al., "Shared Decision Making: What do Clinicians Need to Know and Why should They Bother?", *Med J Aust*, Vol. 201, No. 1, 2014, pp. 35-39.

④ Frerichs W, Hahlweg P, Muller E, et al., "Shared Decision-Making in Oncology—A Qualitative Analysis of Healthcare Providers' Views on Current Practice", *PLoS One*, Vol. 11, No. 3, 2016.

药诊疗技术，但也存在一部分患者偏好于家长式决策模式。同时，患者对决策模式的偏好与感知水平基本匹配。SDM-Q-9 结果显示，多数患者认为医生对于治疗方式的信息阐述到位，但在最终中药注射剂的选择达成共识上存在一定障碍。因此，在临床决策中医生需重新审视自己的角色地位。首先应仔细评估患者的就诊原因及偏好，如了解患者的担忧及期望疗效，通过与患者进行反复的协商和调适，最终制定出双方都能接受的、最适合患者的诊疗方案。其次应坚守医生职业道德，在尊重患者个体化需要、发挥患者主观能动性的同时，适当干预患者非理性决策，使医患双方对肿瘤治疗策略达成共识，为其提供符合患者个人意愿及价值观的最大成本效益的治疗。

十七　可将患者疾病治疗偏好作为决策证据之一，在制定治疗决策与临床指南时加以考量

以本研究为例，中药注射剂抗肿瘤治疗的患者关注疗效、不良反应、自付费用等属性。患者的治疗偏好是其治疗综合价值观的体现，与疾病治疗效果、治疗成本效果一样，同属临床证据。[①] 任何医疗方案都是利弊共存的一种风险性决策，不同利益相关方的偏好各有异同，符合患者价值观和偏好的决策才是决策质量的评价标准。英国国家卫生与临床优化研究所（NICE）发布的《2021 NICE 医患共同决策指南》中明确了患者偏好和价值观是制定治疗决策的重要支持性证据之一。[②] 临床实践中充分考虑患者群体的治疗偏好，有助于提升患者治疗依从性与满意度、提高疾病治疗效果。美国医学研究所在《临床实践指南》（*Clinical Practice Guideline*，*CPG*）中，将权衡适用人群的偏好和价值观列为制定指南的基本原则之一，诸多指南指定机构也将患者价值观与偏好相关内容纳入发布的手册中。[③] 文献检索与专家咨询发现，目前我国临床实践指南的制定缺乏对患者群体治疗偏好的考虑，中医药领域患者偏好与价值观的研究尚处于萌芽阶段。而患者价值观与偏好是中医临床实践指南形成高水平

---

① 何权瀛：《临床指南的制定、应用与患者的个体化问题》，《医学与哲学》2021 年第 2 期。

② 李学靖、杨丹、尹依依等：《〈2021 NICE 医患共同决策指南〉要点解读》，《中华现代护理杂志》2022 年第 4 期。

③ 李建国、郭慧、宋津晓：《临床指南的选择与患者的个体化医疗》，《医学与哲学》2021 年第 2 期。

建议的重要因素，也是中医临床实践指南中体现中医学"以人为本""因人制宜"诊疗思想的重要途径。高质量临床实践指南的制定需要多维度思考，应加快中医临床实践指南中患者价值观与偏好的相关方法学与实践研究，以期为"以患者为中心"的医疗服务提供证据支持。

第二节　建议

医患共同决策不只是方法学，更是技术层面医患之间的深层沟通，是医生与患者站在统一战线上，对疾病的思辨过程。在此过程中，需要医方、患方、政策制定者、研究者、社会各界等多方共同努力。从医方角度，医生需要意识到与患者沟通临床决策在伦理上是必不可少的，应当提供完整准确的治疗相关信息供患者选择，包括受益、风险、不确定性、预后等；构建双向沟通的平台，鼓励患者提出问题与疑虑，并为患者达到最终目标提供资源。从患方角度，患者需要知晓共同决策是患者的权利，在临床决策过程中，积极表达关切点及偏好需求，提出问题与疑虑，与医生充分沟通并共同决策。从医院管理者角度，应当重视决策辅助工具的研制与应用，并加强健康教育，对患者进行调研以了解其对疾病和医学知识的需求，提升患者健康素养，促进其积极参与临床决策。从政策制定者、研究者角度，医患共同决策不仅是一个理念，更是一种深层次的社会变革的具体表现，意味着医患角色的重新定位，因而这个理念与变革的推动需要制度保障与政策支持。从公众传媒角度，在健康传播上输出正确的舆论导向，传递准确的医学和健康知识，从而引领健康行为，最终实现从向公众普及医学知识到帮助公众理解医生、理解医学的转变，助推医患共同决策。

一　医生视角下完善医患共同决策的对策建议

（一）将医学人文导入临床决策

临床决策是集技术性与人文性于一体的综合选择[①]，医患双方的立足点往往不同，医生更关注技术路径的选择，选择何种疗法达到最好的治疗效果，使轻症患者能更快恢复健康，重症患者能延长生命。而患者考

---

① 赵钢、张琪：《医患沟通与临床决策》，《医学与哲学（B）》2015 年第 5 期。

虑的维度则更多，比如生活质量、心理状态、社会适应、经济负担等。因此，医生必须学会将人文关怀融入临床决策的思维过程之中，尝试技术与人文的双轨决策，摸索出兼顾患者及家属的躯体—心理—社会变化及经济能力的多元决策模型，而非单一的、线性的局部决策，逐步推行医患共同决策模式。

将医学人文导入临床决策，不仅是方法学的技术路线，更需要医生提升自身的人文修养。① 每个患者都有属于自己的，可能影响到诊疗结果的个性化因素，诸如心理、经济、家庭、工作、生活习惯等量化的技术指标所无法体现的因素。充分考虑患者的想法与偏好，将其纳入临床决策全过程，有助于形成更完善、更人性化的临床决策。将医学人文导入临床决策的实现路径主要包括：第一，提升医生的人文修养。医生不仅需要关注临床工作中专业技术的学习，更要注重共情能力的提升。关注疾病的同时，更关注患者本身，这是科学的临床决策的前提。第二，在"闻"和"问"的过程中，注重人文关怀。科学的临床决策建立在正确的诊断上，而诊断不只需要实验室和影像学检查，更源于患者的主诉。在采集病史的过程中，认真聆听患者的陈述，能获取患者主诉背后的信息，从而深层次了解患者所需。第三，医生作为治疗者、照护者、陪伴者多重身份的确立。在临床决策中，医生不仅是代表技术权威的治疗者，更是在患者生命低谷时的照护者与陪伴者，多重角色身份的确立让医生能更加感同身受地理解患者所需，在决策时会兼顾人文层面②③④。

（二）辅助工具的应用

为提高医患共同决策的效果，国内外已经研发了一系列决策辅助工具。但这些辅助工具难以完全照搬应用于中国的医疗情境，尤其是中医药技术的临床决策情境。中国的 SDM 研究尚处于理论及应用的双重探索阶段，医生应当协同研究者进行大量的临床实践研究，以开发更契合中国国情的决策评估及辅助工具，拓展共同决策的发展空间。

① 汤其群、孙向晨：《医学人文导论》，复旦大学出版社 2020 年版。
② 魏琳、果磊、彭清诺等：《浅谈医学人文素养下的临床决策》，《医学与哲学（B）》2018 年第 6 期。
③ 刘虹、姜柏生：《人文医学新论》，东南大学出版社 2020 年版。
④ 徐丛剑、严非：《医学社会学》，复旦大学出版社 2020 年版。

二　患者视角下完善医患共同决策的对策建议

（一）鼓励患者积极应对疾病的心态及参与临床决策

患者是个体价值观和偏好的"专家"，与患者偏好意愿相契合的治疗方案，往往能使其获得更好的治疗依从性和健康结局[1][2]。性格良好的患者更加能够乐观地直面疾病，愿意主动寻求医生的帮助，在参与决策过程中表达自己的态度和观点；而性格相对悲观的患者，大多会以"听天由命"的态度消极对待疾病，参与决策的积极性较低。因此，鼓励患者以健康的心态积极应对疾病是促使患者参与临床决策的有效路径。同时，多部门联合开展医患共同决策的健康宣教，使患者意识到自身有充分的权利参与决策，感知到通过共同决策能够获得更加优质的医疗服务，进而引导患者积极参与临床决策。

（二）提高患者的知识水平和认知程度

患者受教育程度和认知水平影响了患者参与共同决策的程度[3]，患者自身的医学知识储备及对病情的掌握情况是患者参与临床决策的基础之一。文化程度越高，健康观念越强，知识体系更丰盈，对医学信息的获取和医学问题的理解更便捷，患者就更愿意积极主动地参与到医疗决策中。提高患者的知识水平和健康素养，将促进弥合医患沟通障碍的主要因素——信息不对称，从而有助于医患共同决策的临床实践。

（三）发挥社会支持的助推作用

社会支持程度越高的患者，其医患共同决策参与度越高。[4] 个体是社会关系中的一员，在参与医疗决策过程中往往会接收到各方的意见与建议。受中国传统文化的影响，特别针对肿瘤患者，有时采用保护性的医疗制度，患者知情或取决于家属决定，因此，家庭单位是肿瘤患者的主要社会支持系统，家属在国内临床决策参与过程中起着至关重要的作用。当家属对共同决策秉持积极态度时，患者从中得到的信息支持和情感支

---

[1]　龙杰：《基于患者视角的医疗决策模式及其影响因素研究》，硕士学位论文，广州医科大学，2018年。

[2]　龙杰、刘俊荣：《基于患者视角的共享决策参与现况及策略研究》，《中国医学伦理学》2021年第1期。

[3]　丁媛：《中国病人参与治疗决策现状及影响因素研究》，硕士学位论文，中南大学，2011年。

[4]　吴菲霞、温焕、陶文雯等：《患者家属参与医疗决策的现状与启示》，《中国医疗管理科学》2020年第2期。

持等越多，越有信心积极参与医疗决策，并在决策过程中表达关切点和偏好需求，进而促进医患共同决策。

三 医患双方视角下完善医患共同决策的对策建议

（一）强化医患双方的"共情""共策"能力

医患是一个共同体，面对疾病，双方需要共同决策。医患共同决策的核心是"共情"与"共策"，"共情"是"共策"的基石，只有真正达到医患共情，才能站在一个共同的立场上，对临床诊疗共同决策。[1][2][3]

共情机制的建立是一种从"我"到"我们"的跨越，它并非与生俱来的本能，更是一种需要后天习得的能力。对于临床医生而言，能体会并能理解患者的痛苦就是共情的表现。共情是医患的共同成长，能帮助医生走进患者的生命，理解患者的内心世界，对疾病形成多维度的综合判断，给予患者"以人为本"而非"以病为本"的有温度的治疗。[4][5][6]共策是在患者对诊疗相关信息知情后，根据自身的需求与想法，与医生共同协商，最终选择最恰如其分的治疗方案。共策的依据主要有两个方面：一是循证证据，包括影像学资料、生化检查数据以及医生查体、问诊所得出的结论。二是患者偏好，对于多种可供选择的治疗方案，患者的倾向因个体情况有所差异。[7][8]

在临床诊疗实践中，医患共同决策基于医患双方均为"专家"的理念，医生作为医学专家提供医学专业意见，而患者作为了解个体需要、偏好的专家，双方在充分讨论后共同做出医疗决策。在此过程中，医生要给予患者更多的话语权，准确理解和体会患者言语中的内容和情感，

---

① 曾诗慧：《医生共情能力对医患共享决策的影响研究》，硕士学位论文，广州医科大学，2020 年。

② 曾诗慧、尚鹤睿：《共情视角下的医患共同决策实践困境及对策研究》，《医学与哲学》2019 年第 24 期。

③ 欧阳远丛、欧阳静、董芳等：《中医类医学生共情能力的现状调查与影响因素分析——基于陕西中医药大学的调查》，《中国医学伦理学》2021 年第 9 期。

④ 杨艳杰、褚海云、杨秀贤等：《共情能力在医生压力与医患关系间的中介效应》，《中国公共卫生》2021 年第 1 期。

⑤ 尹梅、王锦帆：《医患沟通》，人民卫生出版社 2020 年版。

⑥ 刘朦朦、孙小越、郝雨等：《医患共同决策中的信任和沟通》，《医学与哲学》2021 年第 14 期。

⑦ 杨柠溪、方舟之帆：《叙事医学的理论阐释及肿瘤科实践》，博士学位论文，武汉大学，2019 年。

⑧ 石景芬：《医患关系评估模式研究》，四川科学技术出版社 2019 年版。

积极为患者提供信息支持，协助其了解各决策方案的利弊，鼓励患者有效表达个人偏好，选择最适宜的决策方案。与此同时，患者也应更加理解、信任医生。尊重患者偏好需求的共同决策模式已经成为临床决策的必然趋势，而共情式沟通有利于医患双方建立有效沟通机制，弥合因信息不对称所致的认知差异，从而达成医患对疾病治疗和转归的共识，助推医患共同决策的实践。

（二）完善 SDM 规范操作流程

规范的 SDM 操作流程是确保医患之间顺利开展共同决策的重要因素。[1][2] 首先，医生应当认可并鼓励患者积极参与决策。医生要重视患者参与临床决策的价值，注重发挥患者的自主选择权，鼓励患者积极参与到医疗决策的制定中，最终作出真正符合患者个体偏好的诊疗方案。其次，医生在告知患者各种备选方案的利弊时，应该将晦涩难懂的医学术语转化为通俗易懂的利害关系分析，让患者在有限的时间内尽可能有效理解医生所提供的信息。再次，医生应积极引导患者进行有效沟通。一方面，让患者抓住需要决策的主要问题，积极提出疑问和关切点；另一方面，医生准确地掌握影响患者临床决策的考量因素，提高 SDM 效率。最后，医患双方达成共识并实施 SDM 方案。

在具体操作过程中，医患共同商讨之时，医生要与患者进行反复的沟通、交流、权衡、斟酌，高度关注患者的价值观、倾向性以及偏好。医患共同决策在中医药技术抗肿瘤治疗过程中具有一定的适用性，为解决在推行过程中存在的问题，可以通过加强医疗体制改革、改进决策工具、加强医患沟通培训等途径促使患者参与医疗决策，建立符合中国实际的医患共同决策流程。

四 机制建设层面

（一）医疗机构层面

（1）推进共同决策理念，构建和谐医患关系

医患信任是推进共同决策理念、构建和谐医患关系的基础。当前，经历了新冠疫情之后，医患关系有所缓和，而良好的医疗环境有助于推

---

① 赵羚谷、许卫卫、王颖等：《我国临床实践中的医患共同决策流程设计和挑战》，《医学与哲学》2019 年第 18 期。

② 祁月浩、琚泽彬、邵红芳等：《社会工作介入医患共同决策：桥梁难题及平台探索》，《中国医学伦理学》2022 年第 9 期。

进共同决策的实施。

（2）主动提供信息支持，结合指南优化诊治

在临床决策过程中，医生应当主动为患者参与医疗决策提供信息支持，明确其偏好和需求；同时，以诊疗指南为基础，结合个体化倾向，根据实际情况个体化制定治疗方案，从而提高患者的满意度和依从性。

（二）国家和社会层面

（1）探索本土决策辅助工具

医患共同决策的健康运行，需要借助决策辅助工具——推动共同决策最行之有效的干预方法[①]。国外多项研究验证了决策辅助工具在促进医患共同决策中的效果，国内部分学者对决策辅助工具在肿瘤等领域的应用效果探索也证实了这一论断[②③]。因此，应在借鉴国外决策辅助工具相关理论成果和发展经验的基础上，结合本国国情（综合考虑国内临床工作流程、患者决策信息需求、社会文化背景等因素），加快探索构建符合本土医疗背景的共同决策辅助工具，保障医患共同决策模式的稳步推进。

（2）营造共同决策实践氛围

共同决策是医患双方互动的社会活动过程。该模式强调偏好在决策制定中的重要性，但其有效实践面临诸多困难与挑战，因此应当科学审视并积极应对共同决策的实践困境，在条件较成熟的医疗机构先行开展试点，丰富服务内涵，提升服务质量，优化相应的组织和社会环境，营造医患共同决策的实践氛围，实现医患和谐共赢。

五 强化医患沟通交流

（一）构建和谐医患关系

随着社会环境的变化和医学科学技术的进步，当今人类社会的疾病谱也随之发生着改变，占据常见病和多发病的已不是由单纯生物因素引发的疾病，如感染性疾病，而是以社会心理行为因素作为发病基础，并参与疾病发生发展转归全过程的疾病，如恶性肿瘤。这类疾病的特点是

---

① 王贝贝、杨艳、徐文芳等：《患者决策辅助工具开发的研究进展》，《护理学杂志》2022年第9期。

② 高川、高莹、周俞余等：《冠心病诊疗中患者决策辅助工具干预效果的系统评价》，《中国全科医学》2022年第5期。

③ 牟玮、陆翠、王云云等：《患者决策辅助工具国际标准4.0版的引进与评估》，《医学与哲学》2019年第18期。

其治疗目的多为延缓疾病进程，因此医患之间往往需要保持长期的合作关系。诊疗方案的制订、实施与疗效评估显然不能仅仅针对疾病本身，而是要针对患病的人，由此医学界提出医患共同决策的诊疗模式。而构建和谐的医患关系是实现医患共同决策的必要条件。医患关系不仅是医方和患方的关系，更是折射出一个国家或地区的政治、经济、社会环境、科技发展等条件下，多个层面的复杂网状关系。各个层面都应当依据影响医患关系的主要矛盾源，从体制机制、管理措施、法律法规、教育宣传等多方面入手制定应对之策。①

（1）微观层面

医患关系的微观层面，就是医方和患方的关系，患方包括患者及其家属，医方包括医务人员及医院管理人员。在医疗服务过程中，最直接相关的患者和医生这一对关系是其他层面医患关系的基础和核心。医患双方在医疗服务产品的提供和消费过程中，结成了共同对抗疾病、维护健康的同盟关系；由于患者支付了费用来购买医护人员提供的医疗技术和服务，双方又构成了消费和服务关系；由于医疗服务产品的特殊性和患者的个体差异，这种消费产品不可能具有其他消费品同样的质量保证。目前，大部分患者及家属虽然通过网络等媒介易于获取健康常识，但是对医学专业知识及医疗服务产品的认识普遍不够深入，往往对医疗结果期望值比较高。而医务人员的沟通技巧也有待提升，另外由于工作任务繁重，医务人员也不具有足够的时间来与患者及其家属详细解释病情和做好相关事项的沟通，从而导致医患双方的满意度都不高。由于医患沟通是双向的，也是在整个医疗过程中无处不在的，医院应加强医生的教育培训，使其熟练掌握应用医患沟通技巧和方法，同时也要以适当的方式对患者和家属进行宣教，引导其正确认识医学科学，客观理性看待医疗结果。

（2）中观层面

中观层面，街道社区、机构单位、医疗主管部门、地方政府、媒体等在医患关系中都扮演着各自的重要角色，在医患产生矛盾时可以起着化解风波或推波助澜的作用。中观层面的医患关系需要多方维护，需要

---

① 邱仁宗、寇楠楠：《医患相互适应是临床共同决策的关键》，《医学与哲学（A）》2018年第4期。

理性审慎地看待和处理医患矛盾，才能促进对医患关系的客观认识。目前，我国的社会治理模式主要依靠地方政府来规范管理相关事务，媒体报道也需要地方政府加强导向，因而地方政府在医患关系中的中观层面起着至关重要的作用。地方政府应针对目前的医患矛盾根源，制定有效的管控和引导措施，例如加强公立医院改革和管理，建立医患矛盾事件媒体报道的专家审核制度，加强对社区居民医疗健康科普宣教等。

（3）宏观层面

宏观层面主要是医药系统和管理效能两个方面影响医患关系。要改善医患关系，宏观管理层面应当采取以下对策。第一，完善、整合医疗筹资体系。通过多种方式筹资建立全覆盖的基本医疗保险体系，在此基础上鼓励高收入群体自愿增加商业性医疗保险，建立更好的医疗保障体系。第二，改革医疗服务体系。实行医疗资源配置调整，改变医疗资源分配"倒三角"状况，鼓励社会办医，增加医疗服务供给，在此基础上切实降低民众医疗负担，改善医疗服务体验。第三，改革医疗支付制度和付费方式。支付制度应该让医生的专业价值得到体现，同时，切实有效地控制医疗费用的过度增长。

（二）中医医患沟通

（1）中医学对医患关系的认识

中医学作为中国传统文化的重要组成部分，儒家的仁爱与孝道思想对中国医学伦理道德思想的形成和发展产生了重要影响。早在春秋战国时期，奠定中医理论基础的《黄帝内经》中已有大量阐述医患关系的内容。唐代孙思邈的《论大医精诚》更是对医德医风作了精辟论述，有不少与现代医学伦理学基本理论相一致。在中医发展历程中，"坐堂""游方""家庭"是医生行医的主要形式，因此，医生与患者及其家属有更多的接触机会；又由于中医的"望、闻、问、切"四诊合参的诊察方式以及中药、针灸、推拿等的治疗方法，医患之间有更多的沟通交流机会，医生可以更详细地了解患者及其家属的意愿，根据患者的个体情况，进行躯体、心理及社会因素等方面的干预。此外，中医将"悬壶济世""医者仁术""大医精诚"等观念融入并贯穿于临床实践，体现人文和谐的医患关系。[1]

---

① 贺倩倩、栾桂珍、杨洪超等：《医患沟通的问题分析与对策研究》，《中医药管理杂志》2021 年第 23 期。

（2）中医学对医患沟通的认识

中医学理论体系中没有"医患沟通"一词，也没有将与患者沟通技能单独列出，但在中医理论与实践中却包含着丰富的人文精神、职业道德和医患沟通内容。中医学根源于中国传统文化，历来重视与患者建立友好、互信的关系，具有"医德并重"思想指导下的医德理念、"至意深心"观念下建立的医患信任理念、"悬壶济世"的社会责任感、"以人为本"的人文精神、"天人合一"原则指导下的医患和谐观、"大医精诚"原则指导下的医者职业操守。这些中医学人文医德规范指导医生尊重患者，加强沟通，把患者利益置于首位。而达到患者利益最大化的有效路径之一即医患共同决策。①

（3）建立中医药抗肿瘤"医患共同体"

医患双方因疾病和健康问题走到一起，有着共同的目标与实践，理应为此而形成共同体，这是医患双方合作共赢的基础。恶性肿瘤是全身性疾病，有着分布面广、危害性大、多学科参与、疗效不确定、治疗费用昂贵、未统一治疗规范等特点，治疗理念往往比治疗手段本身更为重要。同时，肿瘤是需要长期个体化治疗的慢性疾病，通过了解患者对于治疗选择、方法利弊、风险与获益等的偏好，并在临床决策时加以考量，有助于促进医患之间的决策共享，进而提高患者的健康相关生活质量和治疗依从性及满意度。

随着生物—心理—社会医学模式的转变，传统的决策模式不能满足患者日益增长的需求，患方在治疗决策中的重要地位正逐步引起社会和临床工作者的广泛关注。作为一种理想的临床决策模式，癌症治疗中的医患共同决策至关重要，这需要医患双方以合作伙伴的关系建立长期的同盟关系，即中医药抗肿瘤"医患共同体"，双方彼此交流、分享信息，共同选择最适合患者的诊疗方案。中医药抗肿瘤"医患共同体"的建立，促使医患双方共担医疗风险，共享医疗利益，有利于推动医患共同决策的实施。

---

① 鲁丽萍、张以善：《医患关系与医患共同决策关系辨析》，《医学与哲学》2019年第6期。

第三节　总结

一　医患偏好对比分析发现，医生更加关注降低患者的恶心呕吐反应及毒副反应发生率，患者更加关注疾病控制率

　　研究结果显示，医生对疾病控制率提高的偏好大于对恶心呕吐反应改善的偏好，这与国外已有针对非小细胞肺癌治疗中医患偏好的 DCE 研究结果相类似。[①] 但是与患者相比较分析发现，医生更加关注降低患者的恶心呕吐反应及毒副反应发生率，患者更加关注疾病控制率。究其原因，患者更加关注立竿见影的疾病治疗效果，而对恶心呕吐及毒副反应发生情况并不是较为关注，也可能由于信息不对称，存在患者对相关治疗过程并不熟悉的情况，导致其对于血小板减少、白细胞减少、周围神经损害、肝功能异常等毒副反应的偏好要弱于疾病控制率。相对而言，医生更多地从专业角度考虑恶心呕吐及其他毒副反应的发生情况。

　　综上所述，医患在中医药抗肿瘤治疗技术的属性选择过程中存在一定的偏好差异，由于疾病控制率和恶心呕吐反应对于患者及医生的决策偏好影响较大，若能构建出疾病控制率和恶心呕吐反应两者的优化治疗方案组合，将能够对于医生的选择概率或临床决策起到至关重要的提升作用。

二　在医疗决策中，患者更加关注自付费用，而自付费用的变化无法影响医生群体的偏好

　　医生主效应模型分析结果显示，受调查的医生对于患者自付费用没有偏好，自付费用的变化或无法影响各群体医生的决策偏好，而患者更加关注自付费用，该特征可能是由医生作为患者"委托—代理人"这一特殊身份所造成的。[②] 医生"委托—代理人"的特殊身份存在，或造成了医生群体普遍对于降低患者自付费用没有偏好，因而对于医院的管理方、医保监管方和政府部门而言，则必须深刻理解医生这一偏好特征，可以

---

　　① 孙辉、陈英耀、任绍聪等：《非小细胞肺癌患者疾病治疗偏好与意愿支付研究》，《卫生经济研究》2018 年第 9 期。

　　② 孙辉、陈英耀、何露洋等：《医生治疗非小细胞肺癌的选择偏好研究》，《卫生经济研究》2018 年第 9 期。

通过协同采取优化卫生人力资源、完善绩效薪酬制度、改革医保支付方式和加大卫生财政投入等措施，并逐渐加强对于肿瘤治疗领域中的卫生技术评估，为医生的决策提供必要的临床和经济证据，以降低医生诱导需求的动机，激发出医务人员对患者提供优质、有效、适宜的创新服务的积极性，以切实缓解患者，特别是肿瘤患者就医的经济负担，并改善其健康和生活水平。

三　医患偏好与决策模式的差异会在一定程度上影响患者的满意度及和谐医患关系的构建

偏好对比分析发现，医患在中医药抗肿瘤治疗技术的属性选择过程中存在一定的偏好差异，医生更加关注恶心呕吐及其他毒副反应，而患者更加关注疾病控制率及自付费用。而在偏好差异基础上，78.4%的医生认为其参与的决策模式是共同决策模式，而90.2%的患者认为其参与了共同决策模式，由于双方视角的差异及信息不对称，我们认为医患之间实际共同决策模式的比例应该在78.4%—90.2%，更加偏向于78.4%，为78.4%—84.3%，因此在双方偏好存在差异的情况下，仅有约80%的决策充分考虑了双方的偏好差异，这在一定程度上可能会影响患者的满意度及和谐医患关系的构建。

在医患共同参与临床决策制定的过程中，当患者与医生存在偏好差异时，如何取得医患双方决策偏好的总体一致性以弱化双方的差异，如何保障医学技术在临床推广应用中的有效性、安全性，如何处理不同技术使用者的个人动机，进而选择最佳的治疗方案，成为目前临床及卫生管理研究者和实践者所需面对的关键问题。

第四节　研究创新与不足

一　研究创新点

（一）探索性地分析患者偏好、医患共同决策与患者行为、健康结果的作用机制

根据已有研究可知，患者偏好与医患共同决策是相对独立的概念体系，本研究率先将它们同患者的认知结果（服务满意度）、健康结果（患者生命质量）进行关联，探究其中的作用机制，具有一定的创新理论及

实践价值。

（二）探索性地将离散选择实验与医患共同决策相结合

离散选择实验在卫生服务领域的运用为探究医患共同决策中医患双方的属性偏好及意愿支付差异提供了关键的研究技术，目前国内无论从理论还是实践均缺乏相应的研究，本研究探索将离散选择实验与医患共同决策两者相结合，在此方向上进行了创新。

（三）医患双方视角探索决策偏好的共性与差异

目前关于决策偏好的研究多从患方视角，本研究以医患双方视角的研究设计保证了数据收集与分析的全面性，丰富了决策偏好领域的实证研究。通过对医患决策偏好的对比分析，探究满足医患双方偏好与意愿的最优方案，为进一步助推医患共同决策，提高医患双方满意度提供了数据支持与决策依据，颇具创新性与应用价值。

二　研究局限性

（1）由于新冠疫情防控期间调研现场受限，本研究的样本人群仅来自上海市，因此本研究中有关医生、患者的偏好等数据只能代表上海的样本人群，调查结果不能完全代表全国医患群体的情况，研究结论在全国其他省市的外推性受到一定程度的限制。在未来的研究中，可扩大样本范围，提高样本代表性，以了解不同区域的医患治疗方案偏好及共同决策现状，进而对研究结果进一步验证与比较。

（2）受离散选择实验方法本身所限，不可能涵盖全部临床决策属性，虽然本研究选取纳入四个具有代表性的属性，用于测量假设情景下量化医患双方的选择偏好，但仍无法考量其他属性对两者选择偏好可能存在的影响。此外，离散选择实验设定的选择集为假想场景，虽然本研究在整个实验设计与现场调查过程中均采取了有效措施，最大限度为受访者模拟真实选择场景，但是所收集的偏好信息与临床场景中医患双方的实际选择是否一致，仍需要更多研究加以进一步验证。

（3）本研究对医患共同决策的内涵界定与实施步骤作了明确阐释，在现场收集数据过程中调查员亦为患者提供了相关概念的解释说明，但是由于个人认知或理解差异，部分患者或许简单地将知情同意等同于共同决策，从而可能导致患者视角下的共同决策感知比实际值偏高。此外，本研究基于"经济人"假设，认为受访者的行为是理性的，且已做出自身利益最大化的决策，对于非理性的因素，将在后续研究中继续探究。

附录一　文献综述

医患共同决策研究文献综述

医生与患者是两个不同的主体，虽然在目标上是基本一致的，但彼此因所处的地位、所扮演的社会角色、对医学的认知、对疾病的感受、对医治费用的考量等方面的诸多差异[1]，不可避免地在临床实践中存在一定分歧。而医患共同决策（Shared Decision Making，SDM）正是为弥合上述医患差异与分歧提供了较为切实可行的途径，对提升患者的依从性、提高患者的满意度，从而改善医患关系具有重要意义。[2][3][4]

医患共同决策以医疗决策为主轴，贯穿于医疗全程，医患双方经过全面、充分的多次反复沟通与交流，寻求治疗共识，主要包括充分听取患者的主诉及意愿、向患者解释病情及说明备选的诊疗方案、接受患者的质疑并向其释疑、医患逐步达成共识、形成最优诊疗方案等过程。[5][6][7] 医患共

---

① 杜治政：《共同决策：弥合分歧，营建医患同心的医疗》，《医学与哲学》2018 年第 4A 期。

② Carman K L, Dardess P, Maurer M, "Patient and Family Engagement: A Framework for Understanding the Elements and Developing Interventions and Policies", *Health Aff* (Millwood), Vol. 32, No. 2, 2013, pp. 223–231.

③ Coulter A, Ellins J, "Effectiveness of Strategies for Informing, Educating and Involving Patients", *BMJ*, Vol. 335, No. 7609, 2007, pp. 24–27.

④ Charmel P A, Frampton S B, "Building the Business Case for Patient-centered Care", *Healthcare Financial Management*, Vol. 62, No. 3, 2008, pp. 80–85.

⑤ 郭伟、张东凤、黄榕翀等：《运用医患共同决策模式改善冠心病治疗现状》，《中国循证心血管医学杂志》2015 年第 4 期。

⑥ 高峰、赵明杰：《医患共同决策最新研究进展》，《医学与哲学》2016 年第 1B 期。

⑦ 姚抒予、张雯、罗媛慧等：《医患共同决策的研究进展》，《中国护理管理》2017 年第 3 期。

同决策主要有三大作用：其一，通过医患双方的深入沟通，达成对疾病认知以及治疗方案的共识，为后续治疗打下基础，提升患者的依从性；其二，通过患者及其家属充分表达自己的意愿，医方对患方的意愿偏好予以分析及采纳，使诊疗个体化得以实现，从而较好地满足患方要求，提高患者的满意度；其三，通过多次反复的充分交流与沟通，消除种种预设性的疑虑和不信任，形成因医患间深入了解而凝结的共情，有助于改善医患关系。①

医患共同决策作为一种医疗决策模式，已被医学界广泛认可，国内外学者尝试在医疗领域多学科应用医患共同决策，大多呈现出积极作用②；但是，目前针对医患共同决策在中医药领域的应用鲜有报道，医患共同决策在中药注射剂抗肿瘤治疗临床应用中的研究更是少之又少。然而，近年来，随着中药注射剂在抗肿瘤方面的作用日渐凸显，临床上越来越多地将中药注射剂作为抗肿瘤的常用治疗方案之一（既可协同治疗，也可作为单药使用），因此，探索医患共同决策在中药注射剂抗肿瘤治疗应用领域的现状及对策建议迫在眉睫。

本书旨在通过梳理医患共同决策的国内外研究及应用进展，尝试归纳、翻译、汉化医患共同决策的常用评估工具，为医患共同决策在中药注射剂抗肿瘤治疗临床应用领域的研究提供可借鉴的思路，从而推动医患共同决策在中医药领域的应用。

一 SDM 的背景及相关概念

（一）SDM 的提出

20 世纪 70 年代，美国政府基于以"患者中心"的理念和对患者自主性认识的提高，首次提出"SDM"的概念。③ 该概念的提出引起医疗服务提供者、患者和政府决策者的关注。近年来，SDM 在卫生健康服务项目的研究取得了许多有价值的结果，并且在加拿大、英国、美国、德国等欧美国家日益广泛地应用于医疗临床实践，且被认为是改善医疗保健质

① 鲁丽萍、张以善：《医患关系与医患共同决策关系辨析》，《医学与哲学》2019 年第 6 期。

② Lavallee D C，Chenok K E，Love R M，et al.，"Incorporating Patient-reported Outcomes into Health Care to Engage Patients and Enhance Care"，*Health Aff*（Millwood），Vol. 35，No. 4，2016，pp. 575-582.

③ 张新庆：《医患"共享决策"核心概念解析》，《医学与哲学》2017 年第 10A 期。

量的根本途径。①②③ SDM 有别于单一传统的医疗决策模式，即家长模式和告知模式。家长模式完全以医生的决定为中心，忽视患者的偏好和选择权；告知模式则不考虑医患之间的信息和权力的不对等，完全由患者自主选择治疗方法，医生只是信息提供者，把不具有医学知识的患者作为决策者。④ 这两种传统的医疗决策模式均有失偏颇，而 SDM 模式的应运而生较好地平衡了上述两种传统的医疗决策模式，既非一味地听取医生的决定，亦非完全交由患者决策，而是让患者参与到疾病治疗中来，尊重患者的价值观、偏好、需求、期望和生活经验，患者在充分了解疾病信息、权衡各种治疗方案的利弊和风险收益后，与医生共同商讨，最后双方就治疗方案达成一致。可见，SDM 模式真正体现了"以人为本"的理念，医患之间共享信息、共同承担医疗风险，有利于提高患者的依从性和满意度，从而构建和谐的医患关系。⑤

（二）SDM 的概念

SDM 是指医师告知患者治疗方案的疗效、益处以及风险，而患者告知医师其对疾病以及相关风险的看法和疑虑，加强医生与患者的互动，最后由医生和患者共同对医疗过程中的诊治等相关问题做出合理选择，SDM 是医学伦理学自主原则、有利原则、不伤害原则和公正原则在临床实践中的具体体现。⑥

在临床医疗中，SDM 需充分体现"有利于患者"和"尊重患者自主权"的原则，即医生有伦理义务向患者/家属提供临床建议和判断，且在临床决策的过程中让患者/家属积极参与、扮演有意义的角色。如前所

---

① Elywn G, Laitner S, Coulter A, et al., "Implementing Shared Decision Making in the NHS", *British Medical Journal*, Vol. 341, 2010.

② Frosch D L, Moulton B W, Wexler R M, et al., "Shared Decision Making in the United States: Policy and Implementation Activity on Multiple Fronts", *Zeitschrift fur Evidenz, Fortbildung und Qualitat im Gesundheitswesen*, Vol. 105, No. 4, 2011, pp. 305-312.

③ Legare F, Stacey D, Forest P G, et al., "Moving SDM forward in Cnanada: Milestone, Public Involvement, and Barriers that Remain Zeitschrift fur Evidenz", *Fortbildung und Qualitat im Gesundheitswesen*, Vol. 105, No. 4, 2011, pp. 245-253.

④ 梁丽军、刘子先、王化强：《基于医患偏好差异的治疗方案决策模型》，《中国农村卫生管理》2014 年第 4 期。

⑤ 陈晶晶、田曼：《浅析医患共同决策面临的问题及出路》，《医学与哲学》2018 年第 4A 期。

⑥ 刘峰、王炳银：《病人参与医疗决策若干问题探讨》，《中国医学人文》2015 年第 2 期。

述，SDM 既不是患者完全服从医生的决定，也非医生将方案抛出后，完全由患者选择，而是医患双方均提供了意见并共同促成决策的制定，从而最终达成医患双方均支持的决策。

医患共同决策是在"以患者为中心"基础上的延伸和拓展，在充分尊重患者意愿的同时，让患者积极参与到自身相关的决策中来，加强双方在信息上的相互交流与合作，使患者更加主动地配合医师进行后续治疗，有利于获得更好的健康结局。[①]

（三）SDM 的步骤

Stiggelbout 等[②]将实施 SDM 的过程归纳为以下四步：①医生告知患者要进行决策，且患者的观点是重要的；②医生向患者解释可能的选择及每种选择的优缺点；③医生与患者讨论其偏好，并在患者思考过程中提供支持；④医生与患者讨论与决策有关的偏好，进行决策并安排可能的随访。

二　SDM 的国内外研究应用现状

（一）SDM 在国内研究应用现状

1998 年，医学伦理学专家赵明杰教授首次向国内同行介绍了 SDM 这一概念；2004 年，北京大学张大庆教授曾撰文将 SDM 翻译为"共享决策"，并强调"共享决策是临床决策的一种方法，其要点是使病人参与决策过程，提供病人有关可选择的必要信息，使病人的选择和价值更好地结合医疗方案"。2013 年之前，我国对 SDM 的研究主要停留于概念分析、意义及国外研究推介方面，应用性研究较为罕见，个别报道仅停留在对患者参与决策医院进行调查的层面。2013 年 12 月，在中国科学院院士、复旦大学附属中山医院葛均波教授和北京大学第一医院霍勇教授的引领下，中国心血管疾病领域开启 SDM 系列研究的新篇章。[③] 2016 年，大连医科大学附属第一医院团队发表该项研究报告，采用 SDM 可提高患者临床决策药物（他汀）的依从性。[④]

[①] 唐维兵：《新时代下医患共同决策的机遇和挑战》，《医学与哲学》2018 年第 2A 期。

[②] Stiggelbout A M, Pieterse A H, De Haes J C, "Shared Decision Making: Concepts, Evidence, and Practice", *Patient Education and Counseling*, Vol. 98, No. 10, 2015, pp. 1172-1179.

[③] 赵羚谷、王涛、王颖等：《国内外医患共同决策研究及应用进展之比较》，《医学与哲学》2018 年第 10A 期。

[④] 黄榕翀、杨雪瑶、宋现涛等：《中国医患共同决策心血管病领域研究现状与展望》，《医学与哲学》2017 年第 10B 期。

近年来，我国医学界的专家学者及部分临床医师，逐渐重视 SDM 概念，并尝试对 SDM 在不同疾病人群的临床决策中的应用可行性进行探索性研究，对 SDM 在相关疾病、学科的临床应用中的研究和实践主要集中在以下几个方面：肿瘤及慢性病管理、骨科、精神医学、心血管、内分泌、药物临床实验等。例如，项进等①结合自身在江苏省肿瘤医院临床上与肿瘤患者的沟通经历，阐述了 SDM 在肿瘤患者诊疗中的挑战和意义；在对慢性病的预防和控制中，邹劲林等②证明 SDM 有利于胃癌术后机体恢复；王君鳌等③对部分骨科疾病保留修复或切除置换病患部位的艰难选择进行探讨，认为实施共同决策虽然不易，但临床上确实可以增强患者依从性，从而提高疗效；赵小明等④的研究结果表明，SDM 可有效增强社区精神障碍患者服药依从性，提高临床疗效。还有诸多医学人文和伦理界学者提出在国内实施 SDM 的建议，如梁丽军等⑤提出了基于 DCE 与满意度函数的 SDM 方法，王昱⑥强调信息系统的价值，指出基于电子病历数据进行 SDM；雷征霖⑦对临床实践中如何实施 SDM 进行探讨。

目前，国内对 SDM 的研究和应用仍处于理论借鉴和局部应用摸索阶段，缺乏符合我国医疗背景的本土 SDM 理论体系的构建，尤其缺乏临床决策应用流程和辅助决策模型设计等方面的系统性研究和应用，以及对 SDM 在各类疾病的临床决策中的实际应用和模型推广。⑧

（二）SDM 在国外研究应用现状及对我国开展 SDM 研究应用的启发

国外 SDM 研究起步较早，始于 1972 年，Veatch 在《变革年代的医学伦理学模式：什么样的医生—患者角色最符合伦理学的关系?》一文中首

① 项进、张特、尹荣：《浅谈肿瘤患者医患共同决策的临床实践》，《医学与哲学》2018 年第 2A 期。

② 邹劲林、莫湘琼、李振东等：《医患共同参与医疗决策对胃癌术后机体恢复的影响》，《中国慢性病预防与控制》2012 年第 4 期。

③ 王君鳌、刘瑜：《保留还是切除：骨科疾病治疗中的医患共同决策》，《医学与哲学》2017 年第 1B 期。

④ 赵小明、吴光怀：《医患共同决策诊疗模式对社区精神障碍患者服药依从性及临床疗效的影响》，《中国医学工程》2017 年第 12 期。

⑤ 梁丽军、刘子先、王化强：《基于 DCE 与满意度函数的医患共同决策方法》，《工业工程与管理》2013 年第 6 期。

⑥ 王昱：《基于电子病历数据的临床决策支持研究》，博士学位论文，浙江大学，2016 年。

⑦ 雷征霖：《临床实践中如何实现医患共同决策》，《医学与哲学》2017 年第 10A 期。

⑧ 曾洁、金蕾、孙垚等：《医患共同决策过程评估工具的研究进展》，《医学与哲学》2018 年 10A 期。

次提出 SDM。1980 年 Brody 在《美国内科学杂志》发表论文呼吁病人参与到临床决策中，并着重分析了它的理论优势。1982 年美国政府在《总统委员会在医学和生物医学研究伦理问题研究报告》中正式提出 SDM 概念，并首次界定其含义：医护人员要善于识别并满足病人需要，尊重其选择偏好，病人也要清晰表达愿望，共同寻求治疗共识。1998 年美国总统顾问委员会又在《质量第一：为所有美国人提供更好的医疗服务》的研究报告中再次强调 SDM 的概念。

SDM 的概念提出后，20 世纪 90 年代 SDM 在英国被首次应用于癌症决策治疗；随后，加拿大 McMaster 大学流行病学与统计学专家 Charles 等①②进一步完善了这一理论体系，先后阐述了 "shared decision-making" 的含义、原则、概念框架、决策方法和步骤、决策主体及角色变化、病人偏好、医患达成共识的机制、共享决策适用范围。Charles 等指出，SDM 的关键特征应包括：至少有两名参与者，即医生和患者参与其中；双方共享信息；双方采取措施就优先的治疗方案达成共识；双方就实施的治疗方案达成协议。

2006 年，Makoul 等③进行了一项系统评价，合并了 SDM 的 161 个概念模型，确定了临床行为的八个基本要素：定义/解释问题，目前的选择，讨论利弊（利益/风险/成本），患者价值观/偏好，讨论患者能力/效能，医生知识/建议，检查/澄清理解，制定或明确推迟决定，安排跟进，涵盖了不同的临床背景、决策类型和参与程度。同年，渥太华决策支持框架（The Ottawa Decision Support Framework，ODSF）被提出，运用心理学、决策分析、社会支持和自我效能等概念和理论，指出参与者的决策需求将影响决策质量（知情、基于价值的选择），反过来又会影响认知结果、行为结果和健康结果。

目前，SDM 在欧美等国家的研究应用几乎涵盖所有临床学科，例如：

---

① Charles C A, Gafni A, Whelan T, "Shared Decision-making in the Medical Encounter: What does It Mean? (Or It Takes at Least Two to Tango)", *Social Science&Medicine*, Vol. 44, No. 5, 1997, pp. 681-692.

② Charles C A, Whelan T, Gafni A, et al., "Shared Treatment Decision Making: What does It Mean to Physicians?", *Journal of Clinical Oncology*, Vol. 21, No. 5, 2003, pp. 932-936.

③ Makoul G, Clayman M L, "An Integrative Model of Shared Decision Making in Medical Encounters", *Patient Education and Counseling*, Vol. 60, No. 3, 2006, pp. 301-312.

乳腺癌[1]、终末期肾病[2]、唐氏综合征筛查[3]、精神卫生疾病[4]等。国外SDM研究起步较早，目前SDM理论体系的研究进展、临床应用模型和标准、法律配套政策已进入成熟期，SDM的重要性亦得到不断证实和认可。但SDM在国内尚属相对年轻的研究方向，应从理论及实践体系皆成熟的学科开始，如现已开展的癌症治疗与筛查、心血管疾病等方面，探索出适应国情的、完善的系统应用，再将应用主体逐步加以扩大。

三 SDM 的常用评估工具

（一）单一角度共同决策测评工具

1. 患者角度共同决策测评工具

（1）患者版共同决策量表（9-item Shared Decision Making Questionnaire for Patients，SDM-Q-9）

SDM-Q-9量表由Kriston等[5]学者设计，为单维度量表，包含2个开放性问题和9个条目，涵盖了Makoul过程模型的所有要素。每个条目从"完全不同意"到"完全同意"分别赋分0分到4分，分数越高表示临床实践中共同决策的程度越高。SDM-Q-9量表中的2个开放性问题为：①请说明就诊的健康隐患/问题/疾病。②请说明所作决策。

表1   SDM-Q-9 测评量表

编号	条目	完全不同意	比较不同意	一般	比较同意	完全同意
1	医生明确表示需要做决策					
2	医生想知晓我愿如何参与到决策中					

---

① Seror V, Cortaredona S, Bouhnik A D, et al., "Young Breast Cancer Patients' Involvement in Treatment Decisions: The Major Role Played by Decision-making about Surgery", *Psychooncology*, Vol. 22, No. 11, 2013, pp. 2546-2556.

② Fortnum D, Smolonogov T, Walker R, et al., "'My Kidneys, My Choice, Decision Aid': Supporting Shared Decision Making", *Journal of Renal Care*, Vol. 41, No. 2, 2015, pp. 81-87.

③ Joseph-Williams N, Lloyd A, Edwards A, et al., "Implementing Shared Decision Making in the NHS: Lessons from the MAGIC Programme", *BMJ*, Vol. 357, 2017.

④ Drake R E, "Mental Health Shared Decision Making in the US", *World Psychiatry*, Vol. 16, No. 2, 2017, pp. 161-162.

⑤ Kriston L, Scholl I, Holzel L, et al., "The 9-item Shared Decision Making Questionnaire (SDM-Q-9): Development and Psychometric Properties in a Primary Care Sample", *Patient Education and Counseling*, Vol. 80, No. 1, 2010, pp. 94-99.

续表

编号	条目	完全 不同意	比较 不同意	一般	比较 同意	完全 同意
3	医生告知我有不同的治疗方案可供选择					
4	医生确切地解释了不同治疗方案的利弊					
5	医生帮助我理解所有信息					
6	医生询问我偏好哪种治疗方案					
7	医生和我全面地权衡了不同治疗方案					
8	医生和我共同选择了一种治疗方案					
9	医生和我就如何执行决策达成共识					

（2）决策冲突量表（Decisional Conflict Scale，DCS）

1995 年，加拿大学者 O'Connor[1] 首次研发了评估患者决策冲突水平的工具，即决策冲突量表（Decisional Conflict Scale，DCS）。该量表包含 3 个维度，共 16 个条目（决策不确定性：3 个条目；导致决策不确定性的因素：9 个条目；感知有效性决策：4 个条目）。采用 Likert 5 级评分法，从 0（完全不同意）到 4（完全同意），总分越高代表决策冲突越严重。

表 2 　　　　　　　　　　　DCS 决策冲突量表

维度	条目	完全 不同意	比较 不同意	一般	比较 同意	完全 同意
决策 不确定性	做这个决策对我来说很难					
	面临这个决策，我不知道该如何选择					
	我知道哪个决策对我来说是最好的					
	我意识到自己必须要做出选择					
导致决策 不确定性的 因素	我需要更多的建议和信息来做决策					
	在做决策时，我感觉到来自他人的压力					
	我很难决定，是利大于弊还是弊大于利					
	在做决策时，我从他人那里获得了适当的 支持					

---

① O'Connor A M, "Validation of a Decisional Conflict Scale", *Medical Decision Making*, Vol. 15, No. 1, 1995, pp. 25-30.

续表

维度	条目	完全 不同意	比较 不同意	一般	比较 同意	完全 同意
导致决策 不确定性的 因素	我认为我了解每种选择的益处					
	我认为我了解每种选择的风险和弊端					
	我知道每种选择的益处对我有多重要					
	我知道每种选择的风险和弊端对我有多重要					
	我的决策显示了对我最重要的东西					
感知 有效性决策	我感知到是在被充分告知的情况下做出的 选择					
	我希望坚持我的决策					
	我对自己做出的决策很满意					

（3）SURE 量表（Sure of Myself；Understand Information；Risk-benefit Ratio；Encouragement，SURE）

SURE 量表由加拿大学者 Legare 等[1]研制，该量表仅包含 4 个条目（单一维度），采用二分类的问题选项"是/否"，得分分别为 1 分/0 分，总分为所有条目之和，得分越高则表明决策冲突越明显。

SURE 量表中的 4 个条目分别为：

①S（Sure of Myself）你是否确信最适合你的选择？

②U（Understand Information）你是否知道每个选择的益处和风险？

③R（Risk-benefit Ratio）你清楚哪个风险和益处对你最重要吗？

④E（Encouragement）你有足够的支持和建议去做出选择吗？

（4）PICS 量表（Perceived Involvement in Care Scale，PICS）

1990 年，Lerman 等[2]设计用于测评患者在决策制定过程中的参与程度，该量表分为 3 个维度，共 13 个条目（由医师鼓励参与决策程度：5 个条目；病人信息获取主动性：4 个条目；病人参与决策程度：4 个条目）。所有条目均采用二分类选项，即是（1 分）或否（0 分），得分越

---

① Legare F, Kearing S, Clay K, et al., "Are you SURE？: Assessing Patient Decisional Conflict with a 4-item Screening Test", *Canadian Family Physician*, Vol. 56, No. 8, 2010, pp. 308-314.

② Lerman C E, Brody D S, Caputo G C, et al., "Patients' Perceived Involvement in Care Scale: Relationship to Attitudes about Illness and Medical Care", *J Gen Intern Med*, Vol. 5, No. 1, 1990, p. 29.

高则显示患者决策参与程度越高。

表 3   PICS 量表

由医师鼓励参与决策程度	病人信息获取主动性	病人参与决策程度
医生问过我是否同意他的决定	我要求过医生,让他详细解释治疗方案和流程	我向医生提供了一些治疗建议
医生向我详细解释了我的病情和治疗方法	我要求过医生,让他提出治疗建议	为了更好地治疗,我坚持某些检查和治疗方案
医生问过我,我认为引起疾病的原因有哪些	我详细描述了疾病症状	对于医生建议的检查或治疗方案,我提出过质疑
医生鼓励过我,让我说说关心病情的哪些方面	关于疾病症状,我问了医生许多问题	对于医生制定的检查和治疗方案,我提出过赞同或反对的意见
医生鼓励过我,让我对自己疾病的治疗提些建议		

（5）决策期望量表（Control Preference Scale, CPS）

1992 年，Degner 等[①]编制 CPS 量表研究病人参与医疗决策的意愿偏好，将病人分为积极决策者、消极决策者和共享决策者三类。CPS 量表包含 5 个条目，选择①或②则为积极参与型；选择③则是共享决策型；选择④或⑤则说明患者在治疗决策参与过程中属于被动型。

表 4   CPS 量表

分类	编号	条目
积极参与型	1	对于如何治疗,我喜欢自己做决定
	2	在慎重考虑了医生的意见之后,我喜欢自己对治疗方案做最后的决定
共享决策型	3	关于什么治疗方案对我最合适的问题,我喜欢医生和我共同做出决定
被动型	4	对于使用什么治疗方案的问题,我喜欢医生在慎重考虑我的意见后,由医生独自做最后的决定
	5	关于所有与治疗有关的问题,我喜欢由医生做主

---

① Degner L F, Sloan J A, Venkatesh P, "The Control Preferences Scale", *Can J Nurs Res*, Vol. 29, No. 3, 1997, pp. 21-43.

2. 医生角度共同决策测评工具

医生版共同决策量表（Shared Decision Making Questionnaire for Physicians，SDM-Q-DOC）。2012 年，德国学者 Scholl 等[1]为了弥补 SDM-Q-9 仅基于患者角度的不足，并根据共同决策过程理论框架，将 SDM-Q-9（患者版共同决策量表）修订为 SDM-Q-DOC（医生版共同决策量表），用于从医生角度来评估共同决策过程。该量表为单一维度，共 9 个条目，均采用 Likert 5 级评分法，即 0（完全不同意）到 4（完全同意），总分为所有条目之和，得分越高则表明医患共同决策程度越高。

表5 SDM-Q-DOC 医生测评量表

编号	条目	完全不同意	比较不同意	一般	比较同意	完全同意
1	我明确告诉患者需要共同做出决策					
2	我确切了解患者是否愿意参与决策					
3	我告知患者有不同的治疗方案可供选择					
4	我向患者详细解释各种治疗方案的优缺点					
5	我帮助患者理解所有的信息					
6	我询问患者更倾向于哪种治疗方案					
7	患者和我共同充分权衡不同治疗方案的利弊					
8	患者和我共同决定选择某种治疗方案					
9	患者和我在如何进行治疗上达成共识					

3. 观察者角度共同决策测评工具

（1）观察患者决策参与量表（Observing Patient Involvement in Decision Making，OPTION）

OPTION 量表是 Elwyn 等[2]基于质性研究以及对既往评估工具的系统评价设计而成，以第三方即观察者角度来衡量医生在多大程度上促进患

① Scholl I, Kriston L, Dirmaier J, et al., "Development and Psychometric Properties of the Shared Decision Making Questionnaire—Physician Version (SDM-Q-DOC)", *Patient Educ Couns*, Vol. 88, No. 2, 2012, pp. 284-290.

② Elwyn G, Edwards A, Wensing M, et al., "Shared Decision Making: Developing the OPTION Scale for Measuring Patient Involvement", *Qual Saf Health Care*, Vol. 12, No. 2, 2003, p. 93.

者参与决策。该量表为单维度，共 12 个条目。采用 Likert 5 级评分法，从 0（完全不同意）到 4（完全同意），得分越高显示患者决策参与程度越高。

表 6 OPTION 量表

编号	条目	完全不同意	比较不同意	一般	比较同意	完全同意
1	医生将注意力集中到需要决策过程的已确定的问题上					
2	医生说有不止一种方案来处理已确定的问题（"平衡"）					
3	医生评估患者接收信息的首选方法以帮助做出决策					
4	医生罗列"选项"，包含"不采取治疗"					
5	医生向患者解释各种方案的利弊（"不采取治疗"是选项之一）					
6	医生探讨患者对如何处理这个问题的期望（或想法）					
7	医生探讨患者对如何处理这个问题的担忧（或恐惧）					
8	医生确认患者已理解这些方案信息					
9	医生为患者提供明确的提问机会，让他们在决策过程中提出问题					
10	医生了解患者对决策的偏好					
11	医生指出决策阶段的必要					
12	医生指出复核决策的必要					

（2）医患合作量表（CollaboRATE）

Barr 等[①]基于沟通模型，通过认知访谈开发了 CollaboRATE，用于评估临床实践中共同决策的程度。该量表包含 3 个条目，每个条目均描述了医生为做出共同决策的努力程度，采用 Likert 5 级评分法，即 0（没尽任何努力）到 4（竭尽全力），得分越高表示共同决策中医生为使患者参与共同决策所付出的努力越多。

CollaboRATE 中的 3 个条目分别为：

---

① Barr P J, Thompson R, Walsh T, et al., "The Psychometric Properties of CollaboRATE: A Fast and Frugal Patient-Reported Measure of the Share Decision-making Process", *Journal of Medical Internet Research*, Vol. 16, No. 1, 2014.

①为帮助您了解您的健康问题，您认为您的医生做了多少努力？

②为倾听对您最重要的健康问题，您认为您的医生做了多少努力？

③在对下一步做出选择时，您认为您的医生做了多少努力以考虑对您最重要的健康问题？

（3）知情决策工具（Informed Decision Making Instrument，IDM）

IDM 为 Leader 等①根据共同决策过程模型开发，用于评价医患面对前列腺癌筛查的知情决策程度，该量表包括 3 个维度，共 9 个条目（患者赋权：1 个条目；信息分享：4 个条目；积极参与偏好澄清：4 个条目）。所有条目均采用二分类选项，即是（1 分）或否（0 分），得分越高则显示患者知情决策程度越高。

表7　　　　　　　　　　　　　知情决策 IDM 量表

维度	编号	条目	是	否
患者赋权	1	是否讨论患者在决策中的角色		
	2	是否讨论决策对患者日常生活的影响（决策背景）		
信息分享	3	是否讨论决策或临床问题的本质		
	4	是否讨论备选方案		
	5	是否讨论备选方案的利弊		
	6	是否讨论备选方案的不确定因素		
积极参与偏好澄清	7	医生是否评估患者认知		
	8	医生是否评估患者从可信者获取信息的意愿		
	9	医生是否征求患者的偏好		

（二）多角度共同决策测评工具

1. 共同决策双向测评方法量表（Dyadic Measure of SDM，DMS）

2012 年，Legare 等②通过系统评价构建了医患共同决策双向模型，并根据现存的共同决策评价工具设计了该量表，用于评估医患双方对决策行为的相互作用关系。量表分成医生版和患者版，均有 30 个条目，

---

① Leader A, et al., "Measuring Informed Decision Making about Porstate Cancer Screening in Primary Care", *Medical Decision Making*, Vol. 32, No. 2, 2012, pp. 327-336.

② Legare F, Turcotte S, Robitaille H, et al., "Some but Not all Dyadic Measures in Shared Decision Making Research have Satisfactory Psychometric Properties", *J Clin Epidemiol*, Vol. 65, No. 12, 2012, pp. 1310-1320.

包括 7 个模块：提供信息（9 个条目）、价值观澄清（3 个条目）、医生建议（5 个条目）、自我效能（3 个条目）、感觉不知情（3 个条目）、信息验证（4 个条目）、不确定性（3 个条目），涵盖了医患共同决策的关键要素：①定义问题，提出方案，讨论利弊；②明确患者的价值观和偏好；③探讨患者的自我效能；④利用医生的专业知识；⑤验证患者是否理解信息；⑥评估患者的不确定性。采用 Likert 5 级评分法，从 0（完全不赞同）到 4（完全赞同），评分越高反映医患共同决策执行情况越好。

表 8 DMS（医生版和患者版）

模块	编号	医生条目	患者条目
	1a	我向患者解释了他/她的诊断	医生向我解释了我的诊断
	1b	我向患者解释了他/她的病因	医生向我解释了我的病因
	1c	我向患者解释了他/她的治疗方案	医生向我解释了我的治疗方案
	1d	我向患者解释了不同治疗方案的利弊	医生向我解释了不同治疗方案的利弊
	1e	我向患者解释了所有必要检查的目的	医生向我解释了所有必要检查的目的
提供信息	1f	我向患者解释了治疗方案（如药物、改变生活方式）将如何帮助治疗疾病	医生向我解释了治疗方案（如药物、改变生活方式）将如何帮助治疗疾病
	1g	我向患者解释了如何执行治疗计划（如药物、改变生活方式）	医生向我解释了如何执行治疗计划（如药物、改变生活方式）
	1h	我向患者解释了治疗方案可能产生的副作用	医生向我解释了治疗方案可能产生的副作用
	1i	我向患者解释了他/她的健康问题的长期后果	医生向我解释了我的健康问题的长期后果
	2a	我清楚哪些益处对患者最重要	我清楚哪些益处对我最重要
价值观澄清	2b	我清楚哪些风险和副作用对患者最重要	我清楚哪些风险和副作用对我最重要
	2c	我清楚利与弊哪个对患者最重要（益处或风险及副作用）	我清楚利与弊哪个对我最重要（益处或风险及副作用）

续表

模块	编号	医生条目	患者条目
医生建议	3a	在多大程度上讨论了患者的主要担忧/问题?	在多大程度上讨论了您的主要担忧/问题?
	3b	在多大程度上讨论了可能影响患者健康状况的个人因素?	在多大程度上讨论了可能影响您健康状况的个人因素?
	3c	在多大程度上患者希望得到处方?	在多大程度上您希望得到处方?
	3d	在多大程度上患者希望进一步检查?	在多大程度上您希望进一步检查?
	3e	患者对此次就诊满意吗?	您对此次就诊满意吗?
自我效能	4a	在这次就诊后,您认为患者在多大程度上能够按照已做出的决策执行?	在这次就诊后,您认为您在多大程度上能够按照已做出的决策执行?
	4b	在这次就诊后,您对患者能够执行已做出的决策有多大信心?	在这次就诊后,您对自己能够执行已做出的决策有多大信心?
	4c	在这次就诊后,我相信患者能够按照已做出的决策执行	在这次就诊后,我相信自己能够按照已做出的决策执行
感觉不知情	5a	患者知道他/她有哪些可供选择的治疗方案	我知道有哪些可供选择的治疗方案
	5b	我知道每种方案对该患者的益处	我知道每种方案的益处
	5c	我知道每种方案对该患者的风险和副作用	我知道每种方案的风险和副作用
信息验证	6a	我很好地为患者回顾或重复了重要信息	医生很好地为我回顾或重复了重要信息
	6b	我很好地确保患者理解了我的解释	医生很好地确保我理解了他/她的解释
	6c	我很好地确保患者理解了我的指示	医生很好地确保我理解了他/她的指示
	6d	我很好地查验了自己对患者所提供信息的理解	医生很好地查验了他/她对我所提供信息的理解
不确定性	7a	我清楚此患者的最佳治疗方案	我清楚自己的最佳治疗方案
	7b	我确定该为此患者选择何种治疗方案	我确定该选择何种治疗方案
	7c	对我来说很容易为此患者做出该决策	对我来说很容易做出该决策

2. 共同决策多焦点共享方法量表（Multifocal Approach to Sharing in Shared Decision Making, MAPPIN'SDM）

MAPPIN'SDM 由德国学者 Kasper 等[①]编制，从医生、患者、观察者 3 个不同角度，并针对 3 个单元（医生、患者、医患双方）全面测评共同决策行为和效果。该量表包含 2 个部分，即 MAPPIN'SDM 医生/患者量表和观察员量表。

（1）MAPPIN'SDM 医生/患者量表

MAPPIN'SDM 医生/患者量表共 15 个条目（30 个小项），每个条目均从医生和患者 2 个角度对决策行为执行和效果作出 0（完全不正确）到 4（完全正确）的评分，从而针对某一具体决策过程来分析医患双方评分的差异性。

表 9　　　　　　　　　　　MAPPIN'SDM 医生/患者量表

编号	医生条目	患者条目
1a	讨论了哪个具体的医疗问题需要决策	讨论了哪个具体的医疗问题需要决策
1b	需要决策的医疗问题对患者来说是清楚的	需要决策的具体医疗问题对我来说是清楚的
2a	在就诊期间，我告知患者从医学角度来看，不止有一种正确的方法处理问题，且我不能擅自决定在当下情况下哪种方法是正确的	在就诊期间，医生告知我从医学角度来看，不止有一种正确的方法处理问题，且医生不能擅自决定在当下情况下哪种方法是正确的
2b	我确信从医学角度来看，解决问题的方法不止一种，存在几种基本等同的治疗方案。患者首先需要厘清各自的利弊，并权衡对其个人而言哪些利弊最重要。作为医生，我不可能知道在当下情况下哪种选择是正确的	我确信从医学角度来看，解决问题的方法不止一种，存在几种基本等同的治疗方案。作为患者，我首先需要厘清各自的利弊，并权衡对我个人而言哪些利弊最重要。医生无法自行决定在当下情况下哪种选择是正确的
3a	讨论了就诊期间应采用何种方式交流信息（如环境、言语或图像信息）	讨论了就诊期间应采用何种方式交流信息（如环境、言语或图像信息）
3b	我与患者在就诊期间的信息交流方式适合双方，且有助于相互理解（如环境、言语或图像信息）	我与医生在就诊期间的信息交流方式适合双方，且有助于相互理解（如环境、言语或图像信息）
4a	讨论了在就诊期间应如何分配角色（意为："均势"，决策过程中的责任分配）	讨论了在就诊期间应如何分配角色（意为："均势"，决策过程中的责任分配）

① Kasper J, Hoffmann F, Heesen C, et al., "MAPPIN'SDM—The Multifocal Approach to Sharing in Shared Decision Making", *Pols One*, Vol. 7, No. 4, 2012.

续表

编号	医生条目	患者条目
4b	就诊期间的角色分配符合患者的意愿（意为："均势"，决策过程中的责任分配）	就诊期间的角色分配符合我的意愿（意为："均势"，决策过程中的责任分配）
5a	罗列出了可用于处理当前问题的所有方案选项（如果适用，包含不进行检查或治疗）	罗列出了可用于处理当前问题的所有方案选项（如果适用，包含不进行检查或治疗）
5b	患者知晓处理当前问题的所有方案选项（如果适用，包含不进行检查或治疗）	我知晓处理当前问题的所有方案选项（如果适用，包含不进行检查或治疗）
6a	权衡了不同决策选项的利弊（如果适用，也包含权衡不进行检查和治疗这一决策选项的利弊）	权衡了不同决策选项的利弊（如果适用，也包含权衡不进行检查和治疗这一决策选项的利弊）
6b	患者知晓不同决策现象的利弊（如果适用，也包含知晓不进行检查和治疗这一决策选项的利弊）	我知晓不同决策现象的利弊（如果适用，也包含知晓不进行检查和治疗这一决策选项的利弊）
7a	讨论了患者对如何处理具体问题的期望和恐惧	讨论了我对如何处理具体问题的期望和恐惧
7b	患者的个人期望和恐惧影响了决策	我的个人期望和恐惧影响了决策
8a	阐明了医疗信息和建议的依据（科学证据，个人判断，选择某种方案时我个人所获益处，如佣金/研究利益）	阐明了医疗信息和建议的依据（科学证据，医生判断，选择某种方案时医生所获益处，如佣金/研究利益）
8b	患者清楚地知晓我的医疗信息和建议的依据（科学证据，个人判断，选择某种方案时我个人所获益处，如佣金/研究利益）	我清楚地知晓医疗信息和建议的依据（科学证据，医生判断，选择某种方案时医生个人所获益处，如佣金/研究利益）
9a	确认了患者已理解我给出的信息	确认了我已理解医生给出的信息
9b	患者已理解了我给出的信息	我理解了医生给出的信息
10a	确认了我是否理解了患者的观点	确认了医生是否理解了我的观点
10b	我理解了患者的观点	医生理解了我的观点
11a	在讨论过程中，为患者提供机会来解决他/她尚未完全理解的问题和内容	在讨论过程中，我有机会解决尚未完全理解的问题和内容
11b	在讨论过程中，患者解决了他/她尚未完全理解的问题和内容	在讨论过程中，我解决了尚未完全理解的问题和内容
12a	在讨论过程中，我有机会解决尚未完全理解的问题和内容	在讨论过程中，为医生提供机会来解决他/她尚未完全理解的问题和内容
12b	在讨论过程中，我解决了尚未完全理解的问题和内容	在讨论过程中，医生解决了他/她尚未完全理解的问题和内容
13a	讨论了决策策略（即我将如何做出决策）	讨论了决策策略（即我将如何做出决策）

续表

编号	医生条目	患者条目
13b	厘清了患者的决策策略（即患者将如何做出决策）	厘清了我的决策策略（即我将如何做出决策）
14a	在就诊期间，开启了决策阶段，从而选择了一个治疗方案（如果适用，"延迟决策"是决策选项之一）	在就诊期间，开启了决策阶段，从而选择了一个治疗方案（如果适用，"延迟决策"是决策选项之一）
14b	在就诊结束时，患者知晓所作决策及决策理由（如果适用，"延迟决策"是决策选项之一）	在就诊结束时，我知晓所作决策及决策理由（如果适用，"延迟决策"是决策选项之一）
15a	讨论了如何进一步开展（例如：谁必须告知谁；医患双方何时复核决策或延迟）	讨论了如何进一步开展（例如：谁必须告知谁；医患双方何时复核决策或延迟）
15b	患者知晓将如何处理他/她的问题（例如：谁必须告知谁；医患双方何时复核决策或延迟）	我知晓将如何处理我的问题（例如：谁必须告知谁；医患双方何时复核决策或延迟）

（2）MAPPIN' SDM 观察者量表

MAPPIN' SDM 观察者量表是从观察者的角度评价医生、患者、医患双方 3 个单元的决策行为和质量，共 15 个条目（45 个小项），对共同决策的 15 个关键指征的执行程度评分，0 分代表完全不正确，4 分代表完全正确，评分越高表明共同决策的执行程度越好。

表 10　　　　　　　　　MAPPIN' SDM 观察者量表

编号	观察者条目
	医生将注意力集中到需要决策过程的已确定的问题上
1	患者将注意力集中到需要决策过程的具体问题上
	医生和患者就需要决策过程的具体问题达成一致
	医生说有不止一种方案来处理已确定的问题（"平衡"）
2	患者说有不止一种方案来处理具体问题（"平衡"）
	医生和患者讨论有不止一种方案来处理具体问题（"平衡"）
	医生确定患者首选的信息交流方式（例如：环境、媒介、时间范围）
3	患者参与决定首选的信息交流方式（例如：环境、媒介、时间范围）
	医生和患者选择一种方式来交流信息（例如：环境、媒介、时间范围）

编号	观察者条目
	医生引出患者首选的参与决策程度
4	患者表达首选的参与决策程度
	医生和患者讨论就诊时的角色分配
	医生列出选项（如果"什么都不做""推迟决策"是可能的，应当包含该选项）
5	患者列出选项（如果"什么都不做""推迟决策"是可能的，应当包含该选项）
	医生和患者列出选项（如果"什么都不做""推迟决策"是可能的，应当包含该选项）
	医生向患者解释不同选项的利弊（如果适用，也要解释"什么都不做"的利弊）
6	患者讨论不同选项的利弊（如果适用，也要讨论"什么都不做"的利弊）
	医生和患者权衡不同选项的利弊（如果适用，也要权衡"什么都不做"的利弊）
	医生探讨患者对如何处理具体问题的期望（想法）和担忧（恐惧）
7	患者描述对如何处理具体问题的期望（想法）和担忧（恐惧）
	医生和患者讨论患者对如何处理具体问题的期望（想法）和担忧（恐惧）
	医生让患者知道医学信息/建议的来源（科学证据、自身判断、偏好、利益冲突）
8	患者厘清医学信息/建议的来源（科学证据、医生判断、偏好、利益冲突）
	医生和患者厘清医学信息/建议的来源（科学证据、医生判断、偏好、利益冲突）
	医生确认患者已理解这些信息
9	患者阐明如何理解医生给出的信息
	医生和患者厘清患者是否已正确理解医生给出的信息
	医生确认已正确理解患者的观点
10	患者确认医生已正确理解其观点
	医生和患者厘清医生是否已正确理解患者的观点
	医生为患者提供明确的提问机会，并提出在讨论中尚未完全理解的内容
11	患者提问或提出在讨论中尚未完全理解的内容
	医生和患者确保患者能够提问，并提出在讨论中尚未完全理解的内容
	医生提问或提出在讨论中尚未完全理解的内容
12	患者为医生提供明确的提问机会，并提出在讨论中尚未完全理解的内容
	医生和患者确保医生能够提问，并提出在讨论中尚未完全理解的内容
	医生支持患者积极参与决策策略
13	患者谈论决策策略
	医生和患者讨论决策策略

编号	观察者条目
14	医生开启决策阶段，选择一个治疗方案（如果适用，推迟决策是决策选项之一） 患者开启决策阶段，选择一个治疗方案（如果适用，推迟决策是决策选项之一） 医生和患者开启决策阶段，选择一个治疗方案（如果适用，推迟决策是决策选项之一）
15	医生安排如何执行决策（例如，执行决策的步骤、对决策或延迟的复核） 患者参与安排如何执行决策（例如，执行决策的步骤、对决策或延迟的复核） 医生和患者讨论如何执行决策的计划方案（例如，执行决策的步骤、对决策或延迟的复核）

四　SDM 的相关影响因素

学历、婚姻状况、疾病分期是患者参与医疗决策的主要影响因素。[①] ①学历因素。患者学历越高，参与医疗决策的意愿越强烈。②婚姻因素。相较未婚患者而言，已婚患者参与医疗决策意愿更加强烈。③疾病分期因素。疾病分期越高，则预后越差，高分期的患者面临较严重的病情和较低的生存率，心理负担相对较大，因此大部分患者更加关注自身疾病的治疗方案。

在中药注射剂抗肿瘤治疗临床应用领域，影响肿瘤治疗决策的核心影响因素包括治疗效果、治疗安全性、治疗成本、治疗耐受性、治疗依从性等。其他影响治疗决策的因素如下：①医生因素，包括医生的偏好、年龄、工作年限、职称等；②患者因素，包括患者的偏好、年龄、体能状态和生命质量等；③病情因素，包括肿瘤的种类、预后以及并发症等；④环境因素，包括卫生政策、患者社会经济水平、医疗服务可及性和医疗保障等；⑤其他因素，包括治疗方案的复杂程度、对患者治疗依从性的提升等。

五　SDM 的展望

国内医患共同决策的临床研究起步较晚，现有文献大多为综述等非实证性研究，缺乏科学的、本土化的医患共同决策评估工具。目前国外常用的 SDM 评估工具虽然便捷，但其适应性有待进一步考量，应当基于我国国情，针对不同评估目的、不同目标人群、不同病种，评判性地借鉴、汉化、修订、调整、发展医患共同决策评估工具，以期将 SDM 评估

[①]　龙杰、赵嘉林、吴开等：《肿瘤专科医院医患共同决策现状》，《解放军医院管理杂志》2019 年第 2 期。

工具更为恰当地运用于医患共同决策研究中，提升医疗服务质量，推动我国卫生事业的发展。①

随着社会的不断进步与发展，医疗决策中日益注重患者自主性。Brody② 报道在临床决策中，患者的作用是确保将自身价值观作为治疗决定的基础，强调医务人员通过以下四个步骤鼓励患者参与临床决策：一是建立积极氛围；二是确定患者目标和期望；三是讨论每一种替代治疗方案的优缺点；四是引导患者知情同意选择，并就所有分歧进行医患沟通。在中药注射剂抗肿瘤治疗临床应用领域亦是如此，通过提高患者对中药注射剂的认知，了解备选的不同中药注射剂的利弊（疗效、副反应）等以帮助肿瘤患者选择最优治疗方案，真正实现患者知情选择，发挥医患共同决策在中药注射剂抗肿瘤治疗临床应用中的作用，从而降低决策冲突，改善医患关系。

医患共同决策是时代的必然，是临床医学思维发展的新阶段，涉及医生对当代医学发展全局的认识和传统临床思维的转变，较难一蹴而就，需要现行的医疗规制的某些调整，需要为医生提供较为充分的时间，也需要患者决策意识的培育与提升。营造医患共同决策的实践氛围及实施基础，需要全社会共同参与，使之真正成为临床上广泛运用且行之有效的医疗决策模式。③

---

① 郑红颖、胡嘉乐、董柏君等：《医患共享决策评估工具的研究进展》，《中华护理杂志》2018 年第 5 期。

② Brody D S, "The Patient's Role in Clinical Decision-making", *Annals of Internal Medcine*, Vol. 93, No. 5, 1980, pp. 718-722.

③ 于磊、石俊婷：《医患共同决策诊疗模式的现状分析》，《医学与哲学》2013 年第 1B 期。

附录二　医生调查问卷

医生调查知情同意书

研究名称：基于离散选择实验的医患共同决策现状及对策建议研究

项目负责人：魏艳 博士，复旦大学公共卫生学院　**电话**：×××

您受邀参加本研究，并提供研究所需的相关信息，您可自愿加入该项研究，如果您同意参加，您将被要求签署这个知情同意书。

1. 研究目的

本研究从离散选择实验设计入手，从医患双方的视角出发，聚焦于医学技术临床决策过程，选取代表性技术，从医患双方分别明确其属性偏好，识别关键属性与问题，构建医患共同决策与患者偏好、患者服务满意度、患者生命质量的作用机制模型，完善对策建议，进而为和谐医患关系的构建提供决策依据。

2. 研究过程

如果您决定参与本研究，您将被邀请填写患者调查表，主要包括个人基本信息、医患共同决策情况及医生对中药注射剂治疗药物的选择偏好。

3. 可能的风险、压力或不适

您可能担心您的隐私或个人信息泄露，我们将要求每位参与研究的人员签署保密协议，以保证我们的研究人员不会泄露您的有关信息。

4. 可能的受益

参与此次研究您没有直接的受益，但我们会在研究报告中对您的贡献特别致以感谢。

5. 研究记录的保密

我们将尽全力对所获取的资料进行保密。通常只有得到授权的研究人员及相关监管机构的调查人员才能接触到这些资料，我们会采取保密措施，不得泄露任何信息是我们的准则，即使在该项目研究结束之后也不允许泄密，任何人如果违反此项规定，我们将予以严肃处理。

6. 研究对象的权利

您可以拒绝回答任何问题或某些问题，也可以在任何时候退出该项研究而不会有任何后果。参加本研究也不会损害到您已有的任何权利。所有能够确认您身份的信息将根据法律予以保密。

如果您对本研究还有任何问题，请致电复旦大学公共卫生学院某某博士，电话号码：×××，或者发 Email：×××。您也可以与复旦大学公共卫生学院伦理委员会联系，电话×××，这个机构代表您的利益。

7. 知情同意后签名或授权签名

如果您同意参加该项研究，并已了解研究内容与目的，请您在下面签名，表明您已完全知晓并同意。谢谢！

我已经阅读或别人已向我阅读并已理解以上信息和内容。我所有的问题都已得到满意的答复。

我愿意参加本知情同意书提到的研究。

调查对象本人的签名：_____ 日期：_____

8. 调查员声明

我已经向参加者解释了本研究并回答了所有问题。我相信他/她是自主决定参加本研究。

调查员签名：_____ 日期：_____

医生调查表——模块 1

您好！感谢您参与教育部人文社科项目"基于离散选择实验的医患共同决策现状及对策建议研究"问卷调查。该问卷旨在了解医患在中药注射剂抗肿瘤治疗过程中的需求及偏好，以促进以患者为中心、医患共同参与医疗决策。所得信息及数据将完全保密，仅用于科学研究。感谢您的支持！以下每一问题请按照您的实际情况填写，选择题除特别说明为"多选"外，均为单选。联系人：某某博士，电话号码：×××，邮箱：×××。

一 个人基本情况

1. 您的性别：_____①男 ②女

2. 您的出生年份：_____年

3. 最高学历：_____①初中及以下 ②中专（高中） ③大专
④本科 ⑤硕士 ⑥博士

4. 专业技术职务：_____①无 ②住院医师 ③主治医师 ④副
主任医师 ⑤主任医师

5. 行政职务：_____①无 ②有

6. 您所在科室：_____

7. 您所在科室是否为重点专科：_____①否 ②是，为_____
①国家级重点专科 ②省级重点专科 ③市级重点专科 ④其他_____
（请注明）

8. 您的教育背景（最高学历专业）：_____①临床医学 ②中医学
③中西医临床医学 ④预防医学 ⑤其他（请注明）_____

9. 工作总年限：_____年，从事本专业年限：_____年，在本
医院工作年限：_____年

10. 您的聘用形式：_____①正式在编 ②合同聘任 ③退休返聘
④其他_____（请注明）

11. 您的年均收入为：_____

①10万元以下 ②10万—20万元（含10万元） ③20万—30万元
④30万—40万元 ⑤40万—50万元 ⑥50万元及以上

12. 您是否在行业学会/协会担任相关职务？_____①否 ②是

二 医患共同决策

13. 在中药抗肿瘤治疗的使用过程中，通常是如何选择的？_____
①患者独自选择 ②听取医生的建议后，患者选择 ③与患者共同
选择 ④在告知患者后，医生选择 ⑤医生独自选择 ⑥不清楚

14. 请根据您的实际情况回答下表（请在相应格子内打"√"）

内容	完全不同意	比较不同意	一般	比较同意	完全同意
我明确告诉患者需要共同做出决策					
我确切了解患者是否愿意参与决策					

续表

内容	完全 不同意	比较 不同意	一般	比较 同意	完全 同意
我告知患者有不同的治疗方案可供选择					
我向患者详细解释各种治疗方案的优缺点					
我帮助患者理解所有的信息					
我询问患者更倾向于哪种治疗方案					
患者和我共同充分权衡不同治疗方案的利弊					
患者和我共同决定选择某种治疗方案					
患者和我在如何进行治疗上达成共识					

三　医生对中药注射剂抗肿瘤治疗药物的选择偏好

说明：下面是关于疾病治疗不同属性的描述，以及不同属性对应的水平，这些属性描述包括：①疾病控制率；②恶心呕吐；③毒副反应发生率；④每月自付费用。

请仔细阅读表格中的内容，以便更好地回答接下来的内容。若您对接下来问卷的问题有疑惑，您可以参考下方表格中的内容。

属性	说明	水平
疾病 控制率	肿瘤病灶体积缩小或病情稳定	80% 55% 30%
恶心呕吐	肿瘤治疗会导致不同程度的恶心和呕吐发生	轻微：恶心 中等：间断性呕吐 严重：呕吐需要治疗 非常严重：呕吐难以控制
毒副反应 发生率	治疗过程中发生的血小板下降、白细胞减少及肝功能异常	低：轻微的血小板下降、白细胞下降及肝功能损伤 中：中度的血小板下降、白细胞下降及肝功能损伤 高：严重的血小板下降、白细胞下降及肝功能损伤
每月自付 费用	治疗过程中患者每月愿意支付的治疗费用	9000 元 6000 元 3000 元

医生对中药注射剂抗肿瘤治疗药物选择偏好，请在下列每个系列的A、B 治疗方案中选择您愿意接受的方案，并在选择集下方的"□"打"√"。

系列 1	A 治疗方案	B 治疗方案
疾病控制率	30%	55%
恶心呕吐	中等	非常严重
毒副反应发生率（血小板下降、白细胞减少及肝功能异常）	高	低
每月自付费用	3000 元	9000 元
您更倾向于哪个治疗方案？	□	□

系列 2	A 治疗方案	B 治疗方案
疾病控制率	30%	55%
恶心呕吐	严重	中等
毒副反应发生率（血小板下降、白细胞减少及肝功能异常）	高	中
每月自付费用	9000 元	6000 元
您更倾向于哪个治疗方案？	□	□

系列 3	A 治疗方案	B 治疗方案
疾病控制率	80%	55%
恶心呕吐	中等	严重
毒副反应发生率（血小板下降、白细胞减少及肝功能异常）	低	中
每月自付费用	9000 元	3000 元
您更倾向于哪个治疗方案？	□	□

系列 4	A 治疗方案	B 治疗方案
疾病控制率	80%	30%
恶心呕吐	中等	严重
毒副反应发生率（血小板下降、白细胞减少及肝功能异常）	中	低
每月自付费用	9000 元	6000 元
您更倾向于哪个治疗方案？	□	□

系列 5	A 治疗方案	B 治疗方案
疾病控制率	55%	80%
恶心呕吐	非常严重	轻微
毒副反应发生率（血小板下降、白细胞减少及肝功能异常）	低	高
每月自付费用	9000 元	6000 元
您更倾向于哪个治疗方案？	□	□

系列 6	A 治疗方案	B 治疗方案
疾病控制率	30%	80%
恶心呕吐	轻微	非常严重
毒副反应发生率（血小板下降、白细胞减少及肝功能异常）	中	高
每月自付费用	9000 元	3000 元
您更倾向于哪个治疗方案？	□	□

系列 7	A 治疗方案	B 治疗方案
疾病控制率	55%	30%
恶心呕吐	严重	非常严重
毒副反应发生率（血小板下降、白细胞减少及肝功能异常）	中	低
每月自付费用	3000 元	6000 元
您更倾向于哪个治疗方案？	□	□

系列 8	A 治疗方案	B 治疗方案
疾病控制率	55%	80%
恶心呕吐	轻微	严重
毒副反应发生率（血小板下降、白细胞减少及肝功能异常）	高	中
每月自付费用	6000 元	3000 元
您更倾向于哪个治疗方案？	□	□

系列 9	A 治疗方案	B 治疗方案
疾病控制率	55%	30%
恶心呕吐	中等	非常严重
毒副反应发生率（血小板下降、白细胞减少及肝功能异常）	低	中
每月自付费用	3000 元	6000 元
您更倾向于哪个治疗方案？	□	□

医生调查表——模块 2

您好！感谢您参与教育部人文社科项目"基于离散选择实验的医患共同决策现状及对策建议研究"问卷调查。该问卷旨在了解医患在中药注射剂抗肿瘤治疗过程中的需求及偏好，以促进以患者为中心、医患共同参与医疗决策。所得信息及数据将完全保密，仅用于科学研究。感谢您的支持！以下每一问题请按照您的实际情况填写，选择题除特别说明为"多选"外，均为单选。联系人：某某 博士，电话号码：×××，邮箱：×××。

一　个人基本情况

1. 您的性别：_____①男　②女

2. 您的出生年份：_____年

3. 最高学历：_____①初中及以下　②中专（高中）　③大专④本科　⑤硕士　⑥博士

4. 专业技术职务：_____①无　②住院医师　③主治医师　④副主任医师　⑤主任医师

5. 行政职务：_____①无　②有

6. 您所在科室：_____

7. 您所在科室是否为重点专科：_____①否　②是，为_____①国家级重点专科　②省级重点专科　③市级重点专科　④其他_____（请注明）

8. 您的教育背景（最高学历专业）：_____①临床医学　②中医学③中西医临床医学　④预防医学　⑤其他（请注明）_____

9. 工作总年限：_____年，从事本专业年限：_____年，在本医院工作年限：_____年

10. 您的聘用形式：_____①正式在编　②合同聘任　③退休返聘④其他_____（请注明）

11. 您的年均收入约为：_____
①10 万元以下　②10 万—20 万元（含 10 万元）　③20 万—30 万元④30 万—40 万元　⑤40 万—50 万元　⑥50 万元及以上

12. 您是否在行业学会/协会担任相关职务？_____①否　②是

二　医患共同决策

13. 在中药抗肿瘤治疗的使用过程中，通常是如何选择的？_____

①患者独自选择　②听取医生的建议后，患者选择　③与患者共同选择　④在告知患者后，医生选择　⑤医生独自选择　⑥不清楚

14. 请根据您的实际情况回答下表（请在相应格子内打"√"）

内容	完全不同意	比较不同意	一般	比较同意	完全同意
我明确告诉患者需要共同做出决策					
我确切了解患者是否愿意参与决策					
我告知患者有不同的治疗方案可供选择					
我向患者详细解释各种治疗方案的优缺点					
我帮助患者理解所有的信息					
我询问患者更倾向于哪种治疗方案					
患者和我共同充分权衡不同治疗方案的利弊					
患者和我共同决定选择某种治疗方案					
患者和我在如何进行治疗上达成共识					

三　医生对中药注射剂抗肿瘤治疗药物的选择偏好

说明：下面是关于疾病治疗不同属性的描述，以及不同属性对应的水平，这些属性描述包括：①疾病控制率；②恶心呕吐；③毒副反应发生率；④每月自付费用。

请仔细阅读表格中的内容，以便更好地回答接下来的内容。若您对接下来问卷的问题有疑惑，您可以参考下方表格中的内容。

属性	说明	水平
疾病控制率	肿瘤病灶体积缩小或病情稳定	80%
		55%
		30%
恶心呕吐	肿瘤治疗会导致不同程度的恶心和呕吐发生	轻微：恶心
		中等：间断性呕吐
		严重：呕吐需要治疗
		非常严重：呕吐难以控制

续表

属性	说明	水平
毒副反应发生率	治疗过程中发生的血小板下降、白细胞减少及肝功能异常	低：轻微的血小板下降、白细胞下降及肝功能损伤 中：中度的血小板下降、白细胞下降及肝功能损伤 高：严重的血小板下降、白细胞下降及肝功能损伤
每月自付费用	治疗过程中患者每月愿意支付的治疗费用	9000 元 6000 元 3000 元

　　医生对中药注射剂抗肿瘤治疗药物选择偏好，请在下列每个系列 A、B 治疗方案中选择您愿意接受的方案，并在选择集下方"□"打"√"。

系列 1	A 治疗方案	B 治疗方案
疾病控制率	55%	80%
恶心呕吐	中等	非常严重
毒副反应发生率（血小板下降、白细胞减少及肝功能异常）	中	高
每月自付费用	6000 元	3000 元
您更倾向于哪个治疗方案？	□	□

系列 2	A 治疗方案	B 治疗方案
疾病控制率	80%	30%
恶心呕吐	轻微	非常严重
毒副反应发生率（血小板下降、白细胞减少及肝功能异常）	低	中
每月自付费用	9000 元	6000 元
您更倾向于哪个治疗方案？	□	□

系列 3	A 治疗方案	B 治疗方案
疾病控制率	55%	80%
恶心呕吐	中等	轻微
毒副反应发生率（血小板下降、白细胞减少及肝功能异常）	高	中
每月自付费用	6000 元	9000 元
您更倾向于哪个治疗方案？	□	□

系列 4	A 治疗方案	B 治疗方案
疾病控制率	30%	55%
恶心呕吐	中等	轻微
毒副反应发生率（血小板下降、白细胞减少及肝功能异常）	中	低
每月自付费用	9000 元	3000 元
您更倾向于哪个治疗方案？	☐	☐

系列 5	A 治疗方案	B 治疗方案
疾病控制率	55%	80%
恶心呕吐	非常严重	严重
毒副反应发生率（血小板下降、白细胞减少及肝功能异常）	高	低
每月自付费用	9000 元	6000 元
您更倾向于哪个治疗方案？	☐	☐

系列 6	A 治疗方案	B 治疗方案
疾病控制率	30%	55%
恶心呕吐	轻微	严重
毒副反应发生率（血小板下降、白细胞减少及肝功能异常）	低	高
每月自付费用	3000 元	9000 元
您更倾向于哪个治疗方案？	☐	☐

系列 7	A 治疗方案	B 治疗方案
疾病控制率	30%	80%
恶心呕吐	严重	非常严重
毒副反应发生率（血小板下降、白细胞减少及肝功能异常）	高	中
每月自付费用	9000 元	3000 元
您更倾向于哪个治疗方案？	☐	☐

系列 8	A 治疗方案	B 治疗方案
疾病控制率	80%	30%
恶心呕吐	轻微	中等
毒副反应发生率（血小板下降、白细胞减少及肝功能异常）	高	低
每月自付费用	6000 元	3000 元
您更倾向于哪个治疗方案？	☐	☐

系列 9	A 治疗方案	B 治疗方案
疾病控制率	30%	80%
恶心呕吐	轻微	严重
毒副反应发生率（血小板下降、白细胞减少及肝功能异常）	高	低
每月自付费用	3000 元	6000 元
您更倾向于哪个治疗方案?	□	□

附录三　患者调查问卷

患者调查知情同意书

研究名称：基于离散选择实验的医患共同决策现状及对策建议研究

项目负责人：魏艳 博士，复旦大学公共卫生学院　**电话号码：**×××

您受邀参加本研究，并提供研究所需的相关信息，您可自愿加入该项研究，如果您同意参加，您将被要求签署这个知情同意书。

1. 研究目的

本研究从离散选择实验设计入手，从医患双方的视角出发，聚焦于医学技术临床决策过程，选取代表性技术，从医患双方分别明确其属性偏好，识别关键属性与问题，构建医患共同决策与患者偏好、患者服务满意度、患者生命质量的作用机制模型，完善对策建议，进而为和谐医患关系的构建提供决策依据。

2. 研究过程

如果您决定参与本研究，您将被邀请填写患者调查表，主要包括个人基本信息、患者临床决策参与、肿瘤患者中药注射剂治疗药物的选择偏好及 EQ-5D 生命质量调查。

3. 可能的风险、压力或不适

您可能担心您的隐私或个人信息泄露，我们将要求每位参与研究的人员签署保密协议，以保证我们的研究人员不会泄露您的有关信息。

4. 可能的受益

参与此次研究您没有直接的受益，但我们会在研究报告中对您的贡献特别致以感谢。

5. 研究记录的保密

我们将尽全力对所获取的资料进行保密。通常只有得到授权的研究人员及相关监管机构的调查人员才能接触到这些资料，我们会采取保密措施，不得泄露任何信息是我们的准则，即使在该项目研究结束之后也不允许泄密，任何人如果违反此项规定，我们将予以严肃处理。

6. 研究对象的权利

您可以拒绝回答任何问题或某些问题，也可以在任何时候退出该项研究而不会有任何后果。参加本研究也不会损害到您已有的任何权利。所有能够确认您身份的信息将根据法律予以保密。

如果您对本研究还有任何问题，请致电复旦大学公共卫生学院某某博士，电话号码：×××，或者发 Email：×××。您也可以与复旦大学公共卫生学院伦理委员会联系，电话号码：×××，这个机构代表您的利益。

7. 知情同意后签名或授权签名

如果您同意参加该项研究，并已了解研究内容与目的，请您在下面签名，表明您已完全知晓并同意。谢谢！

我已经阅读或别人已向我阅读并已理解以上信息和内容。我所有的问题都已得到满意的答复。

我愿意参加本知情同意书提到的研究。

调查对象本人的签名：_____　　日期：_____

8. 调查员声明

我已经向参加者解释了本研究并回答了所有问题。我相信他/她是自主决定参加本研究。

调查员签名：_____　　日期：_____

患者调查表——模块 1

您好！感谢您参与教育部人文社科项目"基于离散选择实验的医患共同决策现状及对策建议研究"问卷调查。该问卷旨在了解患者在中药注射剂抗肿瘤治疗过程中的需求及偏好，以促进以患者为中心、医患共同参与医疗决策。所得信息及数据将完全保密，仅用于科学研究。感谢您的支持！以下每一问题请按照您的实际情况填写，选择题除特别说明为"多选"外，均为单选。患者本人或患者家属填写均可。联系人：某某博士，电话号码：×××，邮箱：×××。

一　肿瘤患者中药注射剂治疗药物选择偏好

说明：下面是关于疾病治疗不同属性描述，以及不同属性对应的水平，这些属性描述包括：①疾病控制率；②恶心呕吐；③毒副反应发生率；④每月自付费用。

属性	说明	水平
疾病控制率	肿瘤病灶体积缩小或病情稳定	80%
		55%
		30%
恶心呕吐	肿瘤治疗会导致不同程度的恶心和呕吐发生	轻微：恶心
		中等：间断性呕吐
		严重：呕吐需要治疗
		非常严重：呕吐难以控制
毒副反应发生率	治疗过程中发生的血小板下降、白细胞减少及肝功能异常	低：轻微的血小板下降、白细胞下降及肝功能损伤
		中：中度的血小板下降、白细胞下降及肝功能损伤
		高：严重的血小板下降、白细胞下降及肝功能损伤
每月自付费用	治疗过程中患者每月愿意支付的治疗费用	9000 元
		6000 元
		3000 元

请仔细阅读上表中的内容，以便更好地回答接下来的问题。请在下列每个系列的 A、B 治疗方案中选择您愿意接受的方案，并在选择集下方"□"打"√"。

系列 1	A 治疗方案	B 治疗方案
疾病控制率	30%	55%
恶心呕吐	中等	非常严重
毒副反应发生率（血小板下降、白细胞减少及肝功能异常）	高	低
每月自付费用	3000 元	9000 元
您更倾向于哪个治疗方案？	□	□

系列 2	A 治疗方案	B 治疗方案
疾病控制率	30%	55%
恶心呕吐	严重	中等
毒副反应发生率（血小板下降、白细胞减少及肝功能异常）	高	中
每月自付费用	9000 元	6000 元
您更倾向于哪个治疗方案？	□	□

系列 3	A 治疗方案	B 治疗方案
疾病控制率	80%	55%
恶心呕吐	中等	严重
毒副反应发生率（血小板下降、白细胞减少及肝功能异常）	低	中
每月自付费用	9000 元	3000 元
您更倾向于哪个治疗方案？	□	□

系列 4	A 治疗方案	B 治疗方案
疾病控制率	80%	30%
恶心呕吐	中等	严重
毒副反应发生率（血小板下降、白细胞减少及肝功能异常）	中	低
每月自付费用	9000 元	6000 元
您更倾向于哪个治疗方案？	□	□

系列 5	A 治疗方案	B 治疗方案
疾病控制率	55%	80%
恶心呕吐	非常严重	轻微
毒副反应发生率（血小板下降、白细胞减少及肝功能异常）	低	高
每月自付费用	9000 元	6000 元
您更倾向于哪个治疗方案？	□	□

系列 6	A 治疗方案	B 治疗方案
疾病控制率	30%	80%
恶心呕吐	轻微	非常严重
毒副反应发生率（血小板下降、白细胞减少及肝功能异常）	中	高
每月自付费用	9000 元	3000 元
您更倾向于哪个治疗方案？	□	□

系列 7	A 治疗方案	B 治疗方案
疾病控制率	55%	30%
恶心呕吐	严重	非常严重
毒副反应发生率（血小板下降、白细胞减少及肝功能异常）	中	低
每月自付费用	3000 元	6000 元
您更倾向于哪个治疗方案？	☐	☐

系列 8	A 治疗方案	B 治疗方案
疾病控制率	55%	80%
恶心呕吐	轻微	严重
毒副反应发生率（血小板下降、白细胞减少及肝功能异常）	高	中
每月自付费用	6000 元	3000 元
您更倾向于哪个治疗方案？	☐	☐

系列 9	A 治疗方案	B 治疗方案
疾病控制率	55%	30%
恶心呕吐	中等	非常严重
毒副反应发生率（血小板下降、白细胞减少及肝功能异常）	低	中
每月自付费用	3000 元	6000 元
您更倾向于哪个治疗方案？	☐	☐

二 个人基本情况

1. 您的性别是：_____①男 ②女

2. 您出生年份为：_____年

3. 是否本地常住人口：_____①是 ②否

4. 家庭户籍所在地：_____①农村 ②城市 ③其他_____（请注明）

5. 您确诊的主要疾病是：_____（填写方式如非小细胞肺癌、小细胞肺癌……）

6. 您确诊的肿瘤分期是：_____（如不清楚请咨询医生）① ⅠA/ⅠB ②ⅡA/ⅡB ③ⅢA ④ⅢB ⑤Ⅳ期

7. 您确诊当前疾病，已经多长时间？_____

8. 您当前疾病首次确诊是否在本医院：_____①是 ②否，如果不是的话，确诊医院为：_____①三级甲等 ②三级乙等 ③二级甲等 ④二级乙等 ⑤其他（请注明）_____

9. 目前采用的治疗方式_____（如不清楚请咨询医生）

①单纯中医药治疗（跳至第 11 题） ②西医治疗为主，中医药治疗为辅 ③西医治疗无效果后，采用中医药治疗

10. 您采用的西医治疗方式_____（如不清楚请咨询医生）

①化疗 ②靶向治疗 ③化疗+靶向治疗

11. 您参加了哪些医疗保险？_____（可多选）（如不清楚请咨询医生）

①公费医疗 ②城镇职工基本医疗保险 ③城乡居民基本医疗保险（含城镇居民医疗保险、新农合） ④商业医疗保险 ⑤大病医疗保险 ⑥其他_____（请注明） ⑦没参加任何保险

12. 您的最高学历是：_____

①小学及以下 ②初中 ③高中（中专） ④大专或同等学力 ⑤本科 ⑥研究生

13. 您家庭所有成员中的最高学历是：_____

①小学及以下 ②初中 ③高中（中专） ④大专或同等学力 ⑤本科 ⑥研究生

14. 您的职业：_____

①机关企事业单位管理者 ②专业技术人员 ③一般办事人员 ④商业/服务业员工 ⑤个体工商户 ⑥非农户产业工人 ⑦农业劳动者（从事农林牧渔工作） ⑧学生 ⑨离退休 ⑩其他_____（请注明）

15. 您的家庭年人均收入为：_____

①5 万元以下 ②5 万—10 万元（含 5 万元） ③10 万—15 万元 ④15 万—20 万元 ⑤20 万—25 万元 ⑥25 万元及以上

16. 总的来说，您对医学新技术临床使用的态度_____

①非常不支持 ②比较不支持 ③一般 ④比较支持 ⑤非常支持

三 患者临床决策参与

17. 就治疗方式的使用，您是否向医生表达过自己的需求或想法？_____①是 ②否

18. 您的诉求能否得到解决?＿＿＿＿＿①完全没有得到　②小部分得到　③一般　④大部分得到　⑤完全得到

19. 请根据您的实际情况回答下表问题。（请在相应格子内打"√"，每个题目均需要选择）

内容	完全不同意	比较不同意	一般	比较同意	完全同意
医生告诉过我，对于治疗我所患病可供选择的技术/药品					
医生向我解释了不同技术/药品的优势与劣势					
对于治疗方式的所有相关信息，医生都清楚地向我说明白，我能很好地理解					
医生询问过我，更倾向选择哪项技术/药品					
我与医生一起权衡过不同技术/药品的利弊					
我与医生共同决定了最终使用的中药注射剂					
我与医生对具体如何应用该种中药注射剂达成了共识					
医生鼓励我参与疾病诊断/治疗技术/药品的选择					
在中药注射剂的选择过程中，我与医生有着充分交流时间					

20. 您对于疾病治疗技术的使用，一般实际上是如何选择的?＿＿＿＿＿

①我独自选择　②听取医生的建议后进行选择　③与医生共同选择　④医生在告诉我后，医生选择　⑤医生独自选择　⑥不清楚

21. 对于疾病治疗技术的使用，您自己偏爱或期望的选择方式是什么?＿＿＿＿＿

①我独自选择　②听取医生的建议后进行选择　③与医生共同选择　④医生在告诉我后，医生选择　⑤医生独自选择　⑥不清楚

22. 您在疾病治疗技术的选择过程中，对医生服务的满意度如何?＿＿＿＿＿

①完全不满意　②比较不满意　③一般　④比较满意　⑤完全满意

四　EQ-5D 生命质量调查

请在每个标题下最恰当地描述您今天的健康状况的一个方格上打"√"，每个小标题（行动能力、自我照顾、日常活动、疼痛或不舒服、焦虑或沮丧）下面都需选择一个选项。

（1）行动能力

我四处走动没有困难 ☐

我四处走动有一点困难 ☐

我四处走动有中度的困难 ☐

我四处走动有严重的困难 ☐

我无法四处走动 ☐

（2）自我照顾

我自己洗澡或穿衣没有困难 ☐

我自己洗澡或穿衣有一点困难 ☐

我自己洗澡或穿衣有中度的困难 ☐

我自己洗澡或穿衣有严重的困难 ☐

我无法自己洗澡或穿衣 ☐

（3）日常活动（如工作、学习、家务、家庭或休闲活动）

我进行日常活动没有困难 ☐

我进行日常活动有一点困难 ☐

我进行日常活动有中度的困难 ☐

我进行日常活动有严重的困难 ☐

我无法进行日常活动 ☐

（4）疼痛或不舒服

我没有疼痛或不舒服 ☐

我有一点疼痛或不舒服 ☐

我有中度的疼痛或不舒服 ☐

我有严重的疼痛或不舒服 ☐

我有非常严重的疼痛或不舒服 ☐

（5）焦虑或沮丧

我没有焦虑或沮丧 ☐

我有一点焦虑或沮丧 ☐

我有中度的焦虑或沮丧 ☐

我有严重的焦虑或沮丧 ☐

我有非常严重的焦虑或沮丧 ☐

- 我们想知道您今天健康状况的好坏。
- 这个刻度尺上有从 0 到 100 的数字。
- 100 代表您想象中最好的健康状况。

  0 代表您想象中最差的健康状况。
- 请在刻度尺上打一个"X"，指出您今天的健康状况如何。
- 现在，请在下面的空格里写下您在刻度尺上标出的那个数字。

您今天的健康状况 = ☐

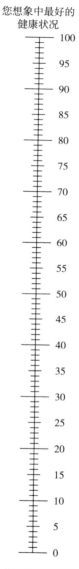

您想象中最好的
健康状况

您想像中最差的
健康状况

患者调查表——模块 2

您好！感谢您参与教育部人文社科项目"基于离散选择实验的医患共同决策现状及对策建议研究"问卷调查。该问卷旨在了解患者在中药注射剂抗肿瘤治疗过程中的需求及偏好，以促进以患者为中心、医患共同参与医疗决策。所得信息及数据将完全保密，仅用于科学研究。感谢您的支持！以下每一问题请按照您的实际情况填写，选择题除特别说明为"多选"外，均为单选。患者本人或患者家属填写均可。联系人：某某博士，电话号码：×××，邮箱：×××。

一　肿瘤患者中药注射剂治疗药物选择偏好

说明：下面是关于疾病治疗不同属性的描述，以及不同属性对应的水平，这些属性描述包括：①疾病控制率；②恶心呕吐；③毒副反应发生率；④每月自付费用。

属性	说明	水平
疾病控制率	肿瘤病灶体积缩小或病情稳定	80% 55% 30%
恶心呕吐	肿瘤治疗会导致不同程度的恶心和呕吐发生	轻微：恶心 中等：间断性呕吐 严重：呕吐需要治疗 非常严重：呕吐难以控制
毒副反应发生率	治疗过程中发生的血小板下降、白细胞减少及肝功能异常	低：轻微的血小板下降、白细胞下降及肝功能损伤 中：中度的血小板下降、白细胞下降及肝功能损伤 高：严重的血小板下降、白细胞下降及肝功能损伤
每月自付费用	治疗过程中患者每月愿意支付的治疗费用	9000 元 6000 元 3000 元

请仔细阅读上表中的内容，以便更好地回答接下来的问题。请在下

列每个系列的 A、B 治疗方案中选择您愿意接受的方案，并在选择集下方
"□"打"√"。

系列 1	A 治疗方案	B 治疗方案
疾病控制率	55%	80%
恶心呕吐	中等	非常严重
毒副反应发生率（血小板下降、白细胞减少及肝功能异常）	中	高
每月自付费用	6000 元	3000 元
您更倾向于哪个治疗方案？	□	□

系列 2	A 治疗方案	B 治疗方案
疾病控制率	80%	30%
恶心呕吐	轻微	非常严重
毒副反应发生率（血小板下降、白细胞减少及肝功能异常）	低	中
每月自付费用	9000 元	6000 元
您更倾向于哪个治疗方案？	□	□

系列 3	A 治疗方案	B 治疗方案
疾病控制率	55%	80%
恶心呕吐	中等	轻微
毒副反应发生率（血小板下降、白细胞减少及肝功能异常）	高	中
每月自付费用	6000 元	9000 元
您更倾向于哪个治疗方案？	□	□

系列 4	A 治疗方案	B 治疗方案
疾病控制率	30%	55%
恶心呕吐	中等	轻微
毒副反应发生率（血小板下降、白细胞减少及肝功能异常）	中	低
每月自付费用	9000 元	3000 元
您更倾向于哪个治疗方案？	□	□

系列 5	A 治疗方案	B 治疗方案
疾病控制率	55%	80%
恶心呕吐	非常严重	严重
毒副反应发生率（血小板下降、白细胞减少及肝功能异常）	高	低
每月自付费用	9000 元	6000 元
您更倾向于哪个治疗方案？	□	□

系列 6	A 治疗方案	B 治疗方案
疾病控制率	30%	55%
恶心呕吐	轻微	严重
毒副反应发生率（血小板下降、白细胞减少及肝功能异常）	低	高
每月自付费用	3000 元	9000 元
您更倾向于哪个治疗方案？	□	□

系列 7	A 治疗方案	B 治疗方案
疾病控制率	30%	80%
恶心呕吐	严重	非常严重
毒副反应发生率（血小板下降、白细胞减少及肝功能异常）	高	中
每月自付费用	9000 元	3000 元
您更倾向于哪个治疗方案？	□	□

系列 8	A 治疗方案	B 治疗方案
疾病控制率	80%	30%
恶心呕吐	轻微	中等
毒副反应发生率（血小板下降、白细胞减少及肝功能异常）	高	低
每月自付费用	6000 元	3000 元
您更倾向于哪个治疗方案？	□	□

系列 9	A 治疗方案	B 治疗方案
疾病控制率	30%	80%
恶心呕吐	轻微	严重
毒副反应发生率（血小板下降、白细胞减少及肝功能异常）	高	低
每月自付费用	3000 元	6000 元
您更倾向于哪个治疗方案？	□	□

二　个人基本情况

1. 您的性别是：_____ ①男　②女

2. 您出生年份为：_____年

3. 是否本地常住人口：_____ ①是　②否

4. 家庭户籍所在地：_____ ①农村　②城市　③其他_____（请注明）

5. 您确诊的主要疾病是：_____（填写方式如非小细胞肺癌、小细胞肺癌……）

6. 您确诊的肿瘤分期是：_____（如不清楚请咨询医生）①ⅠA/ⅠB　②ⅡA/ⅡB　③ⅢA　④ⅢB　⑤Ⅳ期

7. 您确诊当前疾病，已经多长时间？_____

8. 您当前疾病首次确诊是否在本医院：_____ ①是　②否，如果不是的话，确诊医院为：_____ ①三级甲等　②三级乙等　③二级甲等　④二级乙等　⑤其他（请注明）_____

9. 目前采用的治疗方式_____（如不清楚请咨询医生）
①单纯中医药治疗（跳至第 11 题）　②西医治疗为主，中医药治疗为辅　③西医治疗无效果后，采用中医药治疗

10. 您采用的西医治疗方式为：_____（如不清楚请咨询医生）
①化疗　②靶向治疗　③化疗+靶向治疗

11. 您参加了哪些医疗保险？_____（可多选）（如不清楚请咨询医生）
①公费医疗　②城镇职工基本医疗保险　③城乡居民基本医疗保险（含城镇居民医疗保险、新农合）　④商业医疗保险　⑤大病医疗保险⑥其他_____（请注明）　⑦没参加任何保险

12. 您的最高学历是：_____
①小学及以下　②初中　③高中（中专）　④大专或同等学力　⑤本科　⑥研究生

13. 您家庭所有成员中的最高学历是：_____
①小学及以下　②初中　③高中（中专）　④大专或同等学力　⑤本科　⑥研究生

14. 您的职业：_____
①机关企事业单位管理者　②专业技术人员　③一般办事人员　④商

业/服务业员工 ⑤个体工商户 ⑥非农户产业工人 ⑦农业劳动者
（从事农林牧渔工作） ⑧学生 ⑨离退休 ⑩其他_____（请注明）

15. 您的家庭年人均收入为：_____

①5 万元以下 ②5 万—10 万元（含 5 万元） ③10 万—15 万元 ④15
万—20 万元 ⑤20 万—25 万元 ⑥25 万元及以上

16. 总体来说，您对医学新技术临床使用的态度为：_____

①非常不支持 ②比较不支持 ③一般 ④比较支持 ⑤非常支持

三 患者临床决策参与

17. 就治疗方式的使用，您是否向医生表达过自己的需求或想法？_____

①是 ②否

18. 您的诉求能否得到解决？_____①完全没有得到 ②小部分得
到 ③一般 ④大部分得到 ⑤完全得到

19. 请根据您的实际情况回答下表问题。（请在相应格子内打"√"，
每个题目均需要选择）

内容	完全不同意	比较不同意	一般	比较同意	完全同意
医生告诉过我，对于治疗我所患病可供选择的技术/药品					
医生向我解释了不同技术/药品的优势与劣势					
对于治疗方式的所有相关信息，医生都清楚地向我说明白，我能很好地理解					
医生询问过我，更倾向选择哪项技术/药品					
我与医生一起权衡过不同技术/药品的利弊					
我与医生共同决定了最终使用的中药注射剂					
我与医生对具体如何应用该种中药注射剂达成了共识					
医生鼓励我参与疾病诊断/治疗技术/药品的选择					
在中药注射剂的选择过程中，我与医生有着充分交流时间					

20. 您对于疾病治疗技术的使用，一般实际上是如何选择的？_____

①我独自选择 ②听取医生的建议后进行选择 ③与医生共同选择
④医生在告诉我后，医生选择 ⑤医生独自选择 ⑥不清楚

21. 对于疾病治疗技术的使用，您自己偏爱或期望的选择方式是什
么？_____

①我独自选择 ②听取医生的建议后进行选择 ③与医生共同选择 ④医生在告诉我后，医生选择 ⑤医生独自选择 ⑥不清楚

22. 您在疾病治疗技术的选择过程中，对医生服务的满意度如何？_____

①完全不满意 ②比较不满意 ③一般 ④比较满意 ⑤完全满意

四 EQ-5D 生命质量调查

请在每个标题下最恰当地描述您今天的健康状况的一个方格上打"√"，每个小标题（行动能力、自我照顾、日常活动、疼痛或不舒服、焦虑或沮丧）下面都需选择一个选项。

（1）行动能力

我四处走动没有困难 ☐

我四处走动有一点困难 ☐

我四处走动有中度的困难 ☐

我四处走动有严重的困难 ☐

我无法四处走动 ☐

（2）自我照顾

我自己洗澡或穿衣没有困难 ☐

我自己洗澡或穿衣有一点困难 ☐

我自己洗澡或穿衣有中度的困难 ☐

我自己洗澡或穿衣有严重的困难 ☐

我无法自己洗澡或穿衣 ☐

（3）日常活动（如工作、学习、家务、家庭或休闲活动）

我进行日常活动没有困难 ☐

我进行日常活动有一点困难 ☐

我进行日常活动有中度的困难 ☐

我进行日常活动有严重的困难 ☐

我无法进行日常活动 ☐

（4）疼痛或不舒服

我没有疼痛或不舒服 ☐

我有一点疼痛或不舒服 ☐

我有中度的疼痛或不舒服 ☐

我有严重的疼痛或不舒服 ☐

我有非常严重的疼痛或不舒服　　　❑

（5）焦虑或沮丧

我没有焦虑或沮丧　　　❑

我有一点焦虑或沮丧　　　❑

我有中度的焦虑或沮丧　　　❑

我有严重的焦虑或沮丧　　　❑

我有非常严重的焦虑或沮丧　　　❑

- 我们想知道您今天健康状况的好坏。
- 这个刻度尺上有从 0 到 100 的数字。
- 100 代表您想象中最好的健康状况。

  0 代表您想象中最差的健康状况。

- 请在刻度尺上打一个"X"，指出您今天的健康状况如何。

- 现在，请在下面的空格里写下您在刻度尺上标出的那个数字。

您今天的健康状况 =

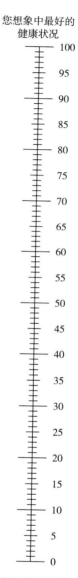

您想象中最好的
健康状况

您想像中最差的
健康状况

参考文献

一　中文文献

鲍萍萍、吴春晓：《上海市癌症流行现况和防治实践》，《上海预防医学》2020 年第 11 期。

卞薇、苏君、郭文梅等：《医患共同决策测评工具的研究进展》，《护理学报》2019 年第 7 期。

陈晶晶、田曼：《浅析医患共同决策面临的问题及出路》，《医学与哲学》2018 年第 4A 期。

陈晴：《女性乳腺癌患者健康相关生命质量测评研究——以山东青岛某医院住院患者为例》，硕士学位论文，山东大学，2019 年。

陈诗琪、郑蕊、李幼平等：《中药注射剂临床应用存在问题及说明书的相关思考与建议》，《世界科学技术—中医药现代化》2018 年第 10 期。

陈雯、王丽霞、李连颖等：《抗肿瘤中药注射剂的临床合理应用关键要点及思考》，《中国医院用药评价与分析》2022 年第 4 期。

陈雪琴、郭霞、柯攀等：《十堰市某三甲医院门诊患者就医体验研究》，《中国社会医学杂志》2020 年第 6 期。

陈钟鸣、尹文强：《新医改背景下山东省乡村医生脆弱性研究》，中国社会科学出版社 2018 年版。

程萱、丁晗玥、杨玉洁等：《食管癌及其癌前病变人群健康效用值测量及影响因素》，《公共卫生与预防医学》2018 年第 3 期。

池卓源、殷悦、赵明烨等：《医患双方对药品临床综合评价中不同维度的偏好差异与支付意愿研究》，《医学与社会》2022 年第 5 期。

党媛媛、李月、马琳等：《住院患者医疗服务满意度及影响因素分析》，《中国药物经济学》2022 年第 6 期。

丁娜：《甘肃省六种常见癌症患者生存质量及影响因素研究》，硕士学位论文，兰州大学，2015 年。

丁媛：《中国病人参与治疗决策现状及影响因素研究》，硕士学位论文，中南大学，2011 年。

董志毅、王丽新：《中国版 EQ-5D 效用值评价体系对局部晚期及晚期肺癌患者生活质量评估的价值》，《同济大学学报》2018 年第 5 期。

董子洵、冯佳佳、常佳慧等：《中药注射剂在肿瘤领域的应用研究》，《中国研究型医院》2019 年第 5 期。

杜学礼、陈璐、陈芸：《上海市三级医院医务人员心理健康状况及其影响因素分析》，《上海预防医学》2021 年第 12 期。

杜泽东、蒙荣钦、王阳等：《影响肿瘤治疗决策的相关因素》，《医学与哲学（B）》2017 年第 7 期。

杜治政：《共同决策：弥合分歧，营建医患同心的医疗》，《医学与哲学》2018 年第 4A 期。

范硕宁、赵秋利、刘慧宇：《癌症患者治疗决策评估工具的研究进展》，《中国护理管理》2019 年第 9 期。

傅琛、张在兴：《新中国成立以来党的中医药文化思想与实践》，《党史文苑》2020 年第 5 期。

高川、高莹、周俞余等：《冠心病诊疗中患者决策辅助工具干预效果的系统评价》，《中国全科医学》2022 年第 5 期。

高峰、黄媛媛、魏智民等：《"共同决策"模式初探——以恶性肿瘤治疗为例》，《医学与哲学（B）》2017 年第 4 期。

高峰、赵明杰：《国外临床决策研究进展（上）》，《医学与哲学》（临床决策论坛版）2011 年第 9 期。

高峰、赵明杰：《国外临床决策研究进展（下）》，《医学与哲学》（临床决策论坛版）2011 年第 10 期。

高峰、赵明杰：《医患共同决策最新研究进展》，《医学与哲学》2016 年第 1B 期。

关曼璐：《宁夏基层卫生人员激励机制研究》，硕士学位论文，宁夏医科大学，2014 年。

郭伟、张东凤、黄榕翀等：《运用医患共同决策模式改善冠心病治疗现状》，《中国循证心血管医学杂志》2015 年第 4 期。

何清湖：《中西医结合思与行》，人民卫生出版社 2021 年版。

何权瀛：《临床指南的制定、应用与患者的个体化问题》，《医学与哲学》2021 年第 2 期。

贺焜、方海：《中国居民对家庭医生签约服务内容的偏好研究——基于离散选择实验》，《中国卫生政策研究》2020 年第 2 期。

贺倩倩、栾桂珍、杨洪超等：《医患沟通的问题分析与对策研究》，《中医药管理杂志》2021 年第 23 期。

洪霞：《医患共同决策》，《协和医学杂志》2018 年第 3 期。

洪晓华、王光耀、刘体勤等：《八种中药注射剂联合紫杉醇和顺铂化疗方案治疗非小细胞肺癌的网状 Meta 分析》，《中国全科医学》2020 年第 26 期。

侯胜田、王海星：《我国公立医院医患沟通现状调查》，《医学与社会》2014 年第 9 期。

胡安霞、李晨薇、裴中阳：《基于政策文本分析的我国中医药事业发展政策研究》，《中医药管理杂志》2022 年第 7 期。

胡婵、左丙丽、王沙沙等：《癌症患者参与医患共同决策影响因素的 Meta 分析》，《中华肿瘤防治杂志》2022 年第 3 期。

胡婉侠、徐文华、徐建光等：《我国卫生领域离散选择实验应用研究的文献计量分析》，《南京医科大学学报》（社会科学版）2020 年第 2 期。

胡子奇、刘俊荣：《医患共享决策的价值意蕴、影响因素及辅助工具》，《医学与哲学》2020 年第 4 期。

花宝金、庞博、朴炳奎：《中医药防治肺癌的优势与策略》，《北京中医药》2022 年第 5 期。

黄榕翀、丁怀玉、郭宏洲：《医患共同决策模式在我国临床实践中的应用与改进》，《中华心血管病杂志》2020 年第 10 期。

黄榕翀、杨雪瑶、宋现涛等：《中国医患共同决策心血管病领域研究现状与展望》，《医学与哲学》2017 年第 10B 期。

黄迎春、李铭洁、李惠玉等：《肿瘤患者营养状况、疼痛程度及生命质量的相关性研究》，《肿瘤代谢与营养电子杂志》2021 年第 5 期。

黄媛媛、魏智民、丛亚丽：《恶性肿瘤最佳治疗决策的实证调查与伦理探讨》，《医学与哲学（B）》2017 年第 3 期。

蒋明珠、熊巨洋、张晗等：《离散选择实验在居民基层医疗服务利用中的应用及偏好异质性分析》，《中国卫生经济》2019 年第 4 期。

赖桂花、王菲、周芳等：《差异视角下中西医治疗肿瘤的协同优势》，

《中医药临床杂志》2022年第4期。

雷征霖：《临床实践中如何实现医患共同决策》，《医学与哲学》2017年第10A期。

冷安丽：《晚期癌症患者对临终关怀的选择偏好研究》，博士学位论文，山东大学，2019年。

李福明、滕悦、刘柳等：《医患共同决策在中医药技术抗肿瘤过程中的应用分析》，《中国医院管理》2022年第8期。

李慧琴：《胃癌患者对术后随访的需求与偏好》，硕士学位论文，吉林大学，2021年。

李建国、郭慧、宋津晓：《临床指南的选择与患者的个体化医疗》，《医学与哲学》2021年第2期。

李俊：《新时代坚定中医药自信的多维度审视与解读》，《山西高等学校社会科学学报》2020年第12期。

李绍荣：《赫克曼与麦克法登离散选择模型评介》，《经济学动态》2000年第11期。

李习平、唐昌敏：《中国中医药政策与发展研究》，华中科技大学出版社2021年版。

李学靖、杨丹、尹依依等：《〈2021 NICE 医患共同决策指南〉要点解读》，《中华现代护理杂志》2022年第4期。

梁丽军：《基于患者个体差异的疾病诊断关键影响因素识别与治疗方案评估》，博士学位论文，天津大学，2014年。

梁丽军、刘子先、王化强：《基于DCE与满意度函数的医患共同决策方法》，《工业工程与管理》2013年第6期。

梁丽军、刘子先、王化强：《基于医患偏好差异的治疗方案决策模型》，《中国农村卫生事业管理》2014年第4期。

林晓妹：《医患沟通模式的比较》，《甘肃科技纵横》2015年第12期。

刘常彪：《离散选择模型的统计推断及应用》，博士学位论文，东北师范大学，2020年。

刘虹、姜柏生：《人文医学新论》，东南大学出版社2020年版。

刘俊荣：《基于责任伦理的医疗决策主体之审视》，《医学与哲学（A）》2017年第10期。

刘朦朦、孙小越、郝雨等：《医患共同决策中的信任和沟通》，《医学与哲学》2021 年第 14 期。

刘萍、陈钢、李顺平：《离散选择实验用于结直肠癌筛查偏好的国际研究进展》，《中国药物经济学》2022 年第 7 期。

刘萍、巩田田、陈钢等：《离散选择实验用于"两癌"筛查偏好的研究进展》，《中国药物经济学》2022 年第 8 期。

刘萍、姜山、李顺平：《离散选择实验用于测量癌症患者靶向治疗偏好的系统回顾》，《中华肿瘤防治杂志》2021 年第 4 期。

刘儒月、李一帆、魏文剑等：《山东省农村居民潜在癌症就医偏好分析——一项离散选择实验》，《中国肿瘤》2022 年第 10 期。

刘世蒙：《我国北方地区卫生管理本科毕业生就业偏好研究》，硕士学位论文，山东大学，2019 年。

刘世蒙、李顺平、陈钢：《利用离散选择实验研究前列腺癌患者治疗偏好的系统回顾》，《医学与哲学（B）》2017 年第 8 期。

刘世蒙、李顺平、杨毅等：《离散选择实验应用于 2 型糖尿病患者治疗偏好的文献分析》，《中国药房》2020 年第 20 期。

刘世蒙、魏艳、陈英耀等：《离散选择实验在中心静脉输液装置选择偏好中的需求及应用分析》，《中国药物经济学》2021 年第 1 期。

刘世蒙、夏志远、傅佩芬等：《乳腺癌患者中心静脉输液装置选择偏好和支付意愿初步分析》，《中国循证医学杂志》2022 年第 4 期。

刘世蒙、杨毅、孙辉等：《患者偏好证据应用于卫生技术评估的价值、方法及挑战》，《中国卫生政策研究》2022 年第 5 期。

刘童童：《山东省护理专业本科毕业生工作偏好研究》，硕士学位论文，山东大学，2018 年。

刘童童、李顺平、陈钢：《离散选择实验用于癌症筛查偏好的国际研究进展》，《中国卫生经济》2017 年第 5 期。

刘文彬：《中国卫生技术评估决策转化研究》，博士学位论文，复旦大学，2014 年。

刘笑晗：《山东省住院医师规范化培训学员健康相关生命质量研究》，硕士学位论文，山东大学，2020 年。

刘新春、Gerald Humphris、杨明施等：《"医护—家属共同决策"模式的构建和实施策略》，《中国医院管理》2021 年第 7 期。

龙杰：《基于患者视角的医疗决策模式及其影响因素研究》，硕士学位论文，广州医科大学，2018 年。

龙杰、刘俊荣：《基于患者视角的共享决策参与现况及策略研究》，《中国医学伦理学》2021 年第 1 期。

龙杰、刘俊荣：《基于患者视角的医疗决策模式及其影响因素研究》，《医学与哲学》2019 年第 9 期。

鲁丽萍、张以善：《医患关系与医患共同决策关系辨析》，《医学与哲学》2019 年第 6 期。

吕健：《临床决策的边界》，《医学与哲学》2020 年第 10 期。

马光顺：《习近平关于中医药发展重要论述及其时代价值研究》，硕士学位论文，广州中医药大学，2021 年。

马丽莉：《癌症患者参与治疗护理决策现状及影响因素的研究》，硕士学位论文，中国协和医科大学，2004 年。

明坚：《我国医学新技术临床应用中的患者参与决策研究》，硕士学位论文，复旦大学，2017 年。

明坚、魏艳、何露洋等：《患者参与决策与医学新技术使用行为的关联分析》，《中国医院管理》2018 年第 3 期。

明坚、魏艳、何露洋等：《我国医学新技术临床应用中医患沟通与决策模式探讨》，《中国卫生质量管理》2017 年第 6 期。

明坚、魏艳、柯雄等：《药物涂层支架技术临床应用中的患者参与决策研究》，《中国卫生政策研究》2018 年第 7 期。

明坚、魏艳、孙辉等：《医患共同决策影响因素及对患者结果的影响》，《中国卫生质量管理》2017 年第 6 期。

明坚、魏艳、许艳等：《医学新技术临床应用患者参与决策及其影响因素分析》，《中国医院管理》2018 年第 3 期。

缪爱云：《原发性肝癌患者参与治疗方式决策现状及影响因素的研究》，硕士学位论文，第二军医大学，2015 年。

缪爱云、李丽、叶志霞：《癌症患者参与治疗决策的研究进展》，《解放军护理杂志》2014 年第 17 期。

缪爱云、吴奇云、李丽等：《原发性肝癌患者参与治疗决策现状及影响因素分析》，《护理学报》2015 年第 7 期。

缪碧芳、阮洪光、曾林淼等：《中药注射剂联合放疗治疗非小细胞肺癌的网状 Meta 分析》，《中国老年学杂志》2019 年第 19 期。

牟倩倩、余春华、李俊英：《肺癌初治患者心理痛苦的现状调查及相关因素分析》，《北京大学学报》2016 年第 3 期。

牟玮、陆翠、王云云等：《患者决策辅助工具国际标准 4.0 版的引进与评估》，《医学与哲学》2019 年第 18 期。

欧阳远丛、欧阳静、董芳等：《中医类医学生共情能力的现状调查与影响因素分析——基于陕西中医药大学的调查》，《中国医学伦理学》2021 年第 9 期。

彭国平、李存玉：《中药注射剂安全性的分析与思考》，《南京中医药大学学报》2019 年第 6 期。

彭莹莹、熊巨洋、黎相麟等：《基于离散选择实验的城市老年慢性病患者医疗服务利用偏好研究》，《中国卫生政策研究》2019 年第 9 期。

祁月浩、琚泽彬、邵红芳等：《社会工作介入医患共同决策：桥梁难题及平台探索》，《中国医学伦理学》2022 年第 9 期。

邱仁宗、寇楠楠：《医患相互适应是临床共同决策的关键》，《医学与哲学（A）》2018 年第 4 期。

荣红国、董玥、于蔚洁等：《政策工具视角下我国中药注射剂发展政策研究》，《中国药房》2022 年第 8 期。

申俊龙、汤少梁：《中医药政策学》，科学出版社 2017 年版。

沈晓、熊巨洋、蒋明珠等：《基于离散选择实验的重度慢性病患者就医偏好研究》，《中国卫生经济》2019 年第 8 期。

石景芬：《医患关系评估模式研究》，四川科学技术出版社 2019 年版。

石景芬：《医患关系影响因素及评价模型研究》，博士学位论文，西南交通大学，2017 年。

宋奎勐、韩志琰、宋燕等：《农村基层卫生服务人员稳定和吸引策略：基于离散选择实验的视角》，《中国卫生事业管理》2019 年第 8 期。

苏天园：《乌鲁木齐市居民健康管理服务选择偏好研究》，硕士学位论文，新疆医科大学，2020 年。

苏天园、李豫凯、张其其等：《基于离散选择实验的乌鲁木齐市居民健康管理服务选择偏好研究》，《中国全科医学》2021 年第 16 期。

苏宇：《基于离散选择实验的社区慢性病患者健康服务利用偏好测量

及服务供给策略研究》，硕士学位论文，华中科技大学，2017 年。

孙长河：《中药注射剂联合含铂双药治疗晚期非小细胞肺癌的队列研究》，硕士学位论文，北京中医药大学，2021 年。

孙翠敏：《基于离散选择实验的患者就医选择行为分析》，硕士学位论文，北京理工大学，2016 年。

孙辉：《非小细胞肺癌疾病治疗偏好与药物经济学评价研究》，硕士学位论文，复旦大学，2018 年。

孙辉、陈英耀、何露洋等：《医生治疗非小细胞肺癌的选择偏好研究》，《卫生经济研究》2018 年第 9 期。

孙辉、陈英耀、任绍聪等：《非小细胞肺癌患者疾病治疗偏好与意愿支付研究》，《卫生经济研究》2018 年第 9 期。

孙辉、陈英耀、魏艳等：《离散选择实验在肿瘤人群治疗偏好中的应用》，《卫生经济研究》2018 年第 9 期。

孙辉、王美凤、罗雅双等：《上海市社区慢性病患者家庭医生签约服务偏好研究》，《中国全科医学》2020 年第 31 期。

孙晓莉：《某三级医院内科医患沟通现状及其影响因素研究》，硕士学位论文，山东大学，2012 年。

汤其群、孙向晨：《医学人文导论》，复旦大学出版社 2020 年版。

田金徽、赵晔、李金龙等：《10 种中药注射剂联合长春瑞滨+顺铂化疗方案治疗非小细胞肺癌的网状 Meta 分析》，《中国药物评价》2015 年第 1 期。

汪晓东、张炜、赵梦阳：《为中华民族伟大复兴打下坚实健康基础——习近平总书记关于健康中国重要论述综述》，《台声》2021 年第 16 期。

王贝贝、杨艳、徐文芳等：《患者决策辅助工具开发的研究进展》，《护理学杂志》2022 年第 9 期。

王涵、李正赤：《医学人文导论》，人民卫生出版社 2019 年版。

王锦帆：《〈侵权责任法〉背景下临床决策新路径与方法探讨》，《医学与哲学》（临床决策论坛版）2011 年第 1 期。

王京：《基于离散选择实验的公立医院医生工作偏好及影响因素研究》，硕士学位论文，北京协和医学院，2020 年。

王娜、苏源：《基于离散选择实验的宁夏城乡居民就医机构选择偏好研究》，《医学与社会》2022 年第 8 期。

王秋臣：《胃癌术后患者对口服营养补充治疗的偏好》，硕士学位论文，吉林大学，2022 年。

王秋臣、张秀英、薛辉等：《开发离散选择实验属性和水平的研究进展》，《现代预防医学》2020 年第 12 期。

王群、杨瑾：《离散选择实验特征及其水平设置研究：以长期护理保险需求为例》，《中国全科医学》2021 年第 31 期。

王伟、施国伟：《医患共同决策》，《老年医学与保健》2022 年第 2 期。

王月、王朝、汪张毅等：《离散选择实验在医疗卫生领域中评估偏好的应用现状》，《职业与健康》2022 年第 11 期。

王振亚：《加快推进中医药事业发展 努力造福人民群众》，《健康中国观察》2019 年第 12 期。

王志、刘忠卫、曾雪芸等：《基于 EQ-5D-5L 的结直肠癌癌前病变患者健康相关生命质量研究》，《实用肿瘤学杂志》2018 年第 4 期。

魏琳、果磊、彭清诺等：《浅谈医学人文素养下的临床决策》，《医学与哲学（B）》2018 年第 6 期。

魏亚楠：《医患共同决策诊疗模式在糖尿病患者中的应用》，《河南职工医学院学报》2013 年第 5 期。

魏艳：《医学新技术转化应用模型构建及实证研究》，博士学位论文，复旦大学，2017 年。

文亚名、刘伶俐：《医学高新技术条件下关于医患沟通的调查与思考》，《中国医学伦理学》2017 年第 1 期。

闻玉梅、彭裕文：《医学与人文交响曲》，复旦大学出版社 2017 年版。

吴菲霞、温焕、陶文雯等：《患者家属参与医疗决策的现状与启示》，《中国医疗管理科学》2020 年第 2 期。

吴爽、邓茜月、曹志辉等：《居民对家庭医生签约服务的需求偏好研究——基于离散选择实验》，《卫生经济研究》2021 年第 5 期。

吴怡、韩相如、钱东福等：《江苏省农村老年慢性病患者生命质量研究》，《医学与社会》2020 年第 12 期。

伍松柏、吕爱莲：《"共同决策模式"在 ICU 医患沟通中的应用价值》，《医学与哲学》2019 年第 6 期。

夏文芳：《医患共同决策临床实效的影响因素分析》，《医学与哲学》2021 年第 12 期。

项进、张特、尹荣：《浅谈肿瘤患者医患共同决策的临床实践》，《医学与哲学》2018 年第 2A 期。

肖霖、彭美芳、刘亚玮等：《患者参与医疗决策相关概念框架辨析》，《医学与哲学》2021 年第 14 期。

徐丛剑、严非：《医学社会学》，复旦大学出版社 2020 年版。

许航：《居民对社区卫生服务机构健康管理服务偏好及影响因素研究》，硕士学位论文，北京协和医学院，2022 年。

许玲、徐巍：《中西医结合肿瘤临床研究》，人民卫生出版社 2021 年版。

闫镝、张欢、常捷等：《乡镇卫生院医生工作偏好——基于三省离散选择实验的分析》，《中国卫生政策研究》2014 年第 4 期。

严军、刘红宁：《中医药资源优势转化为发展优势路径探析》，《江西中医药大学学报》2020 年第 5 期。

杨鹤林：《影响精神分裂症患者参与医疗决策意愿的相关因素》，《中国民康医学》2014 年第 23 期。

杨惠芝、王立敏、李顺平：《离散选择实验和优劣尺度法在医药卫生领域联合使用及比较研究评述》，《医学与社会》2022 年第 5 期。

杨林宁、郑红颖、王贝贝等：《医患共享决策影响因素的质性研究》，《中国医学伦理学》2022 年第 7 期。

杨柠溪、方舟之帆：《叙事医学的理论阐释及肿瘤科实践》，博士学位论文，武汉大学，2019 年。

杨艳杰、褚海云、杨秀贤等：《共情能力在医生压力与医患关系间的中介效应》，《中国公共卫生》2021 年第 1 期。

姚抒予、张雯、罗媛慧等：《医患共同决策的研究进展》，《中国护理管理》2017 年第 3 期。

尹梅、王锦帆：《医患沟通》，人民卫生出版社 2020 年版。

于宏伟：《河北省某三级综合医院患者医疗服务满意度调查研究》，硕士学位论文，河北大学，2019 年。

于磊、刘利丹：《共享决策——以患者为中心健康照护的顶峰》，《医学与哲学（B）》2012 年第 3 期。

于磊、石俊婷：《医患共同决策诊疗模式的现状分析》，《医学与哲学（B）》2013 年第 1 期。

余艳红、于文明：《充分发挥中医药独特优势和作用　为人民群众健康作出新贡献》，《中国中西医结合杂志》2020 年第 9 期。

袁目北、陈在余：《医生诱导需求对我国医疗费用增长的影响》，《中国药物经济学》2020 年第 5 期。

袁一君、吴燕、颜美琼：《患者参与手术决策意愿及影响因素研究》，《护理学杂志》2014 年第 10 期。

曾洁、金蕾、孙垚等：《医患共同决策过程评估工具的研究进展》，《医学与哲学》2018 年第 10A 期。

曾诗慧：《医生共情能力对医患共享决策的影响研究》，硕士学位论文，广州医科大学，2020 年。

曾诗慧、尚鹤睿：《共情视角下的医患共同决策实践困境及对策研究》，《医学与哲学》2019 年第 24 期。

张超杰、张志功、贺达仁等：《浅析当前临床科学决策的几个影响因素》，《医学与哲学》（临床决策论坛版）2007 年第 7 期。

张怀琼：《坚守"传承精华、守正创新"中医药界还需砥砺奋进》，《上海中医药报》2019 年 11 月 1 日。

张娇：《供需视角下家庭医生签约服务偏好研究》，博士学位论文，山东大学，2021 年。

张捷、高祥福：《医患沟通技巧》，人民卫生出版社 2020 年版。

张金娜：《肺癌患者参与共享决策现状及影响因素分析》，硕士学位论文，青岛大学，2020 年。

张珞、于正洪、史兆荣：《中药注射液治疗肺癌研究进展》，《现代肿瘤医学》2011 年第 11 期。

张猛、张开泰、曾翠榕：《医学生基层就业偏好及其异质性研究——基于离散选择实验分析》，《福建医科大学学报》（社会科学版）2022 年第 2 期。

张鸣明、李静、张小利等：《中国医生对患者参与医疗决策的理解的问卷调查》（英文），《中国循证医学杂志》2006 年第 11 期。

张骐瑛、郑莹、张军跃：《离散选择实验和层次分析法在结直肠癌筛查方案决策中的应用》,《中国肿瘤》2020 年第 3 期。

张珊、任小平、田应选:《老年肺癌患者心理痛苦现状调查及影响因素分析》,《陕西医学杂志》2021 年第 2 期。

张雁群:《基于离散选择实验的口腔正畸服务患者选择偏好研究》,硕士学位论文,安徽医科大学,2022 年。

张雁群、徐文华、王丽丹等:《青少年口腔正畸方案选择偏好研究——基于离散选择实验》,《南京医科大学学报》(社会科学版)2022 年第 3 期。

张渊:《患者偏好与医患共同决策》,《协和医学杂志》2019 年第 6 期。

张振香、何福培、张春慧等:《慢性病共病患者服药依从性潜在类别及其影响因素分析》,《中国全科医学》2022 年第 31 期。

章雨桐、徐桂华:《新冠肺炎疫情视域下中西医并重 中西药并用的意义和价值》,《中国中医药现代远程教育》2022 年第 14 期。

赵钢、张琪:《医患沟通与临床决策》,《医学与哲学(B)》2015 年第 5 期。

赵国光:《医患共同决策的研究现状及展望》,《中国医院管理》2020 年第 1 期。

赵羚谷、王涛、王颖等:《国内外医患共同决策研究及应用进展之比较》,《医学与哲学》2018 年第 10A 期。

赵羚谷、许卫卫、王颖等:《我国临床实践中的医患共同决策流程设计和挑战》,《医学与哲学》2019 年第 18 期。

赵小明、吴光怀:《医患共同决策诊疗模式对社区精神障碍患者服药依从性及临床疗效的影响》,《中国医学工程》2017 年第 12 期。

赵悦、张培海、沈际勇:《医患共享决策模式构建》,《中国卫生质量管理》2022 年第 6 期。

郑琛、李晨、张习禄:《癌症治疗中确定性与不确定性对医患共同决策的影响》,《医学与哲学》2021 年第 15 期。

郑海霞:《共同决策视角下影响产妇分娩决策的多维研究》,硕士学位论文,天津医科大学,2019 年。

郑庆梅:《ADHD 治疗依从性与决策模式的相关影响因素研究》,硕士学位论文,暨南大学,2015 年。

周婧、李珂：《浅析患者参与医疗决策的重要性及途径》，《中国农村卫生事业管理》2012 年第 6 期。

祝琦、黄慧瑶、房虹等：《基于离散选择实验的肿瘤治疗偏好研究》，《医学与社会》2022 年第 5 期。

庄克川：《中医药治疗恶性肿瘤的研究现状》，《光明中医》2022 年第 13 期。

邹劲林、莫湘琼、李振东等：《医患共同参与医疗决策对胃癌术后机体恢复的影响》，《中国慢性病预防与控制》2012 年第 4 期。

二 英文文献

Ananian P, Houvenaeghel G, Protiere C, et al., "Determinants of Patients' Choice of Reconstruction with Mastectomy for Primary Breast Cancer", *Ann Surg Oncol*, Vol. 11, No. 8, 2004, pp. 762–771.

Arnot C, Boxall P, Cash S, "Do Ethical Consumers Care about Price? A Revealed Preference Analysis of Fair Trade Coffee Purchases", *Canadian Journal of Agricultural Economics*, Vol. 54, No. 4, 2006, pp. 555–565.

Arora N K, Mchorney C A, "Patient Preferences for Medical Decision Making: Who Really Wants to Participate?", *Med Care*, Vol. 38, No. 3, 2000, pp. 335–341.

Bahrampour M, Byrnes J, Norman R, et al., "Discrete Choice Experiments to Generate Utility Values for Multi-Attribute Utility Instruments: A Systematic Review of Methods", *The European Journal of Health Economics*, Vol. 21, No. 7, 2020, pp. 983–992.

Bien D R, Danner M, Vennedey V, et al., "Patients' Preferences for Outcome, Process and Cost Attributes in Cancer Treatment: A Systematic Review of Discrete Choice Experiments", *Patient*, Vol. 10, No. 5, 2017, pp. 553–565.

Blanc X, Collet T H, Auer R, et al., "Publication Trends of Shared Decision Making in 15 High Impact Medical Journals: A Full-Text Review with Bibliometric Analysis", *BMC Medical Informatics Decision Making*, Vol. 19, No. Suppl 3, 2014, p. 76.

Bridges J F P, Hauber A B, Marshall D, et al., "Conjoint Analysis Applications in Health—A Checklist: A Report of the ISPOR Good Research Practices for Conjoint Analysis Task Force", *Value Health*, Vol. 14, No. 4, 2011, pp. 403-413.

Bridges J F P, "Stated Preference Methods in Health Care Evaluation: An Emerging Methodological Paradigm in Health Economics", *Applied Health Economics & Health Policy*, Vol. 2, No. 4, 2003, pp. 212-224.

Broach J, Dill J, Gliebe J, "Where do Cyclists Ride? A Route Choice Model Developed with Revealed Preference GPS Data", *Transportation Research Part A*, Vol. 46. No. 10, 2012.

Brooks R, "EuroQol: The Current State of Play", *Health Policy*, Vol. 37, No. 1, 1996, pp. 53-72.

Bruera E, Sweeney C, Calder K, et al., "Patient Preferences versus Physician Perceptions of Treatment Decisions in Cancer Care", *J Clin Oncol*, Vol. 19, No. 11, 2001, pp. 2883-2885.

Burton D, Blundell N, Jones M, et al., "Shared Decision-Making in Cardiology: Do Patients Want It and do Doctors Provide It?", *Patient Educ Couns*, Vol. 80, No. 2, 2010, pp. 173-179.

Carman K L, Dardess P, Maurer M, "Patient and Family Engagement: A Framework for Understanding the Elements and Developing Interventions and Policies", *Health Affairs* (Millwood), Vol. 32, No. 2, 2013, pp. 223-231.

Chambers C V, Markson L, Diamond J J, et al., "Health Beliefs and Compliance with Inhaled Corticosteroids by Asthmatic Patients in Primary Care Practices", *Respir Med*, Vol. 93, No. 2, 1999, pp. 88-94.

Charles C A, Gafni A, Whelan T, "Shared Decision-Making in the Medical Encounter: What does It Mean? (or It Takes at Least Two to Tango)", *Social Science & Medicine*, Vol. 44, No. 5, 1997, pp. 681-692.

Charles C A, Whelan T, Gafni A, et al., "Shared Treatment Decision Making: What does It Mean to Physicians?", *Journal of Clinical Oncology*, Vol. 21, No. 5, 2003, pp. 932-936.

Charles C, Gafni A, Whelan T, "Decision Making in the Physician-Patient Encounter: Revising the Shared Decision Making Model", *Soc Sci Med*, Vol. 49, No. 5, 1999, pp. 651-661.

Charles C, Whelan T, Gafni A, "What do We Mean by Partnership in Making Decisions about Treatment?", *BMJ*, Vol. 319, No. 7212, 1999, pp. 780-

782.

Charmel P A, Frampton S B, "Building the Business Case for Patient-Centered Care", *Healthcare Financial Management*, Vol. 62, No. 3, 2008, pp. 80-85.

Chen W, Zheng R, Baade P D, et al., "Cancer Statistics in China, 2015", *CA Cancer J Clin*, Vol. 66, 2016, pp. 115-132.

Colley A, Halpern J, Paul S, et al., "Factors Associated with Oncology Patients' Involvement in Shared Decision Making during Chemotherapy", *Psychooncology*, Vol. 26, No. 11, 2016.

Coulter A, Ellins J, "Effectiveness of Strategies for Informing, Educating, and Involving Patients", *BMJ*, Vol. 335, No. 7609, 2007, pp. 24-27.

Covvey J R, Kamal K M, Gorse E E, et al., "Barriers and Facilitators to Shared Decision-making in Oncology: A Systematic Review of the Literature", *Support Care Cancer*, Vol. 27, No. 5, 2019, pp. 1613-1637.

de Bekker-Grob E W, Ryan M, Gerard K, "Discrete Choice Experiments in Health Economics: A Review of the Literature", *Health Economics*, Vol. 21, 2012, pp. 145-172.

De Las C C, Penate W, Perestelo-Perez L, et al., "Shared Decision Making in Psychiatric Practice and the Primary Care Setting is Unique, as Measured Using a 9-item Shared Decision Making Questionnaire (SDM-Q-9)", *Neuropsychiatr Dis Treat*, Vol. 9, 2013, pp. 1045-1052.

De Las C C, Perestelo-Perez L, Rivero-Santana A, et al., "Validation of the Spanish Version of the 9-item Shared Decision-Making Questionnaire", *Health Expect*, Vol. 18, No. 6, 2015, pp. 2143-2153.

Degner L F, Sloan J A, Venkatesh P, "The Control Preferences Scale", *Can J Nurs Res*, Vol. 29, No. 3, 1997, pp. 21-43.

Deinzer A, Veelken R, Kohnen R, et al., "Is a Shared Decision-Making Approach Effective in Improving Hypertension Management?", *Journal of Clinical Hypertension* (Greenwich, Conn.), Vol. 11, No. 5, 2009, pp. 266-270.

Doherr H, Christalle E, Kriston L, et al., "Use of the 9-item Shared Decision Making Questionnaire (SDM-Q-9 and SDM-Q-Doc) in Intervention Studies—A Systematic Review", *PLoS One*, Vol. 12, No. 3, 2017.

Drake R E, "Mental Health Shared Decision Making in the US", *World Psychiatry*, Vol. 16, No. 2, 2017, pp. 161-162.

Dubey S, Brown R L, Esmond S L, et al., "Patient Preferences in Choosing Chemotherapy Regimens for Advanced Non-small Cell Lung Cancer", *J Support Oncol*, Vol. 3, No. 2, 2005, pp. 149-154.

Eliacin J, Salyers M P, Kukla M, et al., "Factors Influencing Patients' Preferences and Perceived Involvement in Shared Decision-Making in Mental Health Care", *J Ment Health*, Vol. 24, No. 1, 2015, pp. 24-28.

Elwyn G, Durand M A, Song J, et al., "A Three-Talk Model for Shared Decision Making: Multistage Consultation Process", *BMJ*, Vol. 359, 2017.

Elwyn G, Edwards A, *Evidence-based Patient Choice*, Oxford: Oxford University Press, 2001, pp. 3-18.

Evans R G, "Supplier-induced Demand: Some Empirical Evidence and Implications", Tokyo: The Economics of Health and Medical Care Proceedings of a Conference Held by the International Economic Association, 1974, pp. 54-58.

Fortnum D, Smolonogov T, Walker R, et al., "'My Kidneys, My Choice, Decision Aid': Supporting Shared Decision Making", *Journal of Renal Care*, Vol. 41, No. 2, 2015, pp. 81-87.

Frerichs W, Hahlweg P, Muller E, et al., "Shared Decision-Making in Oncology—A Qualitative Analysis of Healthcare Providers' Views on Current Practice", *PLoS One*, Vol. 11, No. 3, 2016.

Gelband H, Sankaranarayanan R, Gauvreau C L, et al., "Costs, Affordability, and Feasibility of an Essential Package of Cancer Control Interventions in Low-income and Middle-income Countries: Key Messages from Disease Control Priorities, 3rd edition", *Lancet*, Vol. 387, No. 10033, 2016, pp. 2133-2144.

Gerard K, Tinelli M, Latter S, et al., "Patients' Valuation of the Prescribing Nurse in Primary Care: A Discrete Choice Experiment", *Health Expect*, Vol. 18, No. 6, 2015, pp. 2223-2235.

Glass K E, Wills C E, Holloman C, et al., "Shared Decision Making and Other Variables as Correlates of Satisfaction with Health Care Decisions in a

United States National Survey", *Patient Educ Couns*, Vol. 88, No. 1, 2012, pp. 100-105.

Godolphin W, "The Role of Risk Communication in Shared Decision Making", *BMJ*, Vol. 327, No. 7417, 2003, pp. 692-693.

Goossensen A, Zijlstra P, Koopmanschap M, "Measuring Shared Decision Making Processes in Psychiatry: Skills versus Patient Satisfaction", *Patient Educ Couns*, Vol. 67, No. 1-2, 2007, pp. 50-56.

Goss P E, Strasser-Weippl K, Lee-Bychkovsky B L, et al., "Challenges to Effective Cancer Control in China, India, and Russia", *Lancet Oncol*, Vol. 15, No. 5, 2014, pp. 489-538.

Hack T F, Degner L F, Watson P, et al., "Do Patients Benefit from Participating in Medical Decision Making? Longitudinal Follow-Up of Women with Breast Cancer", *Psychooncology*, Vol. 15, No. 1, 2006, pp. 9-19.

Hauber A B, González J M, Groothuis-Oudshoorn C G M, et al., "Statistical Methods for the Analysis of Discrete Choice Experiments: A Report of the ISPOR Conjoint Analysis Good Research Practices Task Force", *Value in Health*, Vol. 19, No. 4, 2016, pp. 300-315.

Hauber B, Penrod J R, Gebben D, et al., "The Value of Hope: Patients' and Physicians' Preferences for Survival in Advanced Non-Small Cell Lung Cancer", *Patient Preference and Adherence*, Vol. 14, 2020, pp. 2093-2104.

Hawley S T, Griggs J J, Hamilton A S, et al., "Decision Involvement and Receipt of Mastectomy among Racially and Ethnically Diverse Breast Cancer Patients", *J Natl Cancer Inst*, Vol. 101, No. 19, 2009, pp. 1337-1347.

Hawley S T, Lantz P M, Janz N K, et al., "Factors Associated with Patient Involvement in Surgical Treatment Decision Making for Breast Cancer", *Patient Educ Couns*, Vol. 65, No. 3, 2007, pp. 387-395.

Heisler M, Bouknight R R, Hayward R A, et al., "The Relative Importance of Physician Communication, Participatory Decision Making, and Patient Understanding in Diabetes Self-Management", *J Gen Intern Med*, Vol. 17, No. 4, 2002, pp. 243-252.

Heisler M, Tierney E, Ackermann R T, et al., "Physicians' Participatory Decision-Making and Quality of Diabetes Care Processes and Outcomes: Results from the Triad Study", *Chronic Illn*, Vol. 5, No. 3, 2009, pp. 165-176.

Herdman M, Gudex C, Lloyd A, et al., "Development and Preliminary Testing of the New Five-level Version of EQ-5D (EQ-5D-5L) ", *Qual Life Res*, Vol. 20, No. 10, 2011, pp. 1727-1736.

Herrmann A, Sanson-Fisher R, Hall A, et al., "A Discrete Choice Experiment to Assess Cancer Patients' Preferences for When and How to Make Treatment Decisions", *Support Care Cancer*, Vol. 26, No. 4, 2018, pp. 1215-1220.

Hoffmann T C, Legare F, Simmons M B, et al., "Shared Decision Making: What do Clinicians Need to Know and Why should They Bother?", *Med J Aust*, Vol. 201, No. 1, 2014, pp. 35-39.

Hoffmann T C., et al., "Shared Decision Making: What do Clinicians Need to Know and Why Should They Bother?", *Med J Aust*, Vol. 201, No. 1, 2014, pp. 35-39.

Hwan C J, "Immunotherapy for Non-small-cell Lung Cancer: Current Status and Future Obstacles", *Immune Network*, Vol. 17, No. 6, 2017, pp. 378-391.

Janse S, Janssen E, Huwig T, et al., "Line of Therapy and Patient Preferences Regarding Lung Cancer Treatment: A Discrete-Choice Experiment", *Curr Med Res Opin*, Vol. 37, No. 4, 2021, pp. 643-653.

Janssen C, Ommen O, Pfaff H, et al., "Pre-Traumatic, Trauma-and Treatment-Related Determinants of Self-Rated Health after a Severe Trauma", *Langenbecks Arch Surg*, Vol. 394, No. 3, 2009, pp. 539-546.

Janssen E M, Marshall D A, Hauber A B, et al., "Improving the Quality of Discrete-Choice Experiments in Health: How Can We Assess Validity and Reliability?", *Expert Review Pharmacoecon Outcomes Research*, Vol. 17, No. 6, 2017, pp. 531-542.

Joseph-Williams N, Lloyd A, Edwards A, et al., "Implementing Shared Decision Making in the NHS: Lessons from the MAGIC Programme", *BMJ*, Vol. 357, 2017, pp. 1744.

Keating N L, Guadagnoli E, Landrum M B, et al. , "Treatment Decision Making in Early-Stage Breast Cancer: Should Surgeons Match Patients' Desired Level of Involvement?", *J Clin Oncol*, Vol. 20, No. 6, 2002, pp. 1473-1479.

King M T, Hall J, Lancsar E, et al. , "Patient Preferences for Managing Asthma: Results from a Discrete Choice Experiment", *Health Economics*, Vol. 16, No. 7, 2007, pp. 703-717.

Kreps G, O'Hair D, Clowers M, "The Influences of Human Communication on Health Outcomes", *American Behavioral Scientist*, Vol. 38, 1994, pp. 248-256.

Kriston L, Scholl I, Holzel L, et al. , "The 9-item Shared Decision Making Questionnaire (SDM-Q-9): Development and Psychometric Properties in a Primary Care Sample", *Patient Educ Couns*, Vol. 80, No. 1, 2010, pp. 94-99.

Kroes E P, Sheldon R J, "Stated Preference Method: An Introduction", *Journal of Transport Economics & Policy*, Vol. 22, No. 1, 1988, pp. 11-25.

Lancsar E, Fiebig D G, Hole A R, "Discrete Choice Experiments: A Guide to Model Specification, Estimation and Software", *Pharmacoeconomics*, Vol. 35, No. 7, 2017, pp. 697-716.

Lancsar E, Louviere J, "Conducting Discrete Choice Experiments to Inform Healthcare Decision Making: A User's Guide", *Pharmacoeconomics*, Vol. 26, No. 8, 2008, pp. 661-677.

Langseth M S, Shepherd E, Thomson R, et al. , "Quality of Decision Making is Related to Decision Outcome for Patients with Cardiac Arrhythmia", *Patient Educ Couns*, Vol. 87, No. 1, 2012, pp. 49-53.

Lantz P M, Janz N K, Fagerlin A, et al. , "Satisfaction with Surgery Outcomes and the Decision Process in a Population-Based Sample of Women with Breast Cancer", *Health Serv Res*, Vol. 40, 2005, pp. 745-767.

Legare F, Tremblay S, O'Connor A M, et al. , "Factors Associated with the Difference in Score between Women's and Doctors' Decisional Conflict about Hormone Therapy: A Multilevel Regression Analysis", *Health Expect*, Vol. 6, No. 3, 2003, pp. 208-221.

Lerman C E, Brody D S, Caputo G C, et al. , "Patients' Perceived Involvement in Care Scale: Relationship to Attitudes about Illness and Medical Care", *J Gen Intern Med*, Vol. 5, No. 1, 1990, pp. 29-33.

Levinson W, Kao A, Kuby A, et al., "Not All Patients Want to Participate in Decision Making. A National Study of Public Preferences", *J Gen Intern Med*, Vol. 20, No. 6, 2005, pp. 531-535.

Lim J W, Baik O M, Ashing-Giwa K T, "Cultural Health Beliefs and Health Behaviors in Asian American Breast Cancer Survivors: A Mixed-Methods Approach", *Oncol Nurs Forum*, Vol. 39, No. 4, 2012, pp. 388-397.

Little P, Everitt H, Williamson I, et al., "Observational Study of Patient-Centeredness and 'Positive' Approach on Outcomes of General Practice Consultations", *American Journal of Surgery*, Vol. 151, No. 2, 2001, pp. 278-284.

Loh A, Leonhart R, Wills C E, et al., "The Impact of Patient Participation on Adherence and Clinical Outcome in Primary Care of Depression", *Patient Educ Couns*, Vol. 65, No. 1, 2007, pp. 69-78.

Luo N, Li M, Liu G G, et al., "Developing the Chinese Version of the New 5-level EQ-5D Descriptive System: The Response Scaling Approach", *Qual Life Res*, Vol. 22, No. 4, 2013, pp. 885-890.

Luo N, Liu G, Li M, et al., "Estimating an EQ-5D-5L Value Set for China", *Value Health*, Vol. 20, No. 4, 2017, pp. 662-669.

MacEwan J P, Gupte-Singh K, Zhao L M, et al., "Non-Small Cell Lung Cancer Patient Preferences for First-Line Treatment: A Discrete Choice Experiment", *MDM Policy Pract*, Vol. 5, No. 1, 2020.

Mahone I H, "Shared Decision Making and Serious Mental Illness", *Arch Psychiatr Nurs*, Vol. 22, 2008, pp. 334-343.

Makoul G, Clayman M L, "An Integrative Model of Shared Decision Making in Medical Encounters", *Patient Education and Counseling*, Vol. 60, No. 3, 2006, pp. 301-312.

Mandelblatt J, Kreling B, Figeuriedo M, et al., "What is the Impact of Shared Decision Making on Treatment and Outcomes for Older Women with Breast Cancer?", *Journal of Clinical Oncology: Official Journal of the American Society of Clinical Oncology*, Vol. 24, No. 30, 2006, pp. 4908-4913.

Mandy R, Kare G, Mabel A A, *Using Discrete Choice Experiments to Value Health and Health Care*, Springer Netherlands, 2008.

Meirelles I, Magliano C, "Stated Preferences in Non – Small – Cell Lung Cancer: A Discrete Choice Experiment", *Patient Prefer Adherence*, Vol. 15, 2021, pp. 911-917.

Mo H N, Shin D W, Woo J H, et al., "Is Patient Autonomy a Critical Determinant of Quality of Life in Korea? End-of-Life Decision Making from the Perspective of the Patient", *Palliat Med*, Vol. 26, No. 3, 2012, pp. 222-231.

Murray E, Pollack L, White M, et al., "Clinical Decision-Making: Patients' Preferences and Experiences", *Patient Educ Couns*, Vol. 65, No. 2, 2007, pp. 189-196.

Mühlbacher A C, Sadler A, Lamprecht B, Juhnke C, "Patient Preferences in the Treatment of Hemophilia : A Latent Class Analysis", *PLoS One*, Vol. 16, No. 8, 2021.

Nekhlyudov L, Bower M, Herrinton L J, et al., "Women's Decision-Making Roles Regarding Contralateral Prophylactic Mastectomy", *J Natl Cancer Inst Monogr*, 2005, pp. 55-60.

Ommen O, Thuem S, Pfaff H, et al., "The Relationship between Social Support, Shared Decision-Making and Patient's Trust in Doctors: A Cross-Sectional Survey of 2,197 Inpatients Using the Cologne Patient Questionnaire", *Int J Public Health*, Vol. 56, No. 3, 2011, pp. 319-327.

Pearmain D, Swanson J, Kroes E, et al., *Stated Preference Techniques: A Guide to Practice* (2nd ed), London: Steer Davies Gleave and Hague Consulting Group Press, 1991.

Politi M C, Clark M A, Ombao H, et al., "Communicating Uncertainty can Lead to Less Decision Satisfaction: A Necessary Cost of Involving Patients in Shared Decision Making?", *Health Expect*, Vol. 14, No. 1, 2011, pp. 84-91.

Quaife M, Terris-Prestholt F, Di Tanna G L, et al., "How Well do Discrete Choice Experiments Predict Health Choices? A Systematic Review and Meta-Analysis of External Validity", *Eur J Health Econ*, Vol. 19, No. 8,

2018, pp. 1053-1066.

Radzikowsk A E, Roszkowski K, Glaz P, "Lung Cancer in Patients under 50 Years Old", *Lung Cancer*, Vol. 33, No. 2-3, 2001, pp. 203-211.

Rodenburg-Vandenbussche S, Pieterse A H, Kroonenberg P M, et al., "Dutch Translation and Psychometric Testing of the 9-Item Shared Decision Making Questionnaire (SDM-Q-9) and Shared Decision Making Questionnaire-Physician Version (SDM-Q-Doc) in Primary and Secondary Care", *PLoS One*, Vol. 10, No. 7, 2015.

Rongchong H, et al., "Assessing the Feasibility and Quality of Shared Decision Making in China: Evaluating a Clinical Encounter Intervention for Chinese Patients", *Patient Preference and Adherence*, Vol. 10, 2016, pp. 2341-2350.

Samuelson, Paul A, "Consumption Theory in Terms of Revealed Preference", *Economica*, Vol. 15, No. 60, 1948, pp. 243-253.

Schleife H, Sachtleben C, Finck B C, et al., "Anxiety, Depression, and Quality of Life in German Ambulatory Breast Cancer Patients", *Breast Cancer*, Vol. 21, No. 2, 2014, pp. 208-213.

Schmidt K, Damm K, Prenzler A, et al., "Preferences of Lung Cancer Patients for Treatment and Decision-Making: A Systematic Literature Review", *European Journal of Cancer Care*, Vol. 25, No. 4, 2016, pp. 580-591.

Schoenthaler A M, Schwartz B S, Wood C, et al., "Patient and Physician Factors Associated with Adherence to Diabetes Medications", *Diabetes Educ*, Vol. 38, No. 3, 2012, pp. 397-408.

Scott A, Holte J H, Witt J, "Preferences of Physicians for Public and Private Sector Work", *Human Resources Health*, Vol. 18, No. 1, 2020, pp. 59.

Sekimoto M, Asai A, Ohnishi M, et al., "Patients' Preferences for Involvement in Treatment Decision Making in Japan", *BMC Fam Pract*, Vol. 5, 2004, p. 1.

Seror V, Cortaredona S, Bouhnik A D, et al., "Young Breast Cancer Patients' Involvement in Treatment Decisions: The Major Role Played by Decision-Making about Surgery", *Psychooncology*, Vol. 22, No. 11, 2013, pp. 2546-2556.

Sferra S R, Cheng J S, Boynton Z, et al., "Aiding Shared Decision Making in Lung Cancer Screening: Two Decision Tools", *J Public Health* (Oxf), Vol. 43, No. 3, 2021, pp. 673–680.

Shay L A, Lafata J E, "Where is the Evidence? A Systematic Review of Shared Decision Making and Patient Outcomes", *Med Decis Making*, Vol. 35, No. 1, 2015, pp. 114–131.

Singh S, Butow P, Charles M, et al., "Shared Decision Making in Oncology: Assessing Oncologist Behaviour in Consultations in Which Adjuvant Therapy is Considered after Primary Surgical Treatment", *Health Expect*, No. 13, 2010, pp. 244–257.

Smith A, Juraskova I, Butow P, et al., "Sharing vs. Caring—The Relative Impact of Sharing Decisions versus Managing Emotions on Patient Outcomes", *Patient Educ Couns*, Vol. 82, No. 2, 2011, pp. 233–239.

Soekhai V, de Bekker-Grob E W, Ellis A R, et al., "Discrete Choice Experiments in Health Economics: Past, Present and Future", *Pharmacoeconomics*, Vol. 37, No. 2, 2019, pp. 201–226.

Stewart D E, Wong F, Cheung A M, et al., "Information Needs and Decisional Preferences among Women with Ovarian Cancer", *Gynecol Oncol*, Vol. 77, No. 3, 2000, pp. 357–361.

Stiggelbout A M, et al., "Shared Decision Making: Concepts, Evidence, and Practice", *Patient Education and Counseling*, Vol. 98, No. 10, 2015, pp. 1172–1179.

Street R J, Makoul G, Arora N K, et al., "How does Communication Heal? Pathways Linking Clinician – Patient Communication to Health Outcomes", *Patient Educ Couns*, Vol. 74, No. 3, 2009, pp. 295–301.

Sung H, Ferlay J, Siegel R L, et al., "Global Cancer Statistics 2020: GLOBOCAN Estimates of Incidence and Mortality Worldwide for 36 Cancers in 185 Countries", *CA: A Cancer Journal For Clinicians*, Vol. 71, No. 3, 2021, pp. 209–249.

Swanson K A, Bastani R, Rubenstein L V, et al., "Effect of Mental Health Care and Shared Decision Making on Patient Satisfaction in a Community Sample of Patients with Depression", *Med Care Res Rev*, Vol. 64, No. 4, 2007, pp. 416−430.

Tang Ji, Shakespeare T P, Lu J J, et al., "Patients' Preference for Radiotherapy Fractionation Schedule in the Palliation of Symptomatic Unresectable Lung Cancer", *Journal of Medical Imaging and Radiation Oncology*, Vol. 52, No. 5, 2008, pp. 497−502.

Thapar A K, Roland M O, "General Practitioner Attitudes to the Care of People with Epilepsy: An Examination of Clustering within Practices and Prediction of Patient−Rated Quality of Care", *BMC Fam Pract*, Vol. 6, No. 1, 2005, p. 9.

Thüm S, Janssen C, Pfaff H, et al., "The Association between Psychosocial Care by Physicians and Patients' Trust: A Retrospective Analysis of Severely Injured Patients in Surgical Intensive Care Units", *Psycho−social Medicine*, Vol. 9, 2012, p. c4.

Trapero−Bertran M, Rodríguez−Martín B, López−Bastida J, "What Attributes Should Be Included in a Discrete Choice Experiment Related to Health Technologies? A Systematic Literature Review", *PLoS One*, Vol. 14, No. 7, 2019.

van den Bergh R C, Essink−Bot M L, Roobol M J, et al., "Anxiety and Distress during Active Surveillance for Early Prostate Cancer", *Cancer*, Vol. 115, No. 17, 2009, pp. 3868−3878.

Viney R, Lancsar E, Louviere J, "Discrete Choice Experiments to Measure Consumer Preferences for Health and Healthcare", *Expert Review of Pharmacoeconomics & Outcomes Research*, Vol. 2, No. 4, 2002, pp. 319−326.

Wallen G R, Brooks A T, "To Tell or Not to Tell: Shared Decision Making, CAM Use and Disclosure among Underserved Patients with Rheumatic Diseases", *Integrative Medicine Insights*, Vol. 7, 2012, pp. 15−22.

Watson V, Becker F, de Bekker−Grob E, "Discrete Choice Experiment Response Rates: A Meta−analysis", *Health Economics*, Vol. 26, No. 6, 2017, pp. 810−817.

Webb E J D, Meads D, Lynch Y, et al., "Attribute Selection for a Discrete Choice Experiment Incorporating: A Best−Worst Scaling Survey", *Value in Health*, Vol. 24, No. 4, 2021, pp. 575−584.

Wennberg J E, "Dealing with Medical Practice Variations: A Proposal for Action", *Health Affairs*, Vol. 3, No. 2, 1984, pp. 6-32.

Weston W W, "Informed and Shared Decision-Making: The Crux of Patient-Centered Care", *CMAJ*, Vol. 165, No. 4, 2001, pp. 438-439.

Wilson S H, *Methods for the Economic Evaluation of Health Care Programme*, Oxford University Press, 1997.

Windon M J, Le D, D'Souza G, et al., "Treatment Decision-making among Patients with Oropharyngeal Squamous Cell Cancer: A Qualitative Study", *Oral Oncol*, Vol. 112, 2021.

Zhang X, et al., "Tensions between Medical Professionals and Patients in Mainland China", *Cambridge Quarterly of Healthcare Ethics*, Vol. 20, No. 3, 2011.

Zheng Y, et al., "Preferences for Participation in Shared Decision-making among Cataract Patients in Urban Southern China: A Cross-Sectional Study", *The Lancet*, Vol. 388, 2016, p. 56.